1 MONTH OF
FREE
READING

at

www.ForgottenBooks.com

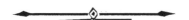

By purchasing this book you are eligible for one month membership to ForgottenBooks.com, giving you unlimited access to our entire collection of over 1,000,000 titles via our web site and mobile apps.

To claim your free month visit:

www.forgottenbooks.com/free387805

ISBN 978-0-483-00803-8
PIBN 10387805

ÉTUDE MÉDICALE

SUR LE

VENIN DE LA TARENTULE

TRAVAUX DU Dr PERRY :

De l'Analgésie et de l'emploi thérapeutique des métaux à l'extérieur. Paris, 1862, in-8 de 32 p.

De la différence d'action sur l'organisme des médicaments naturels ou atténués par les procédés de l'homœopathie. Paris, 1856, in-8 de 24 p.   75 c.

Lettre sur le Choléra, adressée au Dr Nunez. Paris, 1855, in-8 de 32 p.   1 fr.

Lettre sur le progrès en homœopathie, adressée en réponse au Dr Audouit. Paris, 1855, in-8 de 32 p.   1 fr.

Le Choléra. Instructions à mes clients. Paris, 1863, in-8.

Paris. — Typ. A. Parent rue Monsieur-le Prince, 31.

ÉTUDE MÉDICALE

SUR LE

VENIN DE LA TARENTULE

D'après la méthode de Hahnemann

PRÉCÉDÉE D'UN

RÉSUMÉ HISTORIQUE DU TARENTULISME ET DU TARENTISME

ET SUIVIE DE

QUELQUES INDICATIONS THÉRAPEUTIQUES ET DE NOTES CLINIQUES

PAR

LE MARQUIS JOSEPH NUÑEZ

Docteur en médecine

Médecin de Sa Majesté la Reine d'Espagne, Président de la Société hahnemannienne de Madrid,
Grand-Croix de l'Ordre royal de Charles III, Officier de la Légion d'honneur

TRADUITE ET ANNOTÉE

PAR LE DOCTEUR J. PERRY

—

AVEC FIGURES

—

PARIS

J.-B. BAILLIÈRE ET FILS

LIBRAIRES DE L'ACADÉMIE IMPÉRIALE DE MÉDECINE
Rue Hautefeuille, 19

| LONDRES | MADRID | NEW-YORK |
| HIPP. BAILLIÈRE | C. BAILLY-BAILLIÈRE | BAILLIÈRE BROTHERS |

LEIPZIG, E. JUNG-TREUTTEL, 10, QUERSTRASSE

—

1866

ERRATA

	AU LIEU DE	LISEZ
Page 24 *et passim*,	*Tarentèle,*	*Tarentelle.*
Page 27,	*du Cid,*	*de Cid.*
Page 149,	*chapitre* IX,	*chapitre* I.
Page 152 (*note* 1),	des Nᵒˢ indiqués.	15, 20, 67, 87, 88, 138, 141, 181, 205, 206, 230, 473, 488, 533, 816, 829, 838, 839, 841, et supprimez 862 et 865.
Page 153 (*note* 1),	54, 55 et 57, 663 à 668,	55, 56 et 58. 651 à 656.
Page 155 (*note* 3),	568 à 571, 576,	556 à 560. 563.
Page 156 (*note* 1),	396 à 398, 865,	395 à 397. 854.
Page 157 (*note* 1),	91 à 94,	91 à 96, et supprimez 9.
— (*note* 2),	54, 55 et 57, 663 à 668,	55, 56 et 58. 651 à 656.
Page 159 (*note* 1),	des Nᵒˢ indiqués.	29, 504, 554, 625, 681, 684, 687, 693, 698.

AU LECTEUR

Le hasard ayant fait tomber entre mes mains l'œuvre trop peu connue que le célèbre médecin espagnol Cid écrivait, à la fin du siècle dernier, sur les effets de la piqûre de la *tarentule*, je fus frappé des grandes beautés qu'elles renfermait ; je l'étudiai avec le plus grand intérêt, et, grâce à la doctrine de Hahnemann, qui a toujours servi de flambeau à mes études médicales et de guide à mes observations pratiques, je reconnus dans la tarentule un agent dont la sphère d'action devait être aussi vaste que celle d'aucun de nos médicaments les plus importants.

A la lecture des détails symptomatologiques tracés par Cid lorsqu'il rapporte les effets de la piqûre de la tarentule chez l'homme sain, et qu'il étudie les changements qui se produisent dans l'état du sujet qui a été piqué alors qu'on le soumet à la douce et salutaire influence de la musique, seul remède que l'expérience de vingt-trois siècles ait en-

NUNEZ.   1

core pu fournir contre cette étrange maladie, à cette
lecture, dis-je, je ne comprends pas qu'on n'ait pas
eu plus tôt l'idée d'appliquer à la guérison de certains états pathologiques graves un agent aussi
actif et qui peut bouleverser les organisations même
les plus robustes. Il est vrai que de telles recherches
ne sont pas possibles à ceux qui puisent leurs
moyens thérapeutiques à la source impure de l'*ab
usu in morbis,* et qui demandent leurs indications
aux doctrines physico-chimiques, à ceux qui n'ont
su ni trouver eux-mêmes ni comprendre, quand on
la leur a apportée, la méthode d'expérimentation des
médicaments qui met l'étude de la matière médicale au niveau des sciences naturelles basées sur
l'observation. Gloire éternelle à Hahnemann qui, en
élevant à une si grande hauteur l'expérimentation
physiologique, et, en découvrant la loi *des semblables*,
nous a mis entre les mains deux fils conducteurs
qui nous manquaient pour dégager la matière médicale de toutes les erreurs de la tradition, et pour
faire de la thérapeutique le digne complément de
l'édifice grandiose de la médecine.

Pour ce qui est du *tarentulisme*, nous pouvons
dire que, sans l'homœopathie, qui vient le remettre
en lumière et le confirmer de la manière la plus
incontestable, il ne serait qu'un de ces phénomènes
que beaucoup nieraient absolument, ou que tous pour
le moins relégueraient comme un fait stérile dans
les archives de la médecine. Et quant à la tarentule,
il n'en serait fait mention que comme d'un insecte
dont l'apparition au moyen âge, et depuis l'inexpli-

cable disparition resteraient enveloppées de mystère; qui, dans tous les cas, aurait fait preuve d'un
bien malicieux instinct en ne s'attaquant jamais
qu'aux gens superstitieux des campagnes, seuls
capables, assurément, d'ajouter foi aux fables ridi-
cules qui ont eu cours sur ces araignées et sur les
étranges effets de leur piqûre.

Désireux pour ma part d'élucider cette intéressante question, je passai en revue tout ce qui a été
écrit à ce sujet en Espagne et à l'étranger. Les œuvres de Baglivi, du Cid, d'Irañeta, de Sauvages, le
Bullelin de médecine et de chirurgie, et un grand
nombre d'autres ouvrages anciens et modernes,
me fournirent amplement les lumières dont j'avais
besoin pour me convaincre de la réalité du *tarentulisme* et pour me décider à faire du venin de la
tarentule l'objet d'une expérimentation pure. Déjà
le venin du *lachésis*, du *crotale*, de l'*abeille*, étudiés
par Héring, celui de l'*araignée papale*, celui du *cra-
paud*, etc., avaient enrichi la matière médicale homœopathique de médicaments utiles, quelques-uns
même inappréciables, et qui nous rendent chaque
jour, comme le lachésis, les plus grands services; celui de la tarentule ne promettait pas d'être
moins utile, à en juger par ses analogies avec
les précédents et par ce qu'il y avait de particulier dans ses effets. C'était donc un membre important à ajouter à cette famille encore trop res-
treinte des médicaments tirés du règne animal, si
riche en modificateurs énergiques de notre organisme.

Une considération d'un autre ordre s'ajouta aux motifs qui me portaient à étudier le venin de la tarentule. Les effets de son venin ont été admirablement décrits par le savant Cid, et, dans l'examen qu'il en fait sur les divers appareils et les fonctions, soit immédiatement après la piqûre, soit plus ou moins longtemps après, il nous présente une ébauche de l'étude des effets purs des médicaments telle qu'elle a été instituée par Hahnemann. Je tenais singulièrement à montrer ces premiers linéaments d'une pathogénésie dont le cadre ressemble si bien à ceux de notre école. Personne, d'ailleurs, n'a prouvé d'une manière plus convaincante que Cid combien le venin de la tarentule est capable d'altérer l'organisme le plus robuste, et, après la lecture de son œuvre, cette vérité ne peut être contestée que par des esprits fermés à l'évidence ou dominés par des préventions obstinées.

Je n'ai pas besoin de dire combien toute expérimentation pure offre de difficultés : les précautions sans nombre qu'elle exige, la répétition nécessaire des expériences, la constatation exacte des faits, la sagacité pour déterminer les symptômes propres au médicament, et surtout ceux qui le caractérisent, sont autant de conditions qui expliquent pourquoi, dans notre école, si peu de médecins depuis Hahnemann ont doté l'homœopathie de pathogénésies complètes.

Dans celle que je publie aujourd'hui je n'ai pas donné le journal de chacune des expérimentations telles qu'elles ont été recueillies par moi et par les

divers observateurs qui m'ont secondé dans ces recherches, parce que je crois en conscience, malgré
les critiques qu'on m'a adressées à ce sujet, que
les lecteurs auraient beaucoup moins gagné à cette
collection de détails confus et de fastidieuses ré-
pétitions qu'à un grand tableau où les faits, ra-
menés à ce qu'ils ont d'essentiel, sont présentés
avec ordre et clarté, suivant le plan consacré par
notre maître et par les errements que ses disciples
les plus distingués ont suivis jusqu'à ce jour. Un
reproche comme celui auquel je réponds ici, en attaquant la tradition de notre école, me dispense d'y
répondre en ce qu'il a de personnel pour moi. Quant
aux insinuations blessantes dont on l'a accompagné, aux doutes qu'on s'est efforcé de jeter sur l'authenticité des faits contenus dans ce travail, je
ne descendrai pas à les discuter; assez de personnes connaissent mon caractère et les recherches
auxquelles je me livre depuis plus de quinze ans
sur les effets physiologiques et cliniques de la tarentule pour garantir suffisamment le soin et la
conscience avec lesquels a été conduit le travail que
je publie aujourd'hui.

Voici le plan que je suivrai dans cette monographie : dans la *première partie,* je passerai en revue
les divers écrits qui ont été publiés sur la piqûre de
la tarentule, en ayant soin de faire ressortir tout ce
qui, dans ces travaux, appartient aux médecins
espagnols, et je m'efforcerai à présenter de tous
une critique aussi complète que possible.

Dans la *deuxième partie,* je m'occuperai de l'his-

toire naturelle de cet insecte, indispensable pour
apprécier l'exactitude de certains récits qui, faute
de données zoologiques suffisantes, pourraient demeurer contestables.

Dans la *troisième partie*, j'étudierai au point de
vue médical le *tarentulisme* et le *tarentisme*, en re-
cherchant les analogies et les différences qu'ils présentent non-seulement entre eux, mais par rapport
à d'autres états morbides, et en donnant une minutieuse description des effets qui résultent de la morsure de la tarentule avant et après l'emploi de la
musique.

La *quatrième partie*, relative à la pathogénésie de
la tarentule, comprendra les symptômes fournis
par les nombreuses et patientes recherches aux-
quélles je me suis livré, les observations fournies
par la clinique, et les indications thérapeutiques que
l'on en peut déduire. Si dans cette partie j'ai suivi,
pour l'exposition des symptômes purs, la méthode adoptée par Hahnemann, ce n'est pas seulement pour me conformer à sa tradition, mais
parce que, malgré les défauts qu'elle peut avoir,
elle est encore la seule qui permette de présenter toutes les données de l'expérimentation sur
l'homme sain telles qu'elles ont été constatées
par les observateurs, avec une rigoureuse exactitude et sans que nulle idée préconçue, nulle
préoccupation de généraliser ou de conclure altère
l'ingénuité des faits recueillis. Que, après avoir
suffisamment étudié et comparé tous ces faits, après
avoir déterminé ceux qui permettent d'établir d'une

manière positive la sphère d'action du médicament, nous cherchions par d'autres procédés à vérifier les données de l'expérimentation pure, à les compléter et à nous élever à des considérations plus générales qui nous permettent de caractériser le médicament, de l'individualiser, puis de le rattacher à d'autres plus ou moins analogues dans leur action, il n'y a dans ces tentatives rien que de très-légitime, et nul doute qu'il n'en puisse sortir d'utiles résultats pour l'étude et l'application de la matière médicale homœopathique. Mais il ne faut pas oublier combien ces voies sont scabreuses et peuvent égarer le médecin bien loin du point de départ dans le champ des conceptions les plus arbitraires et les plus erronées, tandis que la méthode de Hahnemann, basée uniquement sur l'observation, reste à la fois la plus sûre et la plus complète, puisqu'elle fournit tous les éléments de la vérité et qu'elle demeure invariable au milieu de toutes les vicissitudes de systèmes et des aberrations de doctrines.

Je n'ai pas la prétention d'avoir fait une monographie complète ni même une pathogénésie conforme à toutes les exigences de l'école homœopathique. Il en pourra être ainsi plus tard, si, après avoir réuni un plus grand nombre de faits et les avoir interprétés d'une manière plus judicieuse, quelque homme d'un talent éprouvé comble les lacunes qui doivent nécessairement se trouver dans l'essai que je présente aujourd'hui. Quant à moi, je m'estimerai heureux si j'ai pu appeler l'attention des médecins observateurs sur un nouvel agent qui promet d'être d'un si précieux secours contre un grand nombre d'états morbides graves, et si, par ce travail imparfait, j'ai facilité la tâche de ceux qui viendront après moi.

Madrid, 1ᵉʳ mai 1863.

J. NUÑEZ.

ÉTUDE MÉDICALE

SUR LE

VENIN DE LA TARENTULE

PREMIÈRE PARTIE

REVUE HISTORIQUE.

CHAPITRE PREMIER.

Du tarentulisme. Origine. Fables inventées au sujet de ce phénomène. Histoire. Opinions médicales diverses. Descriptions données par les anciens jusqu'à Baglivi.

I

Il est arrivé pour le tarentulisme ce qui s'est produit de tout temps pour les histoires, les descriptions ou récits de faits plus ou moins surprenants, à quelque ordre qu'ils appartinssent. Les uns, attachant une grande importance à ce qui n'était que secondaire, ont négligé l'essentiel; d'autres, emportés par leur imagination, en ont donné gravement toutes les fantaisies et toutes les illusions pour des réalités; d'autres ont répété, en les commentant et les accommodant de mille manières, quelques faits toujours les mêmes au fond ; tous ont négligé, ce qui était essentiel, de vérifier d'abord les faits, d'en rechercher les causes et d'en déduire logiquement toutes les conséquences. Ce travail, qui est celui de la critique historique, est difficile ; l'ignorance, les préjugés, l'influence des doctrines, et une infinité d'autres mobiles qui tantôt ont agi en secret sur la volonté, tantôt l'ont dominée ouvertement, ne sont encore qu'une partie des obstacles qui empêchent de remonter à la vérité et de la dégager de toutes les erreurs que ces causes diverses ont accumulées. Tout essai de ce genre rend indispensable une étude approfondie non-seulement de l'histoire elle-même, mais aussi du caractère des historiens et des conditions au milieu desquelles ils se sont trouvés placés.

Ces réflexions nous viennent tout naturellement en commençant l'étude du tarentulisme et du tarentisme, que le monde médical connaît comme fait, sans en apprécier la véritable importance, et dont l'histoire est tellement mêlée d'erreurs, de vérités et d'affirmations dans les sens les plus opposés, qu'il devient difficile à la critique de ramener à ses justes proportions et sous son vrai jour cet ensemble de phénomènes si importants et si étranges à la fois.

II

La morsure de l'insecte appelé *tarentule* développe dans le corps humain une série d'accidents

si remarquables, et la musique exerce sur ces accidents une action tellement spéciale, qu'il ne faut
pas s'étonner, d'une part, des récits merveilleux et
même absurdes auxquels ces faits ont donné lieu,
d'autre part, qu'ils aient été mis en doute et même
complétement niés par ceux qui ne les avaient
pas observés. C'est ainsi que depuis trois siècles,
malgré les descriptions qu'un grand nombre de médecins ont publiées des effets de la morsure de la
tarentule, il n'a pas encore été possible d'en tirer
aucune conclusion utile à la science, tant est grande
la divergence des opinions touchant les faits observés et l'interprétation qu'ils doivent recevoir.

Les uns affirment, en s'appuyant sur de nombreuses observations, que la morsure de la tarentule
est venimeuse, que la maladie *sui generis* qu'elle produit ne peut se guérir que par une musique toute
spéciale, et que, en dehors de ce moyen, tous les
traitements qui ont été proposés sont inutiles et
même nuisibles. Les autres nient que la morsure de
cet insecte soit venimeuse, et attribuent les phénomènes observés à des maladies nerveuses épidémiques ou à des états individuels particuliers, tels que
l'âge critique, l'évolution des menstrues, la chlorose, etc. Il en est qui nient l'action spécifique de la
musique particulière indiquée pour le traitement de
cette affection, et croient qu'on peut la remplacer
indifféremment par un air quelconque dont le
rhythme porte à danser et développe ainsi la sueur.
Enfin il ne manque pas de médecins qui n'admettent
aucune sorte d'influence de la part de la musique,

et qui ne reconnaissent d'efficacité qu'aux saignées,
à l'ammoniaque, au succin et aux autres moyens
de ce genre. Déplorable confusion qui, là comme
ailleurs, règne dans les questions de thérapeutique;
absence de principes qui a rendu stérile l'observation de tant de siècles dans les parties les plus importantes de notre science, la connaissance des maladies et des moyens de les guérir. Mais il y a plus :
l'incertitude et le doute, dans la question qui nous
occupe, s'étendent même aux points qui touchent à
l'histoire naturelle, chose qui semble incroyable et
qui ne peut s'expliquer que par la légèreté avec laquelle certaines opinions sont émises et l'obstination
avec laquelle elles sont ensuite soutenues. Ainsi,
tandis que le célèbre Valckenaër affirme l'existence
d'un grand nombre d'espèces de tarentules, L. Dufour, naturaliste non moins distingué, n'admet et
ne décrit qu'une seule espèce susceptible, suivant
diverses circonstances, de varier dans ses caractères
secondaires, mais non dans ceux qui sont essentiels.

Pour être en mesure de porter un jugement sur
tout ce qui a été dit à ce sujet, nous avons besoin
de passer en revue les opinions avancées par divers médecins et les écrits que nous ont fournis les
archives de la science. L'examen que nous allons
en faire sera rapide, et nous ne nous arrêterons un
peu plus longtemps que sur ceux qui font époque,
pour ainsi dire, dans l'histoire du tarentulisme, tels
que ceux de Baglivi et de notre Cid.

III.

Pour nous, il n'est pas douteux que l'existence du tarentulisme (1) ne soit antérieure de beaucoup à la première observation que nous en possédons, les premiers individus qui furent empoisonnés par la tarentule ayant probablement succombé, peut-être guéri, sans qu'on se fût rendu compte de la cause de leur mal, et sans qu'on l'eût distinguée d'autres plus ou moins analogues dans leurs effets. Hecker, partageant cette manière de voir, dit, en parlant du *tarentisme épidémique au moyen âge*, que cette maladie se manifesta d'abord en Apulie, et de là s'étendit aux autres contrées de l'Italie, où elle régna épidémiquement pendant plusieurs siècles. S'appuyant sur l'autorité du savant Perotti (2), il assure que c'était une croyance universelle dans ce pays que le tarentisme était produit par la morsure d'une araignée venimeuse très-commune en Apulie et qui inspirait une frayeur telle que souvent on croyait à une piqûre imaginaire, ou l'on prenait la piqûre d'un insecte quelconque pour celle de la tarentule. Le même Hecker dit avoir trouvé dans l'ancien ouvrage de Goriopontus, qui

(1) Quoique nous insistions plus loin sur la distinction à établir entre ce mot et celui de *tarentisme*, nous dirons dès à présent que l'on entend par *tarentulisme* la maladie qui résulte de la morsure de la tarentule, et qui s'accompagne d'un irrésistible besoin de danser dès qu'on entend une musique appropriée à cet état.

(2) Ozanam, *Étude sur le venin des Arachnides*; Paris, 1856, p. 68 et suiv.

vécut au xi⁰ siècle, la description d'une maladie
semblable au tarentisme, bien qu'elle n'offre, en
réalité, avec celle-ci qu'une lointaine analogie, et
il ajoute : « Il est probable que le tarentisme aura
commencé « entre la moitié et la fin du xiv⁰ siècle,
c'est-à-dire « vers l'époque où régnait épidémiquement la danse de Saint-Guy. » Vers la fin du
xv⁰ siècle, le tarentisme s'étendit au delà des limites
de l'Apulie, et ce fut alors une indescriptible terreur que celle inspirée par la morsure de la tarentule. Les effets, tels que nous les décrit Hecker,
en étaient d'une grande violence, mais analogues
à ceux que nous observons aujourd'hui chez les
sujets qui, après avoir été mordus par ce même
insecte, sont soumis à l'excitation produite par la
musique.

Nous réservant de développer plus loin notre opinion sur l'époque d'apparition du tarentisme naturel et sur les caractères qui le différencient de celui
qui est purement nerveux, nous continuerons en
disant que bien avant le xi⁰ siècle on trouve consignés dans des auteurs classiques recommandables
les symptômes du tarentisme, ou, pour parler plus
exactement, du tarentulisme, c'est-à-dire les symptômes qui se manifestent chez l'homme après
la morsure de la tarentule, avant l'intervention
de la musique. Ainsi on trouve dans Dioscoride
la description minutieuse des symptômes locaux
dans la partie mordue et aussi celle des symptômes
généraux, depuis la stupeur, le refroidissement, les
douleurs intenses, l'état convulsif et la difficulté de

la respiration, jusqu'à certains phénomènes spéciaux et rares, tels que l'état semi-cataleptique.
Paul d'Égine aussi, en traitant de la morsure de
la phalangide, qu'il a soin de distinguer de l'a-
raignée commune, décrit les mouvements convulsifs qu'elle produit, en tout semblables à ceux
qu'on observe chez les tarentulés. Quelle que
soit la valeur de ces citations et de celles qu'on
trouve également dans Andromaque, Galien, Rhazès,
Avicenne et quelques commentateurs des auteurs
anciens, il faut reconnaître qu'elles sont sujettes à
contestation, parce qu'elles ne spécifient pas d'une
manière assez précise l'insecte auquel elles se rapportent ; et c'est la principale raison qui détermine
les modernes à considérer Ferdinand Épiphane
comme le premier qui ait parlé avec des détails
suffisants de la tarentule et de ses pernicieux effets
sur le corps humain, et à ne faire dater que de
lui l'histoire du tarentulisme.

IV.

Ferdinand Épiphane vécut au XVIe siècle ; il na-
quit à Messine, et écrivit un ouvrage intitulé :
Observationes et casus medici, qui fut réimprimé plusieurs fois en Allemagne et en Hollande. Dans cet
ouvrage on trouve plusieurs histoires de tarentulisme, et la musique y est conseillée comme le meilleur moyen de guérir cette maladie.

Vers l'an 1370, Pierre Matthiole, né à Sienne,

donna dans ses commentaires sur Dioscoride (1) des observations de morsures de la tarentule très-semblables à celles de Ferdinand Épiphane, mais plus explicites et plus détaillés; ainsi, par exemple, il dit : « Ceux qui ont été mordus par la tarentule « sont tourmentés de diverses manières : les uns « chantent, d'autres rient, quelques-uns pleurent « ou poussent des cris; ceux-ci dorment, ceux-« là, au contraire, souffrent d'une longue insom-« nie, ont des vomissements pénibles, sautent et « transpirent, tandis qu'il y en a d'autres qui « tremblent et sentent des frissons et du froid; « les uns sont saisis de frayeur, d'autres sont jetés « dans les états les plus extraordinaires, devien-« nent semblables à des frénétiques, à des gens « ivres ou à des fous. La diversité de tous ces « symptômes ne dépend que de la différence d'ac-« tivité du venin de l'araignée, ou du tempéra-« ment des sujets qui ont été mordus. On va jus-« qu'à prétendre que le venin de la tarentule varie « suivant les jours, suivant les heures même, et « que les phénomènes observés sur les tarentulés « sont en rapport avec ces différences. *J'ai vu sur les* « *places publiques et dans les hôpitaux ceux qui avaient* « *été piqués par la tarentule tourmentés par toutes ces* « *souffrances diverses.* »

En 1589, le fils de Ferrante Imperato publia à Naples une œuvre posthume de son père dans laquelle il traitait de la tarentule. En voici un des

---

(1) Dioscorides, lib. sec., cap. 59, *De Aranea*, p. 223.

passages les plus remarquables : « On a donné à cet
« insecte le nom de *tarentule*, parce que nulle part
« il n'est aussi commun qu'aux environs de Tarente,
« et, parmi les variétés de cette araignée, il y en a
« une que les gens du pays appellent *sollofizi*, qui ne
« forme pas de toiles, vit sous terre dans des trous,
« est plus grosse, de couleur noirâtre et plus véné-
« neuse que les autres ; sa morsure produit un gon-
« flement dont les accidents se renouvellent tous
« les ans, et les malheureux patients ne s'en gué-
« rissent que par la *fatigue* et la *sueur* provoquées par
« le violent exercice de la danse, à laquelle les excite
« la musique. »

Dans les premières années du XVIIᵉ siècle, le
P. Kircher, jésuite de Fulda, a parlé de la tarentule,
dans son *de Arte magnetica*, à peu près dans les mêmes termes que ses prédécesseurs. Jonstone, qui
vivait à cette époque, parle aussi du venin de la
tarentule, et assure que d'abord on sent peu les
effets de la morsure ; puisque le sujet est poussé
à s'agiter en faisant de grands sauts, et que deux
mois après il perd l'appétit, il a des fièvres ar-
dentes, des douleurs dans les articulations, et une
coloration ictérique..... Ensuite, copiant Kircher, il
ajoute : « D'autres, excités par la musique, se met-
« tent à sauter, portant une épée nue ou quelque
« autre arme brillante dont l'éclat leur plaît beau-
« coup, et, avec des gestes et des mouvements ri-
« dicules, ils la prennent tantôt dans leur main
« droite, tantôt dans la gauche ou avec la bouche ;

« quelquefois, l'ayant jetée en l'air, ils la rattrap-
« pent adroitement ; d'autres fois, la posant à terre,
« ils la reprennent avec le cérémonial usité par les
« escrimeurs dans les représentations publiques
« de leur art ; ils murmurent certaines paroles, se
« couchent sur leur arme, sur le dos ou sur le ven-
« tre, et, après être restés ainsi quelque temps, se
« lèvent brusquement et recommencent leurs sauts
« comme des frénétiques. » Il raconte encore mille
autres particularités étranges ou merveilleuses : par
exemple, que les tarentulés ont le plus grand plaisir
à voir ceux qui assistent à leur danse porter à la
main des conques pleines d'eau et garnies d'herbes
vertes, surtout de feuilles de roseaux, qui leur plaisent tout particulièrement, aussi bien que l'eau dans
laquelle on les voit d'ordinaire plonger leurs mains,
leurs bras et leur tête, comme font les canards quand
ils battent de leurs ailes la surface d'une mare. Il
ajoute que les sujets mordus par l'espèce de tarentule qui fait sa toile dans les arbres, se suspendent
par les pieds, la tête en bas, et trouvent cette pos-
ture très-agréable ; que, s'ils ont été mordus par
deux tarentules d'espèces différentes, la musique
ne peut les guérir, parce que celle qui serait appropriée à un venin exaspère les effets de l'autre ;
selon lui il faut que l'air de danse soit en rapport
avec la tarentule par laquelle on a été mordu, car
cet insecte ne saute et en quelque sorte ne danse
au son de la musique qu'autant que celle-ci lui convient, et, si l'on réunit plusieurs tarentules d'espèces différentes, on observe que le même air de

musique qui fait sauter les unes n'a aucune influence sur les autres, et réciproquement. »

La relation du P. Niremberg (1) ne diffère pas
de celle qui précède, ni celles d'Oliva del Sabuco,
de Pierre Mejia, de Pluche Geoffroy, et des autres
auteurs de ce temps, sur lesquelles nous n'insiste-
rons pas, n'en ayant fait mention que pour montrer
comment des contes, des traditions populaires et
jusqu'aux récits de supercheries grossières se trouvè-
rent mêlés aux observations de faits réels, au point de
rendre impossible toute distinction entre le vrai et
le faux, l'historique et le fabuleux. C'était bien de
ce même point de vue que Baglivi jugeait toutes ces
relations exagérées lorsqu'il disait qu'elles avaient
été écrites d'après de vieilles traditions ou le plus
souvent inventées à plaisir : *Vel ex alienis dictis scri-
pserunt, vel plurima ad arbitrium finxerunt.*

Relativement au point principal, ces écrits ont
d'ailleurs peu d'importance, puisque leurs auteurs
ont confondu les effets primitifs de la morsure de
la tarentule avec ceux qui se sont produits sous
l'impression de la musique. Mais nous reviendrons
là-dessus dans un autre chapitre, lorsque nous ferons la critique générale du tarentisme aux diverses
époques où il a été reconnu et décrit.

Nous voici à celle où paraît l'Hippocrate romain
pour donner enfin à la question qui nous occupe
l'importance que ce médecin privilégié savait prêter
à tout ce que traitait sa plume élégante.

_____

(1) *Philosophia oculta.*

CHAPITRE II.

Résumé des écrits sur la tarentule jusqu'à don Francisco X. Cid, et en particulier de l'œuvre de Baglivi : *De Anatome, morsu et effectibus tarentulæ*.

I

Georges Baglivi écrivit à la fin du xviiᵉ siècle son Traité *de Anatome, morsu et effectibus tarentulæ*. Dans cet écrit, au milieu de fautes nombreuses et d'assertions parfois erronées, on trouve des idées justes et des appréciations fécondes. Telle est, par exemple, et en première ligne, la distinction qu'il établit entre les effets primitifs que l'on observe sur les sujets mordus par la tarentule et ceux qui se produisent après qu'ils ont entendu la *tarentèle*. Voici là-dessus un court résumé de ce qu'on lit dans son ouvrage :

« La piqûre de la tarentule fait éprouver la même « sensation que celle d'une fourmi ou d'une abeille ; « quelquefois la partie mordue devient douloureuse, « d'autres fois elle est engourdie et est le siége d'une « sorte de stupeur ; en général, elle se colore d'un « cercle violacé, noir et jaune ; elle peut aussi se « gonfler et former une tumeur douloureuse qui dis- « paraît avec les autres symptômes.

« Peu d'heures après la piqûre les sujets éprou- « vent beaucoup d'angoisses au cœur et une grande « tristesse ; mais avant ils sont pris d'une difficulté « extrême pour respirer ; ils se lamentent d'une voix

« dolente, et, lorsqu'on leur demande où ils souffrent,
« ils ne répondent pas ou portent la main vers la
« poitrine, sur la région précordiale. Ces symptômes
« s'observent souvent au début du mal, mais ils ne
« sont ni constants ni au même degré dans tous les
« cas; ils varient suivant le tempérament des sujets,
« les conditions atmosphériques et l'espèce des ta-
« rentules, car on a observé que celles du nord de
« l'Apulie sont plus venimeuses, et les effets de
« leur morsure sont plus graves. Les malades
« manifestent un certain plaisir à la vue de la cou-
« leur rouge, verte ou bleu céleste, et ils éprouvent
« au contraire une telle horreur pour les autres cou-
« leurs qu'ils maltraitent ceux qui en sont vêtus. En
« outre, la morsure de la tarentule blanchâtre pro-
« duit une légère douleur avec prurit, une douleur
« pongitive dans le ventre et de la diarrhée; celle
« qui est étoilée cause une douleur plus aiguë, de la
« pesanteur de tête et de la stupeur, des horripila-
« tions par tout le corps, etc.; celle qui est noire dé-
« veloppe tous ces symptômes et de plus un grand
« gonflement de la partie mordue, le spasme, la
« roideur, une sueur froide générale, l'aphonie, la
« propension au vomissement, le ballonnement du
« ventre, et d'autres symptômes dont il sera bientôt
« fait mention. »

Baglivi assure que les symptômes des tarentulés,
aggravés souvent par l'influence de l'imagination,
sont très-variés et parfois incroyables; qu'il n'est
pas rare de les voir s'apaiser au bout de quelques
jours, faisant place à une mélancolie tout à fait

particulière et dangereuse, qui se termine presque constamment par la mort des malades, à moins qu'on ne chasse du sang et du fluide nerveux jusqu'aux moindres vestiges du poison à l'aide de la musique : *nam semel demorsi in posterum non sanantur amplius ut certe constat.* Il ajoute que beaucoup de tarentulés aiment la solitude, se plaisent au milieu des tombeaux et cherchent à se coucher dans une bière, se regardant déjà comme morts ; d'autres se précipitent dans des puits ; il y a des jeunes filles et des femmes pudiques dans leur état normal qui, après avoir été piquées par la tarentule, perdent toute pudeur, crient, soupirent, exécutent des mouvements indécents, découvrent les parties génitales et se délectent au jeu de la balançoire. Quelques-unes trouvent du plaisir à se rouler dans la fange, comme des animaux immondes, ou à se faire fouetter sur diverses parties du corps, ou à courir, etc. . Il en est que certaines couleurs ravissent, tandis que d'autres leur sont extrêmement désagréables.

Baglivi entre ensuite dans des explications au sujet des points sur lesquels se fixe le venin de la tarentule ; il compare la maladie qu'il produit avec d'autres plus ou moins semblables, assure qu'elle éprouve une recrudescence tous les ans vers le mois de juillet, et que; si l'on n'a pas recours au remède connu et le seul efficace, c'est-à-dire, à la musique, de graves désordres se développent dans tout le corps, la peau devient jaune, il y a de l'anxiété, de l'inappétence et une petite fièvre lente qui ne disparaît jamais complétement.

II.

Viennent ensuite d'autres chapitres dans lesquels il parle des remèdes que l'on doit opposer à la morsure de la tarentule, et en particulier de la musique, et il décrit alors les symptômes que présentent les tarentulés dès qu'on les soumet à l'influence de cet agent : « Les malades, dit-il, commencent par « remuer les mains, les pieds et tous les membres; « puis, ce mouvement allant en augmentant, ils se « lèvent et commencent à danser et à sauter sans « perdre la mesure et sans se fatiguer; bien au con- « traire, ils se sentent plus agiles et plus forts à me- « sure qu'ils dansent, fût-ce même pendant douze « heures de suite. S'ils entendent quelques sons faux « dans les instruments de musique, ils s'arrêtent, « font de profonds soupirs, se plaignent d'angoisses « au cœur, et leur malaise ne cesse que, lorsque la « musique étant redevenue harmonieuse, ils se sont « remis à danser. Il est à remarquer que, dans cet état, « les paysans les plus grossiers et les plus stupides « s'aperçoivent de suite des moindres discordances « dans la musique. On ne peut préciser le temps que « doit durer cet exercice pour être efficace; quelques- « uns en ont besoin jusqu'à ce qu'ils soient délivrés « de tous leurs symptômes, ce qui arrive d'ordinaire « au bout de trois ou quatre jours. En général, pen- « dant la danse tous les malades poussent des sou- « pirs, se plaignent, perdent l'usage des sens externes « et internes, comme il arrive aux gens ivres, ne dis-

« tinguent pas leurs parents des étrangers, et ne se
« souviennent pas du passé; ils aiment l'eau, les
« choses brillantes, les feuilles vertes, les vêtements
« de couleur vive, etc. Tous les tarentulés ne sont
« pas mis en mouvement par le son du même instru-
« ment ni par la même mélodie; cependant il faut
« toujours que celle-ci soit sur un rhythme très-ra-
« pide comme celle que l'on a appelée *tarentèle*, qui
« servait aux musiciens de ce temps à distinguer le
« tarentisme vrai de celui qui était simulé; car il ar-
« rivait souvent alors aux femmes qui ne cherchaient
« qu'une occasion de se divertir, de se dire tarentu-
« lées, et de danser sur quelque rhythme que ce fût,
« ce qui n'arrive jamais dans le véritable taren-
« tisme. »

Baglivi termine son travail en citant quelques
cas particuliers de tarentisme dont il avait eu connaissance.

III.

Le célèbre praticien italien a le mérite d'avoir
coordonné dans son travail les matériaux intéressants qui étaient épars dans une foule d'écrits, et
de les voir dégagés des exagérations et des men-
songes dont ils étaient remplis. Ce n'est pas que le
récit de notre auteur en soit lui-même complète-
ment exempt, à en juger par ce que l'expérience a
montré depuis; toutefois, dans un chapitre pro-
chain, nous examinerons s'il ne serait pas possible
que le tarentisme eût présenté à d'autres époques

des phases et des proportions qu'il n'offre plus aujourd'hui, surtout quand on fait usage de la musique. A ce sujet, nous tâcherons de séparer ce qui est exagéré et même ridicule dans Baglivi et les auteurs qu'il a copiés, de ce qui a bien pu appartenir à cette maladie dans son état de pureté primitive.

Il y a dans le texte que nous avons cité quelques erreurs, comme cette assertion que la tarentule n'est venimeuse que dans la Pouille et dans l'Apulie, et que les tarentulés meurent presque toujours de la morsure, ce que l'expérience a formellement démenti. Quant aux observations qui sont rapportées, elles manquent d'exactitude et de précision; dans les unes, comme la première, on ignore si la morsure a été faite par un scorpion ou par une tarentule; la troisième, la quatrième et la cinquième sont dues à des scorpions; la septième, copiée sur Épiphane Fernand, est pleine de détails merveilleux et incroyables; la huitième est insignifiante, et il ne reste de vraiment probantes que la deuxième et la sixième.

En somme, l'œuvre de Baglivi a été d'une grande importance pour l'étude du tarentisme, parce que cet auteur, à la faveur de son talent et de sa célébrité, a fait entrer dans le domaine de la science un fait qui, pour être mystérieux et inexplicable comme tant d'autres, n'en est pas moins positif et digne d'être pris en considération.

Aussi, à partir de Baglivi, une foule de médecins de valeur ont-ils porté leurs investigations sur ce sujet curieux. Par contre, il n'a pas manqué de mé-

decins pour nier avec assurance tout ce que les
autres ont affirmé.

IV

Les auteurs du *Dictionnaire portatif de la santé* (1)
l'expriment en ces termes : « Tout ce que nous ve-
« nons de rapporter sur la guérison de la morsure de
« la tarentule nous *paraît fabuleux*, bien qu'il ait été
« afirmé par Baglivi et d'autres auteurs dignes de foi.
« Quelques-uns parmi ces derniers assurent que tous
« ceux qui éta'ent piqués par la tarentule mouraient
« malgré la danse, comme on voit tous les jours mou-
« rir d'hydrophobie ceux qui, après avoir été mordus
« par un animal enragé, vont se baigner dans la mer,
« croyant y trouver un remède assuré. Du reste, ce
« qui peut avoir engagé à employer la musique
« pour guérir les tarentulés, c'est la mélancolie dont
« ils sont atteints. »

Sauvage dit que Baglivi est le seul qui ait attribué le tarentisme à la morsure du scorpion d'Apulie, tandis que tous les autres auteurs l'attribuent à
la tarentule, par suite du préjugé général, de même
les astrologues admettent l'influence des astres sur
les événements de la guerre et sur les épidémies.
Pour lui, le tarentisme est une maladie endémique
dans l'Apulie que le vulgaire attribue à la morsure
de la tarentule, et dont le principal symptôme est
un impérieux besoin de musique et de danse ; et

(1) Tome II *Du Tarentisme.*

quant à cette croyance que la musique guérit les
effets du venin de cette araignée par les sueurs
abondantes que provoque la danse, elle vient sans
doute de ce que le son des instruments de musique
dissipe la somnolence dans laquelle peut jeter la
piqûre de la tarentule. Enfin cette piqûre, aussi bien
que celle du scorpion, est tout à fait étrangère à la
maladie que l'on a appelée *tarentisme,* et la chaleur seule suffit pour la déterminer chez des sujets
qui ont quelque disposition à ce genre de folie.

Sauvage, pour fortifier sa critique, s'appuie sur
l'autorité du D' Tarenti, médecin du pape, qui affirme, de même que le fit Serao, secrétaire de l'A-
cadémie de médecine de Naples, que l'on n'a observé de tarentisme que parmi les paysans, *gens
crédules et ignorants*, dont les assertions méritent peu
de crédit. Serao prétend aussi que le tarentisme
causé par la chlorose, la mélancolie et la nymphomanie n'est pas moins simulé que celui qu'on attribue à la morsure de la tarentule.

Nous ne nous arrêterons pas en ce moment à ré-
futer les négations hasardées de ces auteurs, surtout lorsqu'elles ne sont appuyées que sur d'aussi
pauvres raisonnements, au lieu de l'être sur des
faits bien prouvés, comme l'opinion qu'ils cherchent
à renverser. Ce serait en outre perdre son temps
que de démontrer la réalité d'un phénomène qu'aujourd'hui la science admet comme positif et incontestable. Le tarentisme nerveux, chlorotique, ou
musomaniaque, le tigretier et le tarentulisme qui
diffère des précédents, ont leur place et leur des-

cription dans les nosographies modernes, n'en dé-
plaise à Sauvage et aux autres auteurs, qui tran-
chent au gré de leur étroite raison des questions qui
ne peuvent être élucidées que par une observation
rigoureuse.

Les passages suivants, que nous empruntons à
des auteurs espagnols, sont la réfutation la plus complète du nosologiste de Montpellier, de Searo et de
Tarenti, et ils ont une plus grande valeur, parce
qu'ils sont tous conformes à l'esprit de la saine observation médicale , et qu'ils sont en même teups,
notamment ceux qui sont empruntés à l'œuvre de
Cid, des modèles de critique rationnelle. Il est juste
de payer ce tribut d'hommage et de respect aux
médecins espagnols qui, s'ils ne sont pas aussi fé-
conds que les étrangers, ont prouvé du moins qu'ils
étaient d'excellents observateurs et de sincères
amis de la vérité.

CHAPITRE III.

Auteurs espagnols. Ouvrage du Cid : *Tarentisme observé en Es-pagne, et par lequel on prouve celui de la Pouille.*

I

Quoique l'objet principal de ce chapitre soit l'œuvre de Cid, nous ne pouvons nous dispenser de consacrer quelques mots à celle que publia à Madrid, en 1785, don Manuel Irañeta sous le titre de *Traité du tarentisme*, ou de la maladie produite par le venin de la tarentule. Dans ce petit ouvrage plusieurs points sont dignes d'attention : 1° six observations recueillies par l'auteur, dans lesquélles il rapporte avec soin les symptômes produits par la piqûre de la tarentule, et d'autant plus incontes-tables que dans quelques-unes il décrit même l'insecte qu'il avait sous les yeux ; 2° l'insistance particulière qu'il met à établir que la saignée et les alexipharmaques triomphèrent sûrement de cet accident sans qu'il fût nécessaire de recourir à la musique, qui au contraire était désagréable aux malades ; 3° l'ancienneté du tarentisme, qu'il s'efforce d'établir par des témoignages qui prouvent seulement, comme nous l'avons déjà dit, que la piqûre de la tarentule a été antérieure à l'observation des faits de tarentisme ; 4° la détermination des propriétés générales du venin, qu'il range parmi les excitants du système nerveux d'abord, puis parmi les astringents du système vasculaire ; 5° enfin son opinion sur la nature de la maladie, qu'il place parmi les spasmes cloniques, au lieu d'en faire, avec Sauvage, une perversion de la volonté.

Le livre d'Irañeta nous semble écrit avec assez de vérité, et si nous sommes choqué du peu de valeur qu'il attribue à la musique comme moyen curatif, nous pouvons l'expliquer par le manque d'expérience personnelle qu'il eut sur ce point, ayant été obligé de s'en rapporter au témoignage d'observateurs qui lui parurent suffisamment dignes de foi. D'autre part, nous devons faire ressortir le petit nombre d'observations sur lesquelles cet illustre médecin a basé son opinion. D'ailleurs sur ces six observations il n'y en a qu'une dans laquelle on ait vu le sujet de manière à savoir qu'au bout d'une année il continuait à jouir d'une bonne santé ; les cinq autres ont été perdus de vue de suite ou avant la fin de l'année. Ajoutons que dans quelques-unes de ces observations il n'est pas bien démontré que la piqûre fût bien d'une tarentule, et dans ces pays, au commencement de juin, au milieu des conditions de la vie de soldat, on comprend qu'il puisse se développer aisément certaines affections que la saignée guérisse et que l'on ait pu confondre avec l'une des périodes du tarentisme. Enfin, et plusieurs médecins l'affirment (entre autres le Dr Roch), les tarentules ne sont pas dans ce mois aussi venimeuses que pendant les suivants, et elles ne le sont jamais aux environs de Madrid autant que dans la province de la Manche. On en peut dire

autant de Saint-Philippe et d'autres endroits tels
que Valence en Aragon, où l'on chercherait en vain
des tarentules aussi venimeuses que celles de la
Manche.

Quant à la classification qu'Irañeta propose pour
le venin et pour la maladie qu'il détermine,
elle nous est parfaitement indifférente, et le tarentisme nous paraît aussi mal placé parmi les spasmes
cloniques que parmi les perversions de la volonté.

II.

Arrivons enfin à l'œuvre classique de don Francisco X. Cid publiée en 1787, sous le titre de *Tarentisme observé en Espagne et qui confirme celui de la
Pouille*, œuvre riche en érudition et en citations
dont nous avons profité pour ces commentaires.
L'incontestable mérite de Cid, qui lui avait valu
d'être le médecin du chapitre et de l'archevêque de
Tolède, sa résidence dans la Manche, où le nombre
des cas de piqûres de tarentule est plus considérable qu'en aucun autre point de l'Espagne, et
les relations de Cid avec une foule de médecins des
campagnes de cette province donnent le plus grand
intérêt à ses observations, qui sont recueillies avec
plus de soin qu'on ne l'a fait nulle part ailleurs, et
donnent à son livre une autorité qui en fait assurément l'ouvrage le plus important que nous ayons
sur la matière.

Cid dit dans son introduction que la lecture du
célèbre traité *de Anatome, morsu et effectibus taren-*

tulæ, avait, durant ses premières études, attiré particulièrement son attention. Comme Baglivi assu-
rait positivement qu'il n'y a de tarentules que dans
l'Apulie, et que, alors même qu'on en rencontrerait
dans d'autres pays, elles ne sauraient être aussi
venimeuses que celles-là, Cid crut devoir faire quelques recherches pour déterminer jusqu'à quel
point l'assertion de Baglivi était vraie ou erronée ;
mais il la trouva confirmée partout, par Niremberg,
Mead, Matthiole, Jonstone, Kircher, Pluche, Geoffroy, etc.

D'autre part, les idées exprimées par les auteurs
du *Dictionnaire portatif de la santé* et par Sauvages,
diamétralement opposées à celles de Baglivi et
de ceux qui écrivirent après lui, avaient ajouté à la
curiosité de Cid, lorsque enfin ayant entendu parler
d'un cas de tarentulisme qui venait de se produire
dans le village de Val-de-Peñas, il se mit en rapport avec le médecin de cet endroit et avec ceux de
différents autres points de la Manche. Il en obtint
la communication de plusieurs faits dans lesquels
il trouva la confirmation des effets extrordinaires
de la piqûre de la tarentule tels qu'ils avaient été
consignés dans les anciens auteurs, et il ne lui
resta plus de doute que la tarentule d'Espagne ne
fût au moins aussi venimeuse que celle de la Pouille,
décrite par Baglivi.

III.

Cid commence son livre par une explication du
mot *tarentisme*, auquel il donne deux acceptions
distinctes : l'une comprend les effets qui se produisent à partir du moment où le sujet a été mordu
par la tarentule, l'autre comprend ceux qui commencent à se manifester à partir du moment où le
tarentulé entend la musique et se met à danser.
Il s'occupe ensuite des différentes formes du tarentisme en tant que maladie, et fait preuve à ce
sujet d'une érudition peu commune. Vient ensuite
l'histoire naturelle de la tarentule aussi complète
qu'elle pouvait l'être à cette époque, et dans laquelle
il examine minutieusement l'insecte aux différentes
époques de fécondation, d'ovulation, d'éclosion, et
suivant le sexe, etc. Il termine cette partie de son
travail par les conclusions suivantes : 1° Il y a similitude entre la tarentule d'Apulie et celle de
l'Estramadure et de la Manche ; 2° la division de
ces insectes en étoilés, cendrés et de couleur vi-
neuse, est sans fondement, parce que tous sont
d'abord étoilés et changent ensuite de couleur à
mesure qu'ils se développent, le mâle prenant une
teinte cendrée ou d'un gris-brun et la femelle devenant noire au moment de son plus grand développement, en même temps que sa morsure devient
plus venimeuse que celle du mâle ; 3° au moment
de l'ovulation, les femelles quittent leurs nids et en
préparent d'autres pour la ponte ; 4° elles ne vivent

année ; 5° la poche dans laquelle elles o
leurs œufs s'ouvre aux chaleurs du pr
, et les nouveaux individus se répandent d
apagne et se mettent à faire leurs nids.
ıs ne ferons que mentionner le long chapi
consacre à l'énumération et à la critique
ırs qui l'ont précédé depuis Épiphane ju
ta, et dans lequel, en parlant de Bagl
ıre que sa relation est la plus belle qui
jusqu'alors, bien que les opinions qui y
ımées soient quelquefois trop absolues.
sons pour le moment cette judicieuse criti
t nous nous servirons ailleurs, et faisons
tre de suite ce que Cid a écrit sous ce ti
s Effets qui, après la morsure de la tarentule, suiv
première impression du venin inoculé au corps ń
ın.

IV.

« L'homme qui est mordu par cet insecte
comme une piqûre aiguë assez douloureuse et
ressemble un peu à celle de l'abeille, mais
forte ; il se forme ordinairement au point de la
sure un cercle rouge, brun ou jaunâtre ; quel
« fois ce cercle ne se produit pas, mais bien une él
« tion sans changement de couleur à la peau, co
« un tubercule de la grosseur d'une lentille ; quel
« fois il n'y a ni cercle ni tumeur. Peu de mom
« après la partie blessée s'engourdit, quelquefo
« est le siége d'une douleur pruriteuse ; mais

« se produit le plus souvent, c'est un engourdisse-
« ment qui s'étend rapidement à tout le corps, et il
« se déclare aussitôt un froid intense, d'abord local,
« puis général. Viennent ensuite de l'anxiété, des
« angoisses, une inquiétude extrême, de la gêne
« dans la respiration, de l'oppression, des palpita-
« tions de cœur, de la concentration du pouls, de
« l'abattement, des sueurs froides, le refroidissement
« des extrémités, de l'aphonie, des syncopes, des vo-
« missements, des douleurs très-aiguës et de l'in-
« flammation du ventre, de l'ardeur d'urine, du pria-
« pisme, des évacuations brûlantes, de l'immobilité,
« des congestions veineuses ou une sorte d'apoplexie
« qui ressemble à de la catalepsie, comme si les es-
« prits étaient glacés, avec turgescence et coloration
« noirâtre de la face et des extrémités, enfin tous les
« effets d'un venin possédant une grande force de
« coagulation.

« Lorsqu'on interroge les malades, ils répondent
« qu'ils ne savent pas ce qu'ils ont; ils portent la
« main à leur visage comme pour indiquer le point
« où ils souffrent le plus; ils soupirent, poussent des
« gémissements et des plaintes comme s'ils allaient
« mourir : chez quelques-uns l'agitation, les douleurs
« de reins, du bas-ventre et de vessie sont telles
« qu'ils se roulent par terre ; chez d'autres, la chute
« des forces est si soudaine qu'ils tombent presque
« subitement évanouis, et les autres symptômes ne
« se développent qu'ensuite.

« On a observé quelquefois, lorsque le tarentulé
« était porté sur un âne, qu'il était soulagé quand

« l'animal trottait, et souffrait davantage quand il
« allait au pas ; d'autres étaient soulagés par le chant
« des femmes ou par celui des hirondelles, quelques-
« uns par la vue d'objets brillants et de couleurs
« vives, tandis qu'ils avaient de la répugnance pour
« les couleurs sombres et pour le noir en particu-
« lier.

« Les variétés de tarentules, le plus ou moins d'ac-
« tivité de leur venin et l'idiosyncrasie du sujet font
« prédominer tels ou tels symptômes chez les uns ou
« chez les autres, ainsi qu'il arrive pour le virus de
« la rage, qui tantôt est lent à se manifester, tantôt
« se déclare immédiatement. Le venin de la taren-
« tule ne cède qu'à la musique. Tous les autres moyens
« qui passent pour alexipharmaques et antidotes
« sont supposés tels par les médecins d'après la vertu
« antiputride que l'opinion générale leur attribue,
« mais en réalité ils n'ont contre le venin de la taren-
« tule aucune efficacité. »

Peut-on demander un tableau plus exact et plus
complet du tarentulisme que celui qui est tracé par
notre respectable auteur ? Y a-t-il beaucoup à ajouter à cet exposé de Cid, si supérieur, par le jugement et la méthode, à tout ce qu'ont écrit ses prédécesseurs ? Nous croyons que non, et nous serions
bien trompé si nous trouvions jamais un travail
de quelque valeur sur l'objet qui nous occupe qui
ne fût entièrement d'accord avec les pages remarquables que nous venons de citer.

Quelques mots maintenant sur la seconde partie,
qui ne le cède en rien à la précédente.

V

Effets de la musique sur les tarentulés.

« De quelque manière que l'on fasse de la musique,
« que ce soit avec la voix ou des instruments, du mo-
« ment que la musique par elle-même est en rapport
« avec le venin, le tarentulisme cesse quand même
« le malade paraîtrait à la dernière extrémité. La
« guitare et le violon sont les instruments le plus
« généralement employés, mais il est probable que
« tous autres, même des plus grossiers, tels que la
« musette, le rebec, le tambourin, etc., auraient le
« même résultat du moment qu'on s'en servirait pour
« jouer la tarentèle ou quelque autre mélodie ana-
« logue. Le hautbois, la flûte et les instruments à
« vent qui ont un son aigu et pénétrant, comme la
« clarinette, le clairon, etc., fatigueraient sans doute
« plus promptement les maladies ; il serait bon toute-
« fois d'en faire l'expérience. Tous les hommes, en
« général, éprouvent en entendant la musique une
« impression intérieure qui se manifeste aussitôt par
« quelque signe extérieur, et les animaux eux-mêmes
« montrent qu'ils en sont affectés.

« Quand on joue la tarentèle ou tout autre air
« approprié au venin, le malade commence à remuer
« les doigts des pieds et des mains, et éprouve en
« même temps un sentiment de satisfaction et un sou-
« lagement de ses souffrances ; ensuite le mouvement
« s'étend à tous les membres et arrive au point que

« le malade se lève, commence à danser, bientôt avec
« force, rapidité et mesure, comme le meilleur maître
« de danse pourrait le faire, et de manière à exciter
« l'admiration de tous les assistants. Dans cet état il
« est péniblement impressionné par toute dissonance,
« toute fausse note, et surtout si le musicien joue
« trop lentement ou, à dessein, change d'air de danse ;
« alors le tarentulé s'arrête, se plaint douloureuse-
« ment, fait toutes sortes de contorsions, tombe en
« défaillance si on ne le soutient pas, et prie instam-
« ment qu'on cesse de jouer ainsi et qu'on reprenne
« la tarentèle. Dès que celle-ci recommence il se remet
« à danser avec la même vivacité et la même mesure ;
« peu à peu il entre en sueur ; on le met au lit, et on lui
« donne du bouillon ou tout autre aliment léger ; la
« sueur se prolonge, et, quand elle a cessé, il retourne
« à la danse au son de la même musique. Cela se ré-
« pète plusieurs fois, jusqu'à ce qu'il ne soit plus en-
« traîné à danser par la tarentèle; alors on le considère
« comme guéri. Si le remède a été employé à temps,
« avant que le venin ait pris racine et ait impré-
« gné profondément quelque viscère (qui est alors
« l'estomac ou le cœur), et lorsqu'on a trouvé l'air
« qui convient le mieux au malade, il guérit rapide-
« ment, le plus ordinairement dans l'espace de quatre
« jours, quoiqu'il ne manque pas d'exemples chez
« nous de guérisons pour lesquelles il a fallu conti-
« nuer la danse pendant plus longtemps. Mais si l'on
« a recours tardivement à la danse, les malades ne
« guérissent pas, ou du moins leur guérison n'est pas
« radicale, et ils ont tous les ans une rechute; ils

« deviennent tristes, mélancoliques, fuient la société,
« recherchent la solitude, et c'est alors qu'on aura
« pu en voir, comme l'assure Baglivi, qui se plai-
« sent dans les tombeaux, s'étendent dans les cer-
« cueils comme s'ils étaient morts, ou se jettent dans
« les puits, etc. Le venin agit lentement, dissociant
« les humeurs et prédisposant les organes à la putré-
« faction, comme le prouvent le trouble de la raison,
« la jaunisse, la cachexie, l'hydropisie, les tumeurs,
« la cardialgie et les diverses maladies qui se déve-
« loppent chez les tarentulés. »

    « Lorsque le venin, par une des causes que nous
« avons indiquées, n'a pas été complétement anéanti,
« au bout d'un an il fermente de nouveau et-produit
« les mêmes accidents qu'au début. Les sujets tom-
« bent par terre, sans voix et comme frappés d'apo-
« plexie; la couleur de leur visage et de leurs extré-
« mités est plombée, et toute la série des symptômes
« que nous avons décrits reparaît; s'ils entendent ·
« la musique, ils reviennent à eux peu à peu, et se
« mettent à danser comme nous avons dit; mais alors,
« quoiqu'ils dansent et transpirent, ils ne se débar-
« rassent pas complétement du venin, et, en outre
« des symptômes du tarentulisme chronique qui se
« produisent, tels que l'ictère, la cachexie, l'hydro-
« pisie, diverses tumeurs et de hideuses excroissances
« de peau, etc., ils sont saisis de nouveaux accès de
« leur mal à chaque anniversaire de leur morsure. »

    L'œuvre de Cid contient trente-cinq observations
de tarentulisme qui lui furent communiquées par di
vers médecins de la Manche, de l'Estramadure et de

l'Andalousie, observations recueillies en présence d'un nombre considérable de témoins honorables, et rédigées avec le plus grand soin. Cid en tire la preuve que la tarentule d'Espagne est aussi venimeuse que celle d'Italie, et qu'une musique appropriée, lorsqu'elle est employée à temps, est le seul moyen de faire disparaître complétement les cruelles souffrances que développe dans l'organisme la piqûre de cet insecte. La lecture de ces observations inspire la même conviction qu'à l'auteur sur les fâcheux effets des émissions sanguines et de l'alcali volatil comme moyens de traitement du tarentulisme; à ce sujet il ajoute : « Le seigneur don Miguel Cage-« tano Soler, juge commissionné par le conseil royal « et suprême pour vérifier si l'insecte appelé taren-« tule existait réellement, quels étaient les effets spé-« ciaux de son venin, et si la musique était le moyen « de les guérir, reçut sur ce sujet un rapport des mé-« decins et de quelques notables des villages de la « planche, dont il prit les faits principaux et forma « un mémoire (1) qu'il présenta au conseil. En par-« lant du traitement du tarentulisme, il rapporte que « les deux médecins titulaires du Manzanares, se fon-« dant sur leur propre expérience, affirment que *la* « *musique est le remède spécifique que la nature a donné* « *à l'homme pour se délivrer de l'un des plus grands maux,* « *et que tous les faits dont ils ont été témoins leur ont dé-* « *montré que les remèdes alexipharmaques recommandés* « *par les auteurs sont nuisibles, et qu'on est coupable de*

(1) Nous n'avons pu nous procurer cette pièce.

*« négliger le seul moyen sûr que nous ait révélé l'expérience
« pour guérir les accidents mortels dont il est question. »*

Cid termine par un long et remarquable chapitre qu'il intitule *Philosophie de la musique*, et qui est digne de fixer l'attention de tout médecin vraiment philosophe par les nombreuses citations qui s'y trouvent de tant de maladies communes et fréquentes qui, à diverses époques, ont été modifiées ou combattues avec succès par la seule influence de la musique. Qui sait si dans ces lignes ne se cache pas discrètement un conseil à l'adresse des médecins qui méprisent tous les moyens thérapeutiques autres que ceux ¡qui sont décorés du nom si trompeur de *moyens actifs*, par cela seul qu'ils modifient violemment la partie matérielle de notre être! Mais c'est un sujet que nous ne voulons pas traiter incidemment et auquel nous consacrerons, dans cette monographie, un chapitre où nous exposerons à nos lecteurs des idées que nous croyons utiles.

VI.

Si nous nous somme arrêté plus longtemps que nous n'aurions dû à analyser l'œuvre de notre Cid, c'est pour deux raisons principales : la première, pour faire ressortir les beautés de ce travail, la méthode et le discernement remarquables avec lesquels cet écrivain, d'une rare érudition, a su réunir tout ce qui avait été écrit touchant les effets du venin de la tarentule sur l'organisme humain ; la seconde, pour montrer avec quelle évidence il a résolu deux questions importantes pour la science et pour la médecine, à savoir, que la tarentule espagnole est aussi venimeuse que celle d'Italie, et que la musique est l'unique spécifique connu pour guérir radicalement les effets de son venin lorsque cette musique est, par son rhythme et son caractère, appropriée au cas particulier de tarentulisme, et qu'elle est appliquée à temps.

CHAPITRE IV.

Écrits sur le tarentisme publiés en Espagne depuis 1787 jusqu'à nos jours. Exposition de quelques œuvres étrangères, et en particulier de celles de MM. Renzi et Ozanam.

I

Peu de temps après que D. Francisco Cid eut publié son ouvrage, il se présenta un cas de tarentisme au n° 41 de la salle Saint-Mathieu, à l'hôpital général de Madrid, dont le chef de service était Don Bartolomé Piñera, médecin en renom. Ce fait curieux, recueilli et publié avec soin, et constaté par un grand nombre de médecins et d'élèves, prouva une fois de plus l'efficacité de la musique et l'inutilité de tous les autres moyens.

A partir de cette époque, nous ne trouvons plus dans les archives de la médecine en Espagne aucun nouveau fait relatif au tarentisme jusqu'en 1843, où M. Mestre y Marzal, jeune et laborieux praticien, publia sur ce sujet un excellent mémoire dans le *Boletin de medecina*, *cirugia y farmacia*, au mois de mars de cette année.

Nous en donnerons une rapide analyse.

II

Dans son préambule, l'auteur, après avoir déploré l'abandon dans lequel on a laissé depuis si longtemps une question aussi intéressante, s'ex-

prime ainsi : « Je n'avais jamais cru que cette ma-
« ladie fût simulée, comme quelques-uns l'ont sup-
« posé, ni qu'elle fût une manie caractérisée, surtout
« chez les jeunes femmes , par le besoin de la mu-
« sique et de la danse; mais j'avoue que je mettais
« en doute les effets surprenants et merveilleux qu'on
« lui attribuait : à cela près je croyais à la réalité de
« la maladie, à l'existence du venin de la tarentule,
« et je n'ai jamais douté que celui-ci ne pût produire
« un véritable empoisonnement, pas plus que je n'ai
« douté que le virus rabique ne fût capable de pro-
« duire la rage. Les cas nombreux de tarentisme
« que mon père et moi avons eu occasion d'observer
« dans les campagnes de Calatrava, les études que
« depuis longtemps j'avais faites sur cette maladie,
« et surtout le désir de prouver à mes confrères
« qu'elle ne doit pas être considérée comme une fa-
« ble, ainsi qu'on l'a prétendu, m'ont décidé à pren-
« dre la plume pour la décrire telle que je l'ai obser-
« vée tant de fois, dans l'espoir que j'appellerais sur
« elle l'attention des médecins studieux et observa-
« teurs. »

Après avoir donné la description de l'insecte,
l'auteur rapporte les symptômes qui en suivent la
morsure : « Le sujet mordu par la tarentule, dit-il,
« éprouve la sensation de la piqûre d'une fourmi ; la
« partie prend une couleur d'un rouge foncé, livide
« ou noir, suivant les dispositions du sujet; bientôt
« apparaît une petite tumeur dure, circonscrite, tra-
« versée après quelques minutes par des douleurs
« lancinantes; au bout de demi-heure plus ou moins

« le sujet éprouve une espèce d'angoisse, se plaint
« d'une voix presque éteinte, sa figure exprime la
« plus grande tristesse, et tout révèle en lui un état
« complet d'adynamie qui marche vers une termi-
« naison fatale si on n'y porte remède par la mu-
« sique. Si l'énergie du virus a été considérable,
« quelques malades restent pendant plusieurs heures
« encore dans cet état, malgré la musique, et il en
« est qui traînent désormais une vie misérable, ceux
« qui sont bilieux prenant une couleur ictérique, et
« ceux qui sont nerveux étant affectés de convulsions,
« sans parler d'un grand nombre de maladies qu'il
« serait difficile d'énumérer.

« Dans les deux ou trois heures qui suivent la pi-
« qûre, un autre groupe de symptômes se présente :
« la partie mordue, surtout si c'est un doigt, devient
« le siége de mouvements convulsifs qui s'étendent
« à la main et au bras; ces mouvements convulsifs
« reviennent d'une manière intermittente à diverses
« époques du jour et aussi de l'année, accompagnés
« alors du retour des symptômes de la maladie, et
« ces convulsions sont plus ou moins générales, sui-
« vant les conditions d'âge et de tempérament du
« sujet, de son état antérieur de santé, etc. Ce groupe
« de symptômes correspond à une névrose comme le
« premier à une adynamie. »

Dans la seconde partie de son mémoire, l'auteur
cherche à déterminer quelle est la nature du venin
de la tarentule, et la place que l'on doit assigner,
dans un bon ordre nosologique, à l'affection qu'il
produit. Il considère le venin comme un agent dé-

bilitant et déprimant, en se fondant sur le premier
groupe de symptômes que l'on observe pendant la
deuxième période de la maladie. De ces prémisses
il déduit la définition du tarentisme et la formule
en ces termes : « Le tarentisme est une plaie veni-
« meuse produite par le venin déprimant de la ta-
« rentule, qui, en altérant le sang, éteint la vitalité
« et donne naissance à une névrose plus ou moins
« intense. » Sans prétendre que sa définition soit
complète, il cherche à la justifier en s'appuyant sur
un certain nombre de considérations scientifiques
dans lesquelles nous ne le suivrons pas, et il ajoute
que la musique en est l'unique thérapie rationnelle
et confirmée par l'expérience, d'accord complète-
ment sur ce point avec Cid et Piñera.

Il donne ensuite trois observations qu'il a recueillies avec le soin le plus scrupuleux et conclut
en ces termes : « De ces trois cas ressortent deux
« faits bien positifs et qu'il ne faut plus perdre de
« vue, à savoir, que le tarentisme n'est point une ma-
« ladie simulée, comme le prétendent quelques au-
« teurs, et que c'est une maladie intermittente. La
« maladie n'est pas simulée ; la prostration complète
« des forces et les convulsions violentes et prolongées
« dont souffrent les sujets le prouvent suffisamment.
« Que l'on conteste le plus ou moins de possibilité de
« feindre les convulsions, bien ! mais comment feindre
« les tressaillements spasmodiques dans le point pi-
« qué pendant que le sujet est en syncope et alors
« même qu'il serait tout à fait dans son état normal ?
« En outre, la troisième observation prouve de la

« manière la plus concluante que l'affection n'est
« point simulée en nous montrant un tarentulé qui,
« la première nuit de ses noces, abandonnait le lit
« nuptial pour accourir à la danse chaque fois que ses
« amis, par malice, se mettaient à jouer la tarentèle.
« Nous avons parlé aussi de l'intermittence des acci-
« dents du tarentisme, et c'est sur ce caractère aussi
« bien que sur l'état convulsif que doit être basée la
« définition de cette affection. »

Le mémoire du Dr Mestre donna lieu à la publi-.
cation, dans le même *Boletin*, de divers cas de tarentisme observés dans la Manche qui furent rapportés
en détail et accompagnés de très-lumineux commentaires. Il provoqua aussi une discussion sur cette
question : Le venin de la tarentule produit-il sur les
animaux des effets analogues à ceux qu'il produit
sur l'homme ? Le Dr Mestre prétendait que non,
d'après son expérience personnelle, et le Dr Cuesta
affirmait que oui et s'appuyait sur le récit de témoins qui avaient vu des mules piquées par la tarentule danser aussitôt qu'on jouait la tarentèle. Cette
discussion, qui prit d'ailleurs une tournure peu
convenable, ne nous semble pas s'être appuyée
sur des preuves assez sérieuses, l'expérience néga-
tive du Dr Mestre n'étant pas assez concluante
et, d'autre part, les faits cités par le Dr Cuesta
étant trop peu nombreux pour ne laisser aucun
doute. Quant à nous qui inclinons à croire au tarentisme chez les animaux, nous nous bornerons à rappeler que Baglivi a décrit en ces termes
l'état du cerveau d'un lapin qui était mort des suites

de la piqûre d'une tarentule : la substance cérébrale
paraissait légèrement enflammée à l'origine des
nerfs, tachée çà et là de points livides, et il y avait
une grande quantité de sérosité dans les cavités du
cerveau ; et que Cid (1) admettait le tarentisme
chez les animaux lorsqu'il écrivait à la 261° page
de son livre : « Un jour viendra où l'on constatera
« aussi chez les animaux tarentulés les prodigieux
« effets de la musique, et on ne pourra certes les ex-
« pliquèr comme on l'a fait pour l'homme, en les at-
« tribuant à telle ou telle maladie, etc. »

III.

L'année suivante, en 1846, M. Mendez Alvaro
traduisait en espagnol le *Traité de pathologie externe
et de médecine opératoire* de Vidal (de Cassis), et dans
le chapitre des plaies avec inoculation il exprimait
le regret de ne pas y trouver mentionnées celles
produites par la morsure de la tarentule et du
scorpion, soit parce que Vidal n'en avait pas eu
connaissance, soit plutôt parce qu'il les avait considérées comme des fables. Le traducteur a comblé
cette lacune par une note étendue dans laquelle
nous remarquons les lignes suivantes : « Il arrive
« pour le tarentulisme comme pour tous les phénomè-
« nes merveilleux dont l'explication échappe à notre
« intelligence, tandis que les uns accueillent sans
« examen tout ce qui est mystérieux, d'autres au

(1) V. Son ouvrage, p. 141 et 142.

«contraire ferment les yeux à l'évidence, rejettent
«à la fois ce qui est certain et ce qui est douteux, ce
«qui existe réellement dans la nature et ce qui est
«le produit de l'imagination exaltée des hommes
«ou de la crédulité du vulgaire. Ces deux extrêmes
«sont également nuisibles à la découverte de la
«vérité, et ces deux dispositions contraires de l'es-
«prit empêchent autant l'une que l'autre de juger
«avec rectitude. Je les éviterai tous deux, car j'au-
«rais autant de regret d'induire qui que ce soit à
«croire des niaiseries que de détourner son atten-
«tion d'un phénomène digne d'être étudié » (1).

Ensuite il s'occupe de l'histoire naturelle de la
tarentule et décrit exactement et avec une excellente méthode les symptômes locaux et généraux
produits par la piqûre de cet insecte, mettant à
profit avec beaucoup de discernement les faits consignés dans les écrits antérieurs. Après avoir parlé
de la marche, de la terminaison et du pronostic,
il arrive à la thérapeutique et à l'action de la musique, sur laquelle il se prononce en ces termes :
« 1° La morsure de la tarentule détermine un em-
« poisonnement dont les accidents sont très-graves ;
« 2° ces accidents sont guéris généralement par une
« danse que l'on appelle tarentèle ; 3° ils peuvent

(1) Malgré d'aussi judicieux principes, M. Mendez Alvaro, comme
la plupart des médecins allopathes, a repoussé sans examen la
médecine homœopathique, plus digne assurément d'être examinée
qu'un simple phénomène naturel, quelle qu'en puisse être l'importance particulière.·

NUÑEZ.

« être guéris par cette danse particulière et aussi
« sans la danse. »

Il est inutile de faire ressortir le scepticisme que
laisse percer plus d'une fois l'auteur quand il traite
des effets de la danse sans qu'il ose toutefois nier
les faits si nombreux recueillis par des personnes
dignes de foi et qui établissent non-seulement la
grande efficacité de la musique, mais aussi (et
nous comprenons que M. Mendez le passe sous
silence) *les graves inconvénients qu'entraîne l'emploi
de la saignée et des autres moyens*. « La tarentule a tou-
« jours existé, dit M. Mendez Alvaro, et la tarentèle
« n'a été connue en Espagne qu'au milieu du siècle
« dernier : comment se fait-il que jusqu'à cette
« époque les médecins espagnols aient fait si peu
« d'attention à une maladie dont les symptômes sont
« si alarmants? Serait-ce parce que cette piqûre n'est
« pas généralement mortelle et qu'elle se guérit par
« l'emploi des moyens thérapeutiques ordinaires ? »
Ces réflexions et quelques autres analogues le con-
duisent à douter de la spécificité de la danse contre
cette maladie, et à attribuer dans les cures de ce
genre une part à l'impression favorable que certaines sortes de musique produisent sur le système
nerveux, et aussi aux sueurs abondantes que provoquent les mouvements violents et prolongés.

Certes il n'est pas facile d'expliquer pourquoi les
médecins espagnols n'ont point parlé d'une maladie
qui doit être aussi ancienne que la tarentule elle-
même; peut-être la bizarrerie effrayante des sym-

ptômes qu'elle produit l'a-t-elle fait confondre avec
d'autres maladies ; peut-être, comme elle ne se
produisait que dans certaines localités, les médecins n'ont-ils pas osé en parler de crainte qu'on
ne la considérât comme une fable. Quoi qu'il en
soit, cet argument ne nous paraît 'pas autoriser
la conclusion que M. Mendez en a tirée. Si nos
anciens médecins ont gardé le silence sur le tarentulisme ou n'ont pas su le reconnaître, il est témé-
raire d'en conclure que c'est parce qu'ils le guérissaient par les moyens ordinaires, car de leur
silence on peut tout aussi bien inférer qu'ils ne
le guérissaient pas.

Notre conclusion à nous est que l'expérience a
démontré aujourd'hui que de la maladie appelée
tarentulisme, est réelle et d'une incontestable gravité ; qu'elle se prolonge avec de fatales conséquences pour l'organisme si elle n'est pas combattue à temps, et que la musique en est le remède le plus certain, non par l'effet purement
physique de la danse en tant que mouvement,
mais, croyons-nous avec l'illustre médecin que
nous avons cité plus haut, par l'action spéciale et
profonde que la musique exerce sur le corps humain aussi bien dans l'état de santé que dans la
maladie.

Nous avons résumé toutes les publications qui
ont été faites dans notre pays au sujet de la tarentule et de son venin ; il nous reste, pour terminer ce
chapitre, à dire quelques mots sur celles qui ont paru
à l'étranger depuis le commencement de ce siècle.

IV.

Le Dr L. de Renzi a publié (1) différents cas de tarentisme qu'il a observés dans le royaume de Naples.
Dans son travail, cet illustre médecin affirme d'une
manière positive que « le venin de la tarentule agit
« sur le système nerveux de manière à produire une
« sorte de *monomanie hypochondriaque* qu'on appelle
« communément *tarentisme*. Ce venin, dans ses carac-
« tères extérieurs, paraît être fort analogue à celui
« du *coluber berus;* il n'en diffère que par une moindre
« densité. Introduit dans un point des téguments,
« il y détermine une phlogose circonscrite comme la
« piqûre d'une abeille, quelquefois un gonflement
« très-notable qui s'étend aux parties voisines, avec
« une sensation de douleur aiguë ; peu d'heures après,
« il y a de la tristesse, une humeur mélancolique et
« silencieuse ; on éprouve une espèce d'angoisse, de
« constriction à la poitrine, des vertiges, un tremble-
« ment général, des nausées, des vomissements ; le
« pouls devient fréquent et irrégulier. Si le remède
« n'est pas appliqué à temps, l'accès dure quelques
« jours avec intensité, le malade tombe dans une es-
« pèce d'hébétude ou d'engourdissement ; le souvenir
« seul de son mal lui cause des accès d'hypochondrie

(1) *Gazette médicale* de 1833.

« très-violents ; le retour des chaleurs de l'été ou la
« vue d'un autre individu atteint du même mal le
« jette dans un état de fureur effrayante. »

Le Dr de Renzi parle ensuite de la danse et de la
musique comme du remède populaire et qui lui semble le mieux approprié à une affection de ce genre
parce qu'il ramène le système nerveux à son état naturel.
Il termine en repoussant l'idée que le tarentulisme
soit une maladie hypochondriaque produite par la
chaleur de l'été ou par le climat, se fondant sur
deux observations dans lesquelles il prouve jusqu'à
l'évidence la piqûre de l'insecte, le développement
immédiat des symptômes qui en furent la conséquence, et l'action aussi prompte qu'extraordinaire
de la musique. On le voit, le travail du Dr Renzi
ne contient rien de nouveau, mais il vient de nós
jours confirmer les récits qui ont été faits depuis
trois siècles sur ce sujet, et leur prêter une p.us
grande autorité.

Entre autres œuvres modernes, nous citerons encore un opuscule sur le mal de *Saint-Lazare*, publié par les Drs Lucio et Alvarado, à Mexico en 1852.
A la vérité il n'y est pas spécialement question du
tarentisme, et à cause de cela nous nous bornons
à le mentionner ; mais il y est fait une exposition
et une étude détaillée des effets sudorifiques de la
tarentule d'Amérique et de son action curative dans
des maladies de la peau extrêmement graves et in-
vétérées, telle que l'éléphantiasis des Grecs. Nous
ne négligerons pas de mettre à profit ces remarquables indications lorsque nous nous occuperons

plus loin des effets physiologiques et thérapeutiques des arachnides.

V.

Le D' Ozanam, connu par sa vaste érudition et
par les différents travaux dont il a enrichi la littérature médicale, a écrit, en 1856, une *Étude sur le
venin des arachnides et son emploi en thérapeutique*,
suivi d'une dissertation sur le *tarentisme* et le *tigretisme*. Dans la première partie il décrit quelques-
uns des effets produits par la piqûre de différents
genres d'araignées, et un grand nombre d'applications thérapeutiques qui en ont été faites et qui sont
pour la plupart trop peu connues ; ensuite il fait
ressortir l'analogie d'action du venin des araignées,
soit qu'il pénètre dans le sang par une piqûre ou
qu'il soit absorbé par les voies digestives, et à ce
sujet il expose avec beaucoup de talent une
théorie sur la pénétration dans la circulation
générale des venins ingérés dans l'estomac, pénétration qui se fait toujours ou par *saturation* ou par
dilution. Quoi qu'il n'y ait dans ces vues rien de
nouveau pour nous homéopathes, elles n'en sont
pas moins intéressantes, et nous laissent le plus vif
désir de voir terminer le travail que notre honorable confrère nous promet sur les venins ou poisons animaux.

M'. Ozanam fait une revue historique qui confirme l'ancienneté du tarentisme ; il commente Baglivi et conclut à l'existence incontestable de cette

affection, et à la supériorité de la tarentule d'Apulie sur toutes les autres pour la produire avec ses effets les plus 'graves et les mieux caractérisés. Sur ce point, nous ne saurions être du même avis que lui, puisque les détails dans lesquels nous sommes entré jusqu'ici prouvent que la tarentule d'Espagne détermine des accidents tout aussi graves que celle de Naples. Nous ne contestons pas cependant l'existence dans notre pays de certaines espèces, comme la *malmignatte* entre autres, dont la piqûre ne donne que le *scélotyrbe* ou agitation choréique, degré affaibli du tarentisme, d'après le Dr Ozanam.

Il démontre aussi, en s'appuyant sur Hecker, l'existence du tarentisme épidémique qui a régné pendant plusieurs siècles en Apulie et dans d'autres contrées de l'Italie, où précisément naissent les tarentules les plus venimeuses, comme si la nature, là comme dans tant d'autres lieux, avait voulu nous éclairer en plaçant le remède à côté du mal, clarté sublime à laquelle nous n'avons enfin ouvert les yeux qu'après des siècles de laborieux tâtonnements. Le Dr Ozanam termine la seconde partie de son travail en parlant du tigretisme ou chorée abyssinienne, qui existe aujourd'hui dans la province de Tigré, en Abyssinie, et qui se guérit comme les autres par la musique et la danse; enfin il établit en détail les rapports qui existent entre les phénomènes produits par la tarentule sur l'homme sain et le tarentisme nerveux.

Nous mettrons à profit les faits que contient cette

étude importante de l'ancien bibliothécaire de l'A-
cadémie de médecine de Paris, qui vient de jeter
une nouvelle et vive lumière sur cette question
si intéressante pour la thérapeutique.

Bien que dans le cours de la revue historique
que nous venons de faire nous ayons, en passant,
présenté quelques observations générales sur les
assertions que nous ne pensions pas devoir enregistrer sans conteste, il nous paraît nécessaire
de revenir sur cette critique pour la présenter
dans son ensemble et la rendre à la fois plus complète et plus précise. Nous allons donc exposer
maintenant avec autant de clarté qu'il nous sera
possible les termes dans lesquels se présente pour
tout esprit impartial la question du tarentisme, en
soumettant à une rigoureuse appréciation tous les
renseignements historiques que nous avons cités,
et tous les faits positifs qui ressortissent à cette discussion.

CHAPITRE V.

Critique générale des écrits publiés sur le tarentisme. Époque antérieure à Baglivi. Baglivi. Cid. État actuel de la question.
Comment on en pourra obtenir la complète solution.

I

Jetons maintenant un coup d'œil rétrospectif sur
les écrits qui ont précédé ceux de nos compatriotes
au sujet de la question du tarentisme, en laissant
de côté ce qu'on attribue à Pline, à Dioscoride, à
Paul d'Égine, etc., et qui est bien plutôt du fait de
leurs commentateurs. Si nous admettons, comme
nous l'avons fait au commencement de cette monographie, que Ferdinand Épiphane a été le premier
qui ait au xvi° siècle donné une relation médicale
des diverses observations de tarentisme, il faut
avouer que cette première période historique
laisse beaucoup à désirer sous le rapport scientifique. Les écrits de cet auteur et ceux d'Imperato, de P. Kircher, de Jonstone, de Pluche, etc.,
sont, il faut le dire, un mélange de réel et de
fantastique, d'observations positives et de fables
grossières parmi lesquelles il est difficile de distinguer le vrai du merveilleux, ce qui explique
la répugnance qu'ont eue les médecins à voir en
tout cela rien qui fût digne de foi.

Ce qui caractérise cette première époque de l'histoire du tarentisme, c'est le manque de précision dans la détermination des caractères véritables de la maladie, la confusion des effets qui suivent la piqûre de la tarentule, *le tarentulisme*, avec ceux qui se manifestent sous l'influence de la musique, *le tarentisme*, et enfin l'excessive crédulité de tous les compilateurs.

Néanmoins, si nous examinons quel est le degré d'importance de tous ces textes, nous voyons qu'ils en ont une très-grande, d'abord parce qu'ils attestent l'ancienneté de la maladie; en second lieu, parce qu'ils montrent quelle violence elle put avoir alors, et enfin combien la musique eut toujours d'efficacité pour la combattre. Arrêtons-nous un moment sur ces trois points.

Nous ne croyons pas que le tarentulisme ait commencé au XVIᵉ siècle, mais bien qu'il est aussi ancien que la tarentule, dont nous retrouvons la description dans les premiers naturalistes connus. De tout temps elle a dû produire les symptômes qu'elle détermine aujourd'hui, lorsque les conditions auront été les mêmes quant au climat, aux localités et aux sujets, car on sait parfaitement, et nous l'avons déjà fait observer, que de nos jours les symptômes de la maladie sont différents, selon les espèces de tarentules, et dans la même espèce et le même pays, suivant la saison, suivant l'état particulier de l'insecte et les dispositions de la personne mordue.

Mais toutes ces circonstances, qui ont fait différer les accidents de la morsure, n'ont pas permis

d'y voir une même maladie identique par sa cause,
et ont dû, dès les temps les plus reculés, la faire confondre avec les diverses maladies auxquelles elle
ressemblait par ses phénomènes les plus saillants.

Quant à la violence avec laquelle la maladie se
montre dans les descriptions des auteurs de notre
première période, il ne faudrait pas y voir la preuve
que c'était l'explosion d'une maladie nouvelle ; on
ne doit pas oublier que le tarentisme épidémique
régnait alors, et pouvait prêter à celui qui était
produit par la morsure de l'araignée une gravité
exceptionnelle, sans que nous prétendions par là
défendre toutes les exagérations que l'imagination
populaire a dû ajouter aux faits réels. Quoi qu'il en
soit, deux points essentiels n'en ressortent pas moins
avec une pleine évidence : 1° l'existence du tarentisme naturel ; 2° la prompte et salutaire modification qu'il subit sous l'influence de la musique appliquée à propos. Nous croyons nécessaire d'insister sur ce dernier point.

Qui a le premier employé la musique pour guérir les tarentulés ? Il serait aussi impossible de le
dire que de retrouver les inventeurs de tant de
moyens empiriques qui ont enrichi la médecine.
La musique a été employée depuis la plus haute
antiquité pour combattre soit des affections morales, soit des maladies nerveuses ; elle se mêle à
l'aurore de l'histoire avec certaines pratiques mys-
tiques du paganisme, qui, sans agir directement
sur les organes, procuraient aux malades un calme
moral et une détente qui avaient pour effet une

prompte et manifeste amélioration de l'état physique. Sans parler du *tarentismus musomania* des
auteurs auquel se rapporte la courte épidémie des
Abdérites (durant laquelle la musique était indispensable pour calmer les paroxysmes), il y a beaucoup de vésanies dans lesquelles son influence est
merveilleuse, comme nous aurons occasion de le
démontrer ailleurs.

Toutefois, s'il n'est pas indispensable de préciser
à quelle époque remontent les premières applications de ce moyen thérapeutique contre la maladie
qui fait l'objet de ce travail, nous croyons devoir
répéter que dès la première époque scientifique du
tarentisme on voit la musique indiquée comme
le principal, ou, pour mieux dire, comme le seul
remède, puisque la thériaque, les cautérisations
et toutes les autres médications mises alors en
usage sont accusées, et non sans raison, d'avoir
été nuisibles. Il est à regretter seulement que la confusion qui règne dans l'histoire de cette période ne
permette pas d'y reconnaître ce qui appartient en
propre au tarentulisme de ce qui revient au tarentisme, c'est-à-dire aux modifications imprimées à
la maladie par la musique.

II

La seconde période est constituée tout entière par l'œuvre célèbre de Baglivi; à dater de celle-ci, la confusion qui régnait auparavant n'est plus possible : les symptômes propres à l'empoisonnement par le venin de la tarentule sont étudiés séparément de ceux qui se manifestent au moment où commence la danse et pendant sa durée. La description des symptômes locaux et des symptômes généraux, et l'intermittence de la maladie aussi bien que son incurabilité si on ne la combat pas promptement par la musique, sont signalées à diverses reprises dans le cours de l'ouvrage.

Que la maladie soit intermittente, c'est ce qui s'observe dans la plupart des affections nerveuses, dans d'autres d'une nature plus stable, et aussi dans les effets physiologiques d'une foule de médicaments; mais que la maladie reparaisse exactement tous les ans à la même époque, ce n'est pas un phénomène qui s'observe souvent, surtout avec un degré de violence égal à celui qui caractérise les effets de la tarentule. Toutefois, quelque rare et inexplicable que soit ce phénomène, et bien qu'il ait été révoqué en doute par quelques-uns, on ne peut se refuser à l'admettre, car il est établi par le témoignage de Baglivi et de la plupart des observateurs qui ont écrit après lui.

Si l'on nous demandait notre opinion sur l'affir-

mation du médecin romain, que tous ceux qui sont
mordus par la tarentule meurent infailliblement
s'ils sont privés du secours de la musique, ou si ce
secours ne leur est apporté que tardivement, nous
n'hésiterions pas à dire que, dans notre conviction,
avant la découverte fortuite de ce remède, tous les
malheureux tarentulés devaient mourir tôt ou tard
victimes du poison et souvent aussi des déplorables
médications qu'on lui opposait.

Les premiers cas de tarentisme nerveux, qui se
répandirent ensuite comme une grande épidémie
en Italie et d'autres parties de l'Europe, furent dis-
simulés d'abord avec autant de soin que ceux de
chorée, de lycanthropie et de tant d'autres maladies nerveuses qui, à cette époque, désolèrent l'Occident. Mais, le témoignage d'historiens dignes de
foi ne permet pas d'en douter, vers la fin de ce
siècle la fureur de la danse et de la musique devint
telle, dans toute l'Italie, qu'elle prit les proportions
d'une immense épidémie; aussi est-ce de cette
époque que quelques auteurs font dater le goût
pour la musique qui caractérise les habitants de ce
beau pays. Alors le tarentisme fit d'effrayants progrès; la frayeur inspirée par la morsure de l'araignée devint générale; ceux qui en étaient atteints
étaient considérés comme perdus, du moins on
était persuadé que ceux qui échappaient à la mort
devaient rester en proie à un trouble de l'esprit
et à une faiblesse physique incurables; et cependant, comme on voyait ces accidents redoutables
disparaître au son des flûtes et des tambourins,

on se hâtait de recourir à ces moyens avec un empressement passionné.

Laissons de côté l'influence que le moral d'une part, et que d'autre part les circonstances particulières à ces époques ont pu exercer sur le développement et le caractère contagieux de ces épidémies monomaniaques, qu'on nous passe cette expression, et bornons-nous à considérer la nature spéciale de celle qui nous occupe et qui, certes, a existé de temps immémorial sous la forme sporadique, produite isolément par la piqûre de l'araignée. Nous ne serons point surpris que dans le pays où cette maladie avait de si profondes racines et trouvait toutes les conditions qui pouvaient la porter à son plus haut degré de développement, Baglivi ait pu l'observer sous des aspects qui nous semblent surprenants, comme ceux, par exemple, qu'il nous offre dans l'histoire de cette grande dame qui, ayant eu recours trop tard à la musique, voyait ses accidents se renouveler annuellement, et perdait chaque fois alors les ongles de tous ses orteils au milieu d'un suintement âcre et abondant.

Qu'il y ait quelques exagérations dans les récits de Baglivi, nous l'admettons sans peine, puisque plusieurs de ceux qu'il nous donne sont empruntés à des auteurs plus anciens qui ont pu confondre avec le tarentisme diverses maladies nerveuses telles que la musomanie, la chorée et d'autres monomanies, et qui ont attribué au tarentisme chronique des éruptions et des flux divers qui dépendaient uniquement de la constitution des sujets ou de

quelque vice diathésique ; mais, toutes ses réserves
faites, il n'en reste pas moins certain que, au temps
de Baglivi, la piqûre de la tarentule pouvait produire, en Italie, des symptômes que nous n'observons plus de nos jours.

En résumé, ce qui caractérise l'œuvre de Baglivi,
c'est d'avoir consigné d'une manière authentique,
dans les archives de la science, l'histoire d'une maladie spéciale produite par la piqûre d'un insecte
appelée *tarentule*, et qui est heureusement modifiée
ou même guérie complétement par l'emploi oppor-
tun d'une musique spéciale.

III

Dans le livre de Cid qui nous présente l'histoire du
tarentisme au xviiie siècle nous trouvons un grand
caractère de vérité, une vaste érudition et une logique serrée ; mais ce qui en fait le principal mérite
aux yeux du médecin ami de l'observation, c'est le
grand nombre de faits qui y sont recueillis et dont
nous n'avons pas parlé jusqu'à présent ; mais voici le
moment d'en tirer toutes les conséquences qu'elles
renferment, et de faire ressortir la philosophie de
cet ouvrage.

Les trente-huit curieuses observations que Cid a
recueillies lui-même ou qui lui ont été communiquées par divers médecins de la Manche, de l'Es-
tramudure et de l'Andalousie, suggèrent tant de
réflexions sérieuses, que nous voudrions pouvoir
les analyser toutes au lieu de nous borner aux considérations générales que nous allons présenter.

Toutes ces observations se rapportent à des hommes adonnés aux travaux des champs, gens grossiers, assez étrangers à la musique et à la danse, de constitution robuste en général, de tempérament bilieux ou sanguin, et les accidents ont été observés dans les mois de juillet et d'août, pendant des années très-sèches. Quant à la cause réelle de la maladie, elle ne peut faire l'objet d'aucun doute, car, dans la plupart des cas, l'insecte qui avait fait la morsure put être vu, et quelquefois saisi et examiné.

Chez les 38 malades, on constate divers symptômes locaux depuis une tache légère comme la piqûre d'une puce, jusqu'à une tumeur de la grosseur d'un pois chiche, dure, circonscrite, d'un rouge obscur, et ressemblant jusqu'à un certain point à une tumeur charbonneuse, mais disparaissant au bout d'un peu de temps, excepté dans un cas où la tache livide persista pendant toute la vie du sujet, qui du reste mourut au bout de peu d'années d'une dissolution générale, et fut obligé, chaque été, de recourir à la danse pour soulager ses souffrances. Parmi les symptômes généraux, il en est rapporté trois qui méritent que nous nous y arrêtions, à cause de la promptitude et de la constance avec laquelle ils se sont présentés dans toutes les observations, et à cause aussi de leur valeur propre : les vertiges, l'oppression de poitrine et la faiblesse générale extrême.

Les vertiges et la faiblesse extrême indiquent une perturbation rapide et profonde des centres nerveux, la grande oppression de poitrine et du cœur une action réflexe sur le pneumogastrique, et une autre spéciale sur le système vasculaire, que les anciens connaissaient déjà et appelaient une action coagulante de toutes les humeurs, se payant d'une hypothèse qui ne saurait rendre compte de l'action inexplicable du venin, et que renversent les notions de la science moderne.

Le premier effet de la piqûre de la tarentule se produit donc immédiatement sur le cerveau et la moëlle épinière et se manifeste par les vertiges, sans perte de connaissance, et par une résolution presque complète des membres : mais en même temps ou bientôt après, la maladie atteint le système circulatoire, non en y coagulant les humeurs, comme on l'a prétendu, mais en y déterminant une sorte de constriction, ou, si l'on veut, en exagérant la contractilité des tuniques vasculaires et en y ralentissant notablement le cours du sang ; aussi la petitesse du pouls a-t-elle été constatée chez tous les tarentulés gravement atteints. Ce symptôme, qui est important par lui-même et par ceux qu'il peut provoquer à son tour, s'observe également, comme nous le verrons ailleurs, dans l'expérimentation physiologique du venin de la tarentule.

Tous les individus dont parle Cid se sont montrés impressionnés par la musique ; mais tous ne se sont pas livrés à la danse, et c'est une exception dont on saisira mieux les caractères quand nous aurons rappelé ce qui a lieu le plus constamment : dès que commence l'air de danse, qui est toujours léger et rapide, bien qu'il puisse varier de ton, le patient d'ordinaire sort de son état de prostration et va s'animant peu à peu ; il commence par se livrer à des mouvements partiels qui suivent le rhythme de la musique, et bientôt à une danse spéciale qui dure plus ou moins longtemps, et que l'on répète toutes les vingt-quatre heures pendant plus ou moins de jours. Mais, si les choses se passent ainsi le plus souvent, il arrive aussi quelquefois, beaucoup plus rarement, que la musique ne détermine pas la danse, mais seulement des mouvements mesurés de contraction et de relâchement aux membres, ou bien, comme dans l'observation 10, à la région épigastrique, où ils déterminaient un bruit qu'on entendait à distance, accompagné chez le malade d'une grande tristesse qui, ainsi que les mouvements, cessa avec la musique. Cid a cité également un cas (obs. 32) dans lequel la tarentèle ne détermina ni la danse ni aucun mouvement appréciable, mais une sorte d'extase comme lorsqu'un homme est profondément absorbé dans une pensée, extase pendant laquelle le malade se sentait soulagé, et qu'il réclamait impérieusement ; de sorte qu'on dut, pour le satisfaire, lui jouer la tarentèle pendant vingt-quatre heures de suite, au bout desquelles il se trouva guéri. Enfin la musique ne provoquant ni la danse ni la sueur, a pu donner lieu à d'autres symptômes, comme dans l'observation 3, où le malade ne dansa ni ne sua, mais eut de copieux vomissements de matières de diverses couleurs, qui se produisaient chaque fois qu'on exécutait l'air de danse, ce qui se renouvela pendant douze jours, au bout desquels le sujet fut guéri, et il est hors de doute qu'il avait été mordu par une tarentule noire.

Il résulte de ce qui précède que la musique est considérée par Cid comme le principal remède de l'empoisonnement produit par le venin de la tarentule; qu'il regarde comme surabondamment prouvés par l'expérience les inconvénients des émissions sanguines, des scarifications, etc.; enfin, que l'alcali volatil est le seul agent qui, dans quelques cas, lui ait paru avoir une certaine utilité. On ne doit pas oublier, 1° que les tarentulés peuvent tarder demi-heure ou même plus à ressentir les effets de la musique, et qu'il ne faut pas par conséquent se hâter d'y renoncer ou de changer d'air; 2° que la plupart des sujets se refusent d'abord à entendre la musique, qui leur semble une plaisanterie peu convenable à leur triste situation; et en troisième lieu, qu'il n'est pas nécessaire, pour admettre l'effet curatif de la musique, qu'elle détermine la danse et la sueur, puisqu'elle peut manifester son action douce et profonde, et comme magnétique, même pendant que le malade est endormi; enfin qu'elle peut aussi se borner à provoquer quelques mouvements partiels ou diverses évacuations telles que les vomissements, etc. Mystère de la nature médicatrice, qui donne un démenti à tous ceux qui ont prétendu que la sueur était l'unique procédé curatif du tarentisme, et qui en ont conclu à la nécessité de la provoquer par les médicaments diffusibles et diaphorétiques.

Quant à la périodicité de la maladie, reconnue par Baglivi, elle est confirmée par Cid, surtout dans son observation 14, où l'on vit les symptômes se renouveler au bout d'un an, juste au jour anniversaire de la piqûre, et toute l'année qui suivit, le malade fut dans un très-mauvais état de santé, ayant la jaunisse, des abcès aux bras et aux jambes, etc.

L'ouvrage de Cid laisse donc bien peu à désirer, surtout si nous nous reportons à l'époque à laquelle il fut écrit. Quant à la médecine de son temps, · il nous la montre inférieure de bien peu à celle que . pratiquent la plupart des médecins de nos jours, ce qui n'est pas beaucoup dire en faveur de ceux-ci.

On peut affirmer que les auteurs qui, dans notre siècle, ont écrit sur le tarentisme, n'ont fait qu'imiter le plan et la méthode de Cid, en se bornant à perfectionner leurs descriptions et à augmenter le nombre des faits observés. Ainsi a fait M. Mestre en remettant très-heureusement au jour les pages un peu oubliées de son illustre prédécesseur, en faisant avec un soin achevé la monographie du tarentisme, dont il rapporte trois observations curieuses. Dans la première, il est question d'une femme qui, pendant huit grossesses successives, fut en proie aux accidents du tarentisme, qui ne cédaient chaque fois qu'à la musique et à la danse; dans la deuxième, le tarentisme consista plus particulièrement en un état adynamique, en lypothimies et en convulsions que la musique et la danse firent cesser également, mais qui se renouvelèrent au bout d'un an; dans la troisième, la maladie reparut pendant quatre ans à l'époque où la morsure avait eu lieu la première fois.

Les travaux sur le tarentisme qui furent publiés après celui de M. Mestre, prouvent que le silence qui avait été gardé sur ce sujet pendant plus de cinquante-six ans ne résultait ni de ce que la maladie avait disparu, ni de ce que le bon sens moderne avait fait justice des inventions ou de la crédulité des anciens, mais seulement de ce qu'il n'y avait rien de nouveau à dire sur un sujet en quelque sorte épuisé. Parmi ces travaux modernes, la description que M. Lozano a donnée de la danse des tarentulés mérite que nous la rapportions textuellement (1) :

« Il ne faut point voir dans cette danse une simple fantaisie de l'imagination, comme une fascination exercée sur la raison par la malice des tarentulés, ou une aveugle illusion des médecins qui en ont rendu compte, non ; il ne faut pas non plus s'attendre à trouver dans la danse des malheureux tarentulés la grâce ni l'harmonie des mouvements, mais à assister à une danse digne de pitié, à une danse *pathologique* produite comme automatiquement par le rhythme particulier de la tarentèle, et que l'on devrait appeler bien plutôt convulsion tétanique, car elle consiste dans des mouvements de contraction et d'extension brusques et violents, de tous les muscles de l'appareil locomoteur, comme

(1) *Boletin de medecina y cirugia*, 1844, n° 203.

dans le saut, mouvements qui se produisent avec une grande agilité et dans lesquels les individus observent assez bien la mesure marquée par l'instrument. »

Disons encore que, à cela près de l'exactitude et de la méthode dans les descriptions, qualités qui distinguent en particulier le mémoire de M. Mendez Alvaro, nous ne trouvons dans tout ce qui a été publié au XIXᵉ siècle sur le tarentisme rien qui mérite d'être signalé, à moins que ce ne soient les explications qui ont été avancées sur la manière d'agir du poison, et sur le rang qu'il faut assigner à la maladie dans les classifications nosologiques.

Nous avons déjà dit que les anciens, et Cid avec eux, considéraient le venin de la tarentule comme *coagulant*. Irañeta pensait que l'effet primitif et principal de ce venin était une irritation des nerfs, et il en concluait que Sauvages avait eu tort de ranger le tarentisme parmi les erreurs de la volonté ou les vésanies, tandis qu'il aurait dû être classé, selon lui, parmi les spasmes cloniques. Mestre veut que le tarentisme soit considéré, comme une plaie suivie d'empoisonnement produit par le venin déprimant de la tarentule qui altère directement le sang, en éteint la vitalité, et donne naissance à une névrose spéciale plus ou moins intense. Renzi prétend que le venin de la tarentule agit sur le système nerveux et produit une espèce particulière de monomanie hypochondriaque. Nous pourrions citer un plus grand nombre d'opinions aussi fondées que les précédentes et qui ne nous éclaireraient pas

davantage. Que nous importe, pour ce que vaut la
nosologie, que l'on range une maladie dans tel ou
tel cadre? C'est peut-être fort important pour ceux
qui vont chercher la lumière dans ces classifications, persuadés de la vérité du principe *cognitio
morbi inventio remedii;* mais pour nous c'est une
question bien secondaire.

On dit que les effets coagulants du venin sont
immédiats; mais comment alors Irañeta, qui
saignait si copieusement ses tarentulés, assure-t-il
qu'il ne trouvait aucune différence entre leur sang
et celui des nombreux malades, atteints d'autres
affections, qu'il a examinés comparativement?
On veut que ce soit une névrose parce que le système nerveux se montre influencé dès le début;
bien! mais alors c'est une névrose spéciale qui n'a
rien de commun avec le tétanos, ni l'épilepsie, ni la
catalepsie, ni l'hypochondrie, ni les diverses névralgies, et qui en même temps offre de nombreuses
analogies avec une foule d'autres maladies dans
lesquelles le système nerveux joue le rôle principal. C'est une manie hypochondriaque, suivant
Renzi. Mais quelle est l'idée ou la série d'idées fixes
sur laquelle roule ce délire?

Le mal qu'accusent les tarentulés est-il donc imaginaire, ou bien exagèrent-ils leur mal réel? Est-ce
une hypochondrie celle qui disparaît en un instant
pour reparaître au bout d'un an, et dont la cause
immédiate est si palpable et si bien démontrée? Il
est bien entendu que nous ne parlons pas ici des
épidémies de tarentisme dans lesquelles, en effet,

l'imagination surexcitée et la crainte de dangers exagérés peuvent et doivent avoir exercé une puissante influence.

Quand nous comparerons le tarentisme avec les autres maladies et que nous en ferons ressortir les analogies et les différences, on comprendra pourquoi les uns l'ont considéré comme une altération du sang, les autres comme une maladie essentiellement nerveuse et d'autres comme un trouble de l'intelligence ; pour le moment nous nous bornerons à dire que le tarentisme est une affection spécifique provoquée par l'inoculation du venin de la tarentule, *caractérisée par le rapide développement de symptômes très-graves et spéciaux comme ceux qui se manifestent dans certains troubles dynamiques profonds des centres nerveux, troubles qui s'accompagnent de la prostration des forces vitales, et dont jusqu'ici l'unique remède assuré, s'il est employé à temps, est la musique.* Nous ne savons pas pourquoi la tarentule produit une maladie spéciale, mais nous savons parfaitement qu'on ne peut confondre celle-ci avec aucune autre. Nous ne savons pas davantage pourquoi le serpent à sonnettes produit des symptômes analogues à ceux de la pleurésie, la vipère une inflammation violente avec ictère, le *cucurucu* du Brésil un flux de sang par les divers orifices, l'aspic un sommeil tranquille et soporeux, la couleuvre *dipsas* une soif ardente et inextinguible, le virus rabique une horreur invincible pour l'eau, le *lachesis* une altération si rapide et si profonde de la vie qu'il tue en très-peu de temps, etc., etc. Ce sont des secrets que la

nature, sans doute, ne nous permettra jamais de
pénétrer.

V

En résumant ce que nous avons exposé dans ce
chapitre, nous dirons que des nombreuses observations recueillies et publiées par Baglivi, P. Rodri-
guez , Saint-André, Cid. Irañeta, Piñera, Mestre,
Lozano, Cuesta , Renzi, etc., les trois points suivants restent prouvés : 1° l'existence du tarentulisme
produit par la piqûre de l'insecte appelé tarentule ;
2° la guérison de cette maladie spéciale par la musique dans la plupart des cas, et exceptionnelle-
ment par quelques médicaments diffusibles qui,
le plus souvent , sont plutôt nuisibles ; 3° la
tendance de la maladie à se reproduire spontanément au bout d'un temps plus ou moins long,
et aussi à donner lieu au développement de maladies chroniques, graves et parfois mortelles.

Quant à la solution des problèmes tels qu'ils ont
été posés dans les dernières publications sur le tarentisme, nous croyons qu'il y a bien peu à en espérer.
Selon nous la lumière ne peut se faire sur tout ce
qui touche à cette question que par une étude attentive, et une description aussi parfaite que possible du tarentulisme d'abord, puis du tarentisme,
en consignant les divers effets que produit la musique sur un grand nombre de tarentulés, et en
distinguant avec soin les cas dans lesquels on peut
substituer à la musique des moyens différents de
ceux qui ont été si fâcheusement employés jus-

qu'ici, découverte que l'allopathie, nous le crai-
gnons bien, aura de la peine à faire en suivant ses
errements accoutumés. Il faut aussi faire une étude
attentive du tarentisme chronique, de sa marche,
des principes miasmatiques qu'il réveille dans l'organisme, et de la direction qu'il imprime à ceux
qui sont déjà en action; enfin, il faut rechercher
les applications que la thérapeutique peut faire du
venin de la tarentule en utilisant cet agent puissant
comme tant d'autres non moins énergiques que la
méthode de l'*expérimentation pure* nous a fait connaître et que la *loi des semblables* nous a appris à
employer avec tant de succès.

SECONDE PARTIE

———

Description du genre Lycose, famille des Terrénides et espèce des Tarentules. De la Tarentule d'Espagne. Description zoologique. Vie et mœurs de cet insecte. Nécessité d'en compléter l'étude zoographique.

1.

Dans la famille des insectes acères, parmi ceux qui sont dépourvus d'ailes et d'élitres, il y a un ordre appelé arachnides dont les caractères sont les suivants : *corselet* ou *thorax* réuni à la tête et distinct de l'abdomen ; *abdomen* pédiculé et sans segments ; *mandibules* en pinces *monodactiles;* huit pattes onguiculées. Ces insectes ne se métamorphosent pas, et manquent d'antennes. Les arachnides se subdivisent en deux tribus; l'une est celle des araignées proprement dites, caractérisées par leurs mandibules articulés sur un plan incliné ou vertical avec mouvement latéral; elle renferme plusieurs genres, parmi lesquels celui des lycoses doit fixer notre attention.

D'après Walckenaër (1) le genre lycose est caractérisé par huit yeux d'inégale grandeur, formant
un parallélogramme allongé, placés sur le devant
et les côtés du corselet, suivant trois lignes transversales et presque de la même longueur, la première ligne formée par quatre yeux, et les deux
autres par deux seulement; ceux de la ligne moyenne
sont manifestement plus gros que les autres.

Lèvre carrée, légèrement creusée à son extrémité;

Mâchoires droites, écartées, plus hautes que larges,
renflées au milieu, et coupées obliquement à leurs
côtés internes;

Pattes allongées et fortes; la quatrième paire est
la plus longue; puis la première; la troisième est
la plus courte.

Araignées chasseuses, attrapant leur proie à la
course. Elles ont *leurs cocons attachés* à l'anus, soi-
gnent leurs petits, et les portent sur leur dos.

Ce genre, le plus naturel de tous ceux de la classe,
comprend un très-grand nombre d'espèces. Ces
espèces s'enchaînent d'une manière si harmonieuse,
leurs affinités et leurs ressemblances sont si intimes,
qu'il est très-difficile de donner des caractères propres à les bien distinguer, et par conséquent à en
établir les subdivisions nécessaires. Les caractères
les plus importants doivent se chercher dans la
forme des cocons, dans la disposition de la lèvre et
des mâchoires, dans la direction de la ligne oculaire

---

(1) Walckenaër, *Histoire naturelle des insectes aptères*, t. I, p. 280.

antérieure, et dans le volume des yeux intermédiaires et postérieurs. La grandeur des lycoses varie beaucoup, puisqu'elles peuvent avoir depuis une ligne et demie ou 2 lignes de long jusqu'à 2 pouces.

La première famille du genre lycose est celle des *terrénides* qui vivent dans des trous qu'elles creusent dans la terre, ou dans les fentes des pierres, ou des arbres. Chez elles la ligne oculaire antérieure n'est pas plus large que celle du milieu, et les filières tentacules sont peu saillantes. La première race de cette famille se compose des *tarentules* (tarentulæ), dont les caractères zoologiques sont :

Corps longs de 3 lignes au moins.

Corselet allongé, tête étroite.

Abdomen marqué sur la région dorsale d'une série de triangles ou de chevrons transverses; *yeux* décrivant une légère courbe en avant.

Nous ne dirons rien des *tarentuloïdes* ni des *tarentulinés*, deuxième et troisième genre de *terrénides*, pour nous occuper uniquement des *tarentules*, dont Walkenaër décrit les espèces suivantes : celle de la Pouille, celle de Narbonne, celle de Grèce, celle de la Caroline, celle de la Géorgie, la suspecte, et celle d'Espagne; nous parlerons de celle-ci plus au long en dernier lieu.

La tarentule de la Pouille a 1 pouce et 2 lignes de long; son abdomen est de couleur fauve brun sur la face dorsale, marqué de cinq ou six petits triangles noirs qui se touchent, bordés de fauve clair ou de blanc rougeâtre, et dont les sommets sont tournés vers le corselet, les deux antérieurs ayant la forme lancéolée. Le ventre d'un rouge fauve avec une large bande noire transversale dans le milieu, une tache d'un noir velouté à l'endroit des organes sexuels; une ligne noire, fine, transversale, séparant les plaques pulmonaires des parties sexuelles. Les pattes grises en dessus et en dessous, rayées de larges bandes d'un blanc vif et d'un noir foncé au fémoral et au tibial. Les mandibules et les palpes revêtus par-dessus de poils roux et noirs à leur extrémité. Deux lignes rougeâtres fines qui se détachent sur un fond noir depuis les côtés du corselet jusqu'aux yeux latéraux de la première rangée.

Le caractère spécifique de cette espèce est le ventre fauve traversé par une bande noire, et les taches particulières du ventre et du corselet.

La *Tarentule Narbonnaise* a dix ou douze lignes de long; son abdomen est d'un brun jaunâtre sur le dos, marqué de petits chevrons noirs transversaux à la partie postérieure, et de trois petits triangles de même couleur dont les bases et les sommets se touchent et se pénètrent, formant une bande oblongue et dentée sur les bords. Ventre de couleur noire veloutée, uniforme. Pattes tachées en dessous de blanc et de noir. La *Tarentule de Grèce* est une variété de celle-ci, dont elle diffère par une couleur plus grise, des yeux d'un jaune d'ambre, et des poils fauves autour de l'anus et des filières.

La *Tarentule de la Caroline* est grande; elle a un pouce et trois lignes de long, sa couleur est rougeâtre, son abdomen d'un brun fauve, marqué de chevrons noirs à la partie postérieure et de trois triangles de même couleur, dont les sommets et les bases se touchent et se pénètrent comme dans la *Narbonnaise;* ventre d'un noir uniforme; pattes blanches et noires en dessous.

La *Tarentyle géorgienne* a quinze lignes de long ; elle est de couleur fauve ou d'un jaune clair, avec douze points blancs, ronds, disposés en deux lignes le long du dos ; les deux qui sont les plus voisins du corselet sont plus grands et plus rapprochés ; quatre chevrons fauves et bordés de noir touchent les points postérieurs ; la face inférieure est très-noire ; les pattes ont en dessous de larges raies noires et rousses.

La *Tarentule suspecte* (Lyc. tarentula suspecta) a un pouce de long : elle est grise avec des raies noires ; le corselet présente au milieu une bande longue terminée en flèche à la partie postérieure. Abdomen ovoïde ou légèrement déprimé à la partie antérieure, plus renflé vers le milieu et s'amincissant beaucoup à la partie postérieure. Chevrons anguleux et d'une belle couleur jaune orangée bordés de noir ; lignes latérales noires ; pattes blanches et noires en forme d'anneaux.

On peut dire, en général, que toutes les Lycoses ont un corselet ovale et allongé; ovale à sa partie postérieure, étroit et carré du côté de la tête, vertical ou perpendiculaire par devant; l'abdomen est ovale ou ovoïde; les pattes longues, fortes, disposées pour la course , et la paire postérieure ou quatrième plus longue que les autres. Les mâles sont semblables aux femelles; mais ils ont le ventre plus petit; ils en diffèrent aussi par les digitales de leurs palpes, dont la capsule arrondie et terminée en pointe conique, contient des organes génitaux très-compliqués.

Ferrante Imperato, en parlant de la tarentule, dit que, en outre de l'espèce qui habite des trous sous terre tapissés de leur toile, et dont la morsure n'est pas dangereuse, il y en a une autre que les paysans appellent *Solofizzi* qui est plus venimeuse, plus grande, de couleur noire, et dont la morsure devient le siége d'une tumeur; celle-ci vit aussi sous terre, mais ne file pas de toile. On a cru que dans l'Apulie il y avait huit espèces de taren-tules différentes par leur forme et leur grosseur, et toutes venimeuses; on a dit aussi que, lorsqu'elles étaient transportées en Toscane ou dans d'autres contrées du nord de l'Italie, leur venin perdait de son activité.

L'araignée Tarentule, dit *Valetta* (1), se rencontre dans les plaines de la Pouille. Dans les lieux expo-sés au soleil, incultes ou abandonnés depuis long-temps; elle fait un trou dans la terre; au moyen de ses filets elle fortifie sa retraite avec de petites pail-les ou des plantes sèches qu'elle fait adhérer au sol à l'aide de l'humeur visqueuse qu'elle sécrète, formant ainsi une petite muraille qui, à l'air libre, se durcit comme de la pierre. Le même naturaliste

(1) *Phil. trans.*, vol. VII, n° 83.

dit que les tarentules sortent très-rarement pendant le jour, mais seulement après le coucher du
soleil. Pendant la nuit, elles courent après les insectes qui leur servent de proie ; quand on les
regarde dans l'obscurité, on distingue leurs yeux
qui sont très-brillants. Durant l'hiver cette araignée reste cachée dans son trou dont elle ferme
l'entrée avec des brins de paille et de végétaux
qu'elle enveloppe de soie de manière à former une
masse compacte et impénétrable à l'eau et à la
neige. Elle passe là dans un état de léthargie non-
seulement l'hiver, mais une partie de l'automne et
du printemps; car, dès la fin d'octobre, l'on voit
déjà un grand nombre de leurs trous bouchés, et
ils le sont encore en mars et plus tard même lorsque le froid se prolonge. Si par hasard, durant
cette période, le laboureur vient à détruire quelqu'un de leur nid et à les exposer au grand air, on
les voit incertaines dans leurs mouvements, ne
sachant où se réfugier, et ne cherchant point à
mordre.

Suivant Baglivi la tarentule est féconde dès l'âge
de 1 ou 2 ans; quand elle pond, elle porte durant
quinze ou vingt jours le sac où sont renfermés les
œufs, attaché à la partie postérieure de l'abdomen ;
son cocon est couleur bleu de ciel (suivant Rosi, il
est blanc); grand comme deux avelines, les œufs
sont jaunâtres, de la grosseur d'un grain de mil,
et en si grand nombre qu'une fois il en a compté
jusqu'à 627. Valetta dit que dans la Pouille les œufs
éclosent en août ou en septembre, et qu'aussitôt les

petits grimpent sur le dos de leur mère. Les tarentules sont généralement féroces : si l'on en renferme plusieurs dans une cage elles s'entretuent.

M. Chabrier qui a observé la tarentule narbonnaise assure que, si cette araignée tombe en léthargie pendant l'hiver, ce doit être durant peu de temps, car à la fin de l'automne et en février il a vu quelquefois les petites tarentules fort éveillées auprès de leurs mères. Quand le beau temps arrive elles se séparent pour s'établir isolément ; beaucoup périssent alors par la pluie et les intempéries qui les surprennent avant qu'elles se soient fait une demeure. D'abord elles sortent peu et seulement quand il y a du soleil ; à la fin du second hiver elles n'ont encore atteint que le tiers de leur grandeur, et M. Chabrier pense qu'elles continuent de grandir jusqu'à l'âge de 3 ans. Il a rencontré toujours les mâles et les femelles séparés, ce qui l'autorise à croire qu'ils ne se réunissent qu'à l'époque de leurs amours.

La tarentule de Morée dont les habitants du pays n'ont aucune crainte, la regardant comme inoffensive, vit aussi dans des trous sous terre, et a des mœurs analogues. Quant à celle de Géorgie nous en savons peu de choses ; elle vit généralement sous les troncs des vieux arbres, et on la voit d'ordinaire après les pluies, épiant les insectes qui lui servent de nourriture, et les entraînant dans les trous profonds où elle demeure.

Nous sommes entrés dans ces détails, autant pour faire connaître quelques-unes des particularités curieuses qui distinguent les mœurs de ces insectes, que pour comparer avec ce que nous dirons de la tarentule espagnole, et pour faire ressortir les différences que peut présenter un même animal dans son organisation, sa manière de vivre, etc., suivant les pays où on l'observe, et aussi suivant les auteurs qui l'ont étudié.

Et si de telles divergences d'opinion peuvent se produire lorsqu'ils s'agit d'une question de simple zoographie que la nature même de son objet rend précise et constante, que sera-ce lorsqu'il s'agit de questions médicales, et surtout de celles dont les données ont été recueillies parmi des gens ignorants et grossiers et par des observateurs qui n'étaient pas toujours aussi dégagés de passion qu'il l'aurait fallu.

II

Tarentule d'Espagne (tarentula hispanica). Nous commencerons par la description qu'en donne Cid, quoiqu'elle soit la plus incomplète au point de vue de l'histoire naturelle, mais parce qu'elle est la première qui ait été faite parmi nous et que, à d'autres égards, elle est remarquable. « Le mâle, dit notre auteur, est moins gros que la femelle, plus velu et d'une couleur pâle ou cendrée ; les huit yeux qu'il a, comme la femelle, sont moins espacés, et semblent disposés autrement : les quatre derniers situés plus sur le côté sont manifestement plus grands que les quatre autres de la partie anté-

rieure. Ces derniers se distinguent à peine, à
moins d'une très-bonne vue ou du secours d'un
microscope; ils sont dans les deux sexes noirs,
brillants et saillants, surtout les quatre derniers
latéraux; le ventre de la femelle est beaucoup
plus développé; pour tout le reste les deux sexes
se ressemblent, ayant également huit yeux, huit

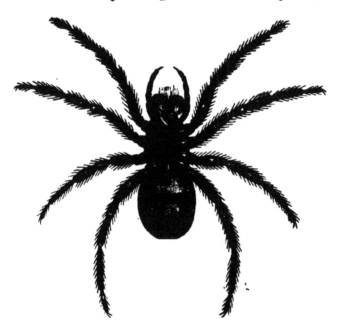

Fig. 1. — Lycosa tarentula hispanica, fem.
Face inférieure.

griffes avec trois articulations à chacune d'elles, deux
cornes ou antennes (1), et chacune de celles-ci deux
autres intermédiaires, et deux dards très-aigus
avec lesquels la tarentule pique ou mord (car elle
fait l'un et l'autre en même temps) et lance son

_____

(1) Nous avons déjà dit que les arachnides n'ont pas d'*antennes*.
l'auteur entend par ce mot les *palpes*.

venin. » A peine découvre-t-on dans cet insecte une séparation entre la poitrine et le ventre, de sorte qu'il représente aussi bien dans la forme que dans son volume et la couleur, un grain de raisin noir. La couleur de la femelle est plus brillante.

Voici la description Ldonnée par M. Mestre : « La tarentule d'Espagne a la poitrine grisâtre, l'abdo-

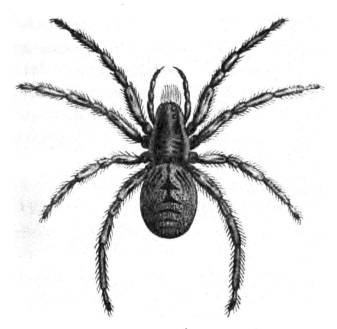

Fig. 2. — Lycosa tarentula hispanica, fem.
Face dorsale.

men d'un bleu foncé, et le dos marqué de taches noires disposées de deux en deux avec des raies fines transversales, noires vers l'extrémité postérieure, le ventre d'un noir bleuâtre, les pattes légèrement inclinées vers le bas, et traversées de larges taches blanches et noires. »

Suivant Dufour, la tarentule d'Espagne (fig. 1 et 2)

(*lycosa tarentula hispanica*) a de 10 à 14 lignes
de longueur ; thorax grisâtre ; abdomen fauve,
marqué sur le dos de six chevrons séparés, disposés par paires, et vers l'extrémité postérieure plusieurs raies fines, transversales et noires. Les yeux
externes de la ligne antérieure sont plus grands que
les internes. Le ventre est d'un noir velouté, uniforme ; la région de l'anus est ocracée comme chez
la tarentule égyptienne. Les pattes sont tachées de
blanc et de gris à leur partie inférieure. Suivant
Walkenaër cette espèce est très-différente des autres
et se rencontre dans les environs de Madrid, de
Tudela et de Cadix, qui sont, disons-le en passant,
les points de toute la péninsule espagnole où il y en
a peut-être le moins.

Quant aux mœurs de la tarentule, nous repren-
drons ce qu'en a écrit Cid, qui est celui qui les a le
mieux observées. « Les tarentules se montrent depuis juillet jusqu'en septembre, et en plus grand
nombre dans les terres ou croît le sumac; c'est à
cette époque que ces insectes s'accouplent et ont
besoin par conséquent de construire leurs nids.
Pour cela, parmi les arbrisseaux bas, à deux ou trois
doigts au-dessus de la terre, ils tissent une toile
très-délicate, en forme de bourse, dans laquelle ils
renferment de minces fragments de bois, de petites
herbes menues, et tout ce qui peut leur servir à
garnir assez moelleusement leurs nids, que l'on
trouve d'ordinaire dans les semis et les pâturages.
L'araignée occupe la partie inférieure de son réduit, d'où elle sort brusquement pour saisir et en-

traîner les insectes propres à sa nourriture, ordinairement des sauterelles et des scarabées de toutes
sortes. Chaque tarentule vit solitaire dans son
nid. »

Ouvrons une courte parenthèse pour rapporter
la description que l'illustre naturaliste Dufour a
donnée de ces nids souterrains (1) :

« Le trou dans lequel vit la tarentule d'Espagne
' est cylindrique et il a un pouce de diamètre ; il n'est
pas perpendiculaire dans toute sa longueur, mais
seulement à l'entrée : au bout de quatre à cinq
pouces il s'incline à angle obtus et forme une
courbe horizontale pour s'enfoncer de nouveau
perpendiculairement. Sa profondeur totale est d'un
pied, plus ou moins. Ces tubes s'élèvent d'un pouce
au-dessus du sol ; ils ont quelquefois deux pouces
de diamètre et sont tapissés de soie. Quelquefois on
ne retrouve pas ces tubes, parce qu'ils ont été emportés par la pluie ou le vent.

«Quand la femelle est sur le point de pondre,
elle commence par faire un petit cocon disposé
avec tant d'art que, bien qu'il n'ait que la grandeur d'une aveline, semblable pour la couleur et
le tissu au cocon du ver à soie, elle y dépose jusqu'à sept cents œufs et au delà, recouverts chacun
de leur tunique spéciale. Dans chaque nid, on
trouve généralement trois ou quatre de ces cocons.
L'un d'eux ayant été ouvert dans le mois de février, on vit une foule de petites tarentules dans

(1) *Annales des scienc. nat.*, 1835.

un état complet de développement, qui se mirent à courir avec vivacité, et aussitôt à filer; toutes étaient étoilées sur le dos et la tête, marquées de taches rouges, bleues, vertes, mêlées d'un peu de blanc et très-brillantes. Il paraît que la tarentule met sept jours à achever chacun de ses cocons, qu'elle fait à mesure qu'elle pond ses petits œufs, couvrant le cocon jusqu'à ce qu'elle le ferme; après quoi elle procède de la même manière à la construction du deuxième, puis du troisième. Il est probable qu'un si long et si pénible travail, et la dépense d'humeur visqueuse qu'elle emploie pour la fabrication de son nid et de ses cocons l'exténuent, la dessèchent et la font mourir peu après qu'elle a terminé sa ponte, ou au commencement des froids. » Contrairement à l'opinion de Baglivi, Cid affirme que toutes les tarentules sont d'abord étoilées, puis cendrées, et enfin, d'un noir plus ou moins foncé, et que ces différences ne doivent pas faire admettre trois espèces distinctes; il affirme aussi qu'elles n'ont pas besoin de deux ans pour devenir fécondes, mais qu'elles pondent annuellement comme les sauterelles, opinion qui, nous devons l'avouer, n'est pas confirmée par ce qu'on observe dans les autres espèces de tarentules dont nous avons fait mention plus haut.

Les nids ainsi construits dans les petites branches des arbrisseaux bas, au-dessus du sol, demeurent fermés jusqu'aux premières chaleurs du printemps; alors les petites araignées font un trou par lequel elles sortent pour se répandre dans la

campagne, et aussitôt elles se cherchent une demeure et préparent leur nid pour pondre pendant
l'été ; et tant que dure cet acte important, les
mâles ont soin d'apporter aux femelles leur sub-
sistance.

Par ce que nous venons de rapporter de l'histoire naturelle de la tarentule d'Espagne, on voit
que, si nous avons sur ses mœurs des détails curieux, nous n'en avons pas cependant une description zoologique aussi précise et aussi complète qu'il
serait à désirer, puisque la meilleure que nous
ayons encore nous vient du naturaliste français
que nous avons cité. Et, même dans la partie que
Cid a étudiée avec le plus de soin, nous ne pouvons nous dispenser de faire quelques réserves sur
ce qu'il dit des trois périodes par lesquelles passe
la tarentule, d'abord *étoilée*, puis *cendrée*, puis *noire*,
et aussi de sa mort au bout d'un an : fait impro-
bable, si l'on songe que cet insecte hiverne dans
un état de léthargie, et qu'il ne lui resterait plus
par conséquent que cinq à six mois pour accomplir
ses transformations et les actes divers de sa reproduction.

TROISIÈME PARTIE

CHAPITRE PREMIER.

Du tarentulisme et du tarentisme. Étude des effets de la piqûre de la tarentule sur l'homme sain. Symptômes locaux et généraux.

I

Au commencement de ce mémoire nous avons dit qu'il était convenable, nécessaire même de distinguer ces deux mots *tarentulisme* et *tarentisme,* qui représentent deux idées différentes. Depuis Baglivi, et surtout depuis Cid cette distinction est devenue indispensable, puisqu'elle répond à deux états contre nature différents dans lesquels l'organisme peut se trouver, et qui se traduisent au dehors par deux ordres de symptômes.

Nous ne nous lasserons pas de répéter que, par *tarentulisme* nous entendons l'affection produite par la piqûre, et qui en est la conséquence immédiate avant toute intervention thérapeutique; tandis que *tarentisme* signifie l'ensemble des phénomènes qui succèdent chez les tarentulés à l'emploi de la musique. En autres termes, le premier mot comprend les symptômes purs produits sur l'homme sain par le venin de la tarentule, et le second les symptômes produits à la fois par le venin et par la musique ou tout autre moyen employé pour faire cesser les effets de cet empoisonnement.

II

Du tarentulisme. — Il résulte des nombreuses observations recueillies par les médecins anciens et modernes que nous avons cités déjà, que peu de minutes après qu'un homme a été piqué par la tarentule, il commence à éprouver les symptômes indiqués dans le cadre suivant, et que, pour plus de clarté, nous diviserons en locaux et généraux.

Symptômes locaux. — Le sujet mordu, d'ordinaire pendant son sommeil, ressent une sensation semblable à la piqûre d'une fourmi ou d'un cousin, quelquefois à peine douloureuse, d'autres fois semblable à la piqûre d'une abeille, c'est-à-dire, forte, aiguë et accompagnée de beaucoup de cuisson. En même temps il éprouve une espèce de titillation ou de vibration, une sensation étrange de froid, d'engourdissement et de stupeur qui part du point mordu et s'étend plus ou moins, suivant les cas, à tout le corps.

Au point de la piqûre, on remarque une tache rougeâtre, de la dimension d'une lentille, ou

moindre, comme la piqûre d'une puce : d'autres fois
elle est de couleur brune et grande comme un réal
d'argent (à peu près comme une pièce de cinquante
centimes); presque toujours elle disparaît promptement, bien que, dans quelques cas, on l'ait vue
persister toute la vie. La morsure peut être entourée
d'un cercle jaune ou couleur de paille, et parfois il
n'y a pas seulement une tache, mais une petite tumeur circonscrite plus ou moins dure, dont le volume
varie depuis celui d'une petite lentille jusqu'à celui
d'un gros pois chiche, quelquefois livide ou brunâtre ; il peut y avoir un gonflement avec un tubercule dur au centre comme dans le charbon, une
élévation de couleur rouge brun, et même une
tuméfaction considérable. Quand les individus
mordus par la tarentule écrasent l'insecte entre
leurs doigts et portent ensuite par inadvertance
leur main à quelque partie du corps, on peut
voir s'y développer des inflammations plus ou
moins violentes, comme celles qui résultent d'une
substance corrosive; Cid en cite des exemples pour
la bouche et la langue.

SYMPTÔMES GÉNÉRAUX. *Première période.* — Quelques minutes après l'inoculation du venin, au
bout d'une demi-heure au plus, l'espèce de stupeur et d'engourdissement qui s'est fait sentir d'a-
bord dans la partie mordue s'étend à tout le corps;
il y a un sentiment de froid, de malaise anxieux;
quelques sujets tombent dans une angoisse mortelle, agités de légères convulsions, ou se plaignent d'une voix dolente et éteinte, d'une oppres-

sion vers la région du cœur, qui leur donne de
l'anxiété et les oblige à pousser des soupirs ; il y a
aussi des vertiges et une faiblesse si grande qu'on
est ordinairement obligé de porter les malades
chez eux dans un état qui semble désespéré.

Seconde période. — Après les premiers symptômes que nous venons de décrire, et qui ont lieu
presque toujours dans les champs, hors de la maison du malade, voici ceux qui ont été consignés
par un grand nombre de médecins qui les ont observés maintes fois : traits plus ou moins altérés,
décomposés, exprimant l'abattement et la tristesse;
face pâle, plombée ; yeux enfoncés, regard fixe,
triste et languissant. Le malade est très-mal à
l'aise, inquiet, changeant de position à chaque instant ; si on l'interroge, il répond qu'il souffre
cruellement, et se plaint de douleurs dans les reins,
dans les hanches et dans beaucoup d'autres parties
ou même dans tout le corps. La respiration s'effec-
tue quelquefois avec difficulté par secousses qui
semblent en rapport avec le tremblement des muscles ; anxiété extraordinaire, oppression, soupirs,
voix éteinte, aphonie ; l'oppression peut augmenter au point que les malades soient comme as-
phyxiés et près d'expirer. Le cœur est le siége
d'un sentiment de compression et de douleur, le
pouls est faible, serré, irrégulier, intermittent,
tremblant et presque imperceptible; les cas où il
demeure naturel sont rares, et beaucoup plus encore
ceux où il est développé, fort et dur (Cid). Enfin, il a
coutume de survenir des lipothymies et des syncopes.

On observe des symptômes très-caractérisés dans l'appareil locomoteur : il y a d'abord une espèce de langueur, d'engourdissement ou de stupeur, qui ne permet pas de rester debout ni d'exécuter aucun mouvement; souvent les muscles sont agités d'un tremblement convulsif plus ou moins marqué, et parfois intermittent; d'autres fois, il y a une espèce de contracture ou de roideur douloureuse, surtout dans les muscles fléchisseurs, des convulsions cloniques d'un seul côté du corps, ou même d'un seul membre.

Il peut y avoir de la céphalalgie; mais il y a presque toujours des vertiges, de la propension au sommeil, un état soporeux, ou du délire et de l'agitation. Les sens ne sont pas modifiés; Cid rapporte cependant le cas d'un tarentulé qui perdit la vue et l'ouïe. Les facultés intellectuelles restent intactes aussi; mais non les affectives, car les malades sont tantôt irascibles ou insolents, tantôt aimables et expansifs à l'excès. Cid a observé des cas de catalepsie et d'apoplexie. Souvent les malades ressentent du froid par tout le corps et des sueurs froides, de la soif et de la sécheresse de la bouche, un grand plaisir à la vue de l'eau, des nausées, des vomissements de matières bilieuses, du gonflement du ventre, de l'ardeur d'urine et l'excitation de l'appétit vénérien; enfin, comme symptôme caractéristique et constant, les tarentulés, dès qu'ils entendent les sons d'une certaine musique spéciale, que l'on appelle tarentèle, en sont impressionnés, et tout leur corps s'agite de mouvements analogues à ceux de la danse.

Troisième période. Cette période fait défaut quand on guérit la maladie ; dans le cas contraire elle se développe et constitue le *tarentulisme chronique.* Les tarentulés alors restent exposés, à des intervalles plus ou moins considérables, au retour d'accès qui varient d'intensité, semblables d'ailleurs aux premiers, et qui guérissent par les mêmes moyens. Ce qui domine généralement chez eux, c'est une mélancolie profonde dont il est presque impossible de les tirer, et durant laquelle leur visage, profondément abattu, prend une expression repoussante. En outre des vertiges, de l'oppression de cœur, etc., qui caractérisent la deuxième période, on observe dans celle-ci une forte coloration ictérique de la peau, des tumeurs et des excroissances de différentes sortes, diverses éruptions, des flux dont la nature et les caractères varient aussi beaucoup, la chute des cheveux et des ongles, en un mot un grand nombre de symptômes qui ne sont pas bien décrits parce que les occasions d'observer ce degré du tarentulisme sont rares, et que dans celles qui se sont présentées on l'a confondu avec d'autres maladies chroniques avec lesquelles il pouvait avoir de la ressemblance.

Généralement la marche du tarentisme est rapide, parce que, la musique étant employée à temps, ce sont d'autres phénomènes curieux qui se développent, et le mal se dissipe alors plus ou moins promptement; mais, quelquefois, ce traitement ayant été appliqué tardivement, la guérison est in-

complète; les sujets restent enclins irrésistiblement à danser dès qu'ils entendent la musique, et
la maladie se renouvelle à époque fixe, comme par
exemple au bout d'un an, et parfois même le jour
anniversaire de la morsure. Mais, si le tarentulisme
n'est pas combattu par l'unique moyen que l'expérience nous a fait connaître jusqu'ici, ou si ce dernier n'est employé que tardivement, on peut être
assuré que la maladie restera incurable, et que le
sujet y succombera à la longue, soit pendant un
accès (comme Saint - André en a rapporté un
exemple), soit par suite des maladies diathésiques
qui se développeront.

Résumons maintenant, comme nous le faisons
dans nos pathogénésies, les effets de la piqûre seule
de la tarentule que nous venons de décrire.

III

Symptômes généraux. — Douleur de contusion, de
brisement à diverses parties du corps; sensation de
paralysie dans les articulations; rigidité des muscles; impossibilité de se mouvoir; catalepsie ou
nécessité de conserver la même attitude. Mouvements convulsifs; souffrances intermittentes et
périodiques. Vertiges, oppression de poitrine et
danger de suffocation durant l'accès. Faiblesse
excessive, manque absolu de forces; défaut de contractilité musculaire. Grand malaise; défiance de
soi-même; crainte d'une mort prochaine; impres-
sionnabilité physique et morale exagérée.

Tête. Sommeil. Moral. Vertiges avec défaillances, pâleur du visage , nausées et faiblesse des
membres; douleurs de tête avec face colorée et
comme congestionnée; visage pâle, plombé, cada-
véreux; yeux creux et tristes; regard brillant et
animé; yeux injectés, vue trouble; sensibilité excessive de l'ouïe; finesse exquise de l'ouïe qui est
vivement impressionnée par les sons de la musique; tendance à se laisser influencer par un rhythme
et une mélodie particuliers; perte momentanée de
l'ouïe et de la vue; grande envie de dormir, avec
tendance soporeuse; sommeil léger, avec agitation,
inquiétude, soupirs et plaintes; fréquents réveils
et insomnie; anxiété extrême, insupportable, qui
ne cesse ni pendant le mouvement à l'air libre ni
au lit; abattement moral et mélancolie profonde,
avec inquiétudes sérieuses sur l'issue de sa maladie ; manies de différentes sortes; impossibilité de
se livrer à aucun travail ni à aucun exercice; irritabilité.

Appareils de la circulation et de la respiration. —
Pouls faible et fréquent; pouls petit et concentré;
rarement pouls large et plein; pouls intermittent;
frissons; froid général ou limité aux extrémités;
chaleur qui alterne avec le froid; sueurs abondantes;
sueur froide et visqueuse comme celle qui se produit dans les grandes angoisses.

Respiration courte, fréquente et convulsive; dyspnée et oppression de poitrine; sensation d'un poids
sur le cœur; accès de suffocation et de demi-
asphyxie; douleurs violentes avec angoisse et mou-

vements dans la poitrine; sensation d'ardeur et d'excoriation dans la poitrine; élancements dans les côtés; palpitations de cœur avec anxiété.

Sensibilité du larynx et du cou, avec douleur de la pression; voix plaintive.

Appareil digestif. — Gonflement et irritation à la muqueuse buccale, sécheresse de la bouche et de la langue; accumulation de mucosités; rigidité et difficulté à mouvoir la langue; excoriations douloureuses dans la gorge; déglutition difficile; manque d'appétit avec répugnance pour les aliments; forte soif; répugnance à boire l'eau, mais désir d'en avoir sous les yeux, la vue en est agréable.

Éructations, hoquet, nausées dès le commencement et durant chaque accès; vomissements bilieux, vomissements muqueux ou autres; excessive faiblesse d'estomac; pression et douleur à la région épigastrique; douleurs à la région hépatique qui s'étendent dans tout l'abdomen; coliques plus ou moins violentes avec rétraction des parois du ventre; ventre tympanisé; constipation opiniâtre; selles dures et difficiles.

Appareil génito-urinaire. — Urines peu abondantes; envies d'uriner avec ténesme et émission d'une petite quantité de liquide. Urines troubles et rougeâtres avec ardeur au moment de l'émission; douleur d'excoriation dans l'urèthre.

Excitation des désirs vénériens, érections. Excitation utérine avec apparition des règles. Hypersécrétion des muqueuses génitales.

Tronc et membres. Sensibilité excessive des mus-

cles du tronc et du dos à la pression ; roideur douloureuses des lombes et des hanches ; douleurs de
reins.

Douleurs contusives et déchirantes dans les bras
et les jambes ; tremblement des mains ; agitation
avec tremblement des muscles des extrémités ; manque de force dans les bras ; pesanteur et engourdissement des jambes ; enflure des pieds et des
jambes ; sueur abondante des pieds ; crevasses.

Peau. Couleur pâle, plombée et terreuse de la
peau ; éruptions miliaires avec prurit ; phlegmons ;
furoncles ; apparition d'ulcères superficiels et qui
sécrètent une humeur séreuse et âcre ; éruption
autour des ulcères ; érysipèle phlegmoneux et
phlycténoïde ; taches rougeâtres et jaunâtres à diverses parties du corps.

Conditions sous l'influence desquelles se modifient ces symptômes.

Les symptômes développés par la piqûre de la
tarentule s'aggravent à l'approche de la saison des
chaleurs ou à l'époque correspondante à celle de
l'inoculation du venin ; ils s'aggravent aussi à l'aspect de certaines couleurs comme le noir ; par des
airs de musique discordants ou qui ne sont pas en
rapport avec la maladie ; par le repos, par l'action
de divers remèdes, comme la saignée ; par les con-
trariétés et par quelques conditions individuelles,
telles que le tempérament bilieux et les dispositions
morales déprimantes. Les symptômes sont soulagés

au contraire par la saison froide, par tout mouvement qui excite la sueur, par la vue de certaines
couleurs vives, de l'eau, des feuilles vertes, par le
son de mélodies d'un rhythme particulier appelées
tarentèles ; ils ont moins d'intensité chez les sujets
lymphatiques ou lymphatiques-sanguins.

Tels sont les phénomènes causés par ce venin
énergique qui agit à la fois sur le moral, qu'il jette
constamment dans une profonde mélancolie, sur
les systèmes nerveux, sanguins, lymphatiques et sur
l'appareil digestif, en un mot, sur la vie tout entière
qu'il affaiblit et qu'il déprime.

CHAPITRE II.

Étude de l'action de la musique sur les tarentulés. Tableau des symptômes qui en résultent. Action de la musique sur l'homme sain et sur l'homme malade ; ses effets thérapeutiques. Applications que l'on peut faire de ce modificateur à l'organisme.

I

La musique faite avec des instruments ou simplement avec la voix change l'aspect des tarentulés et modifie leurs symptômes. On a fait usage généralement de la guitare et du violon, quelquefois de la flûte et du tambourin ; mais il est probable que le même résultat serait obtenu avec le piano et par d'autres instruments que l'on n'a pas encore essayés. Il ne faut pas oublier : 1° que tous les airs de musique, indistinctement, ne sont pas propres à modifier les effets du venin de la tarentule ; 2° que le temps nécessaire pour que cette modification commence à se manifester peut varier beaucoup.

En effet, on a vu généralement les tarentulés rester impassibles en entendant de la musique, quel qu'en fût le genre (à ce point qu'on a prétendu faire de cette indifférence pour la musique un signe caractéristique de l'empoisonnement qui nous occupe), tandis que, aussitôt qu'ils entendent l'air spécial, connu sous le nom de tarentèle, les changements que nous allons indiquer se produisent presque immédiatement. Toutefois, parmi les observations recueillies, il en est quelques-unes dans lesquelles on a vu les tarentulés danser au son du *fandango*, du *menuet*, ou de quelque autre air de danse du même genre, c'est-à-dire d'un rhythme vif, entraînant, et capable d'agir très-efficacement sur le système nerveux (*Cid*, page 16) (1).

La musique n'agit pas toujours dès le début; quelquefois il a fallu attendre une demi-heure, et même plus, pour en observer les premiers effets, et ceci nous prouve qu'il faut savoir insister sur son emploi, et ne pas se hâter de condamner ce moyen comme illusoire, lorsqu'il n'a pas produit tout d'abord ce qu'on en attendait. On a attribué cette résistance exceptionnelle du malade à des conditions particulières de tempérament, de constitution, etc., et aussi à la quantité ou à l'activité du venin qui aurait déter-

(1) Voici la tarentèle qui est généralement mise en usage en Espagne :

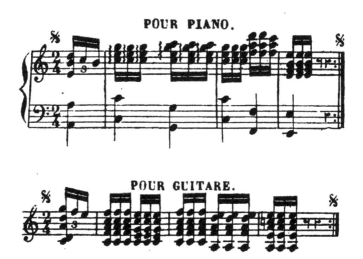

POUR PIANO.

POUR GUITARE.

miné une stupeur plus profonde et plus difficile à
vaincre ; mais ce qui est hors de doute, c'est que ce
phénomène a été observé particulièrement chez les
tarentulés auxquels on avait fait d'abondantes
émissions sanguines, et rendu par là plus difficiles
les réactions naturelles. Enfin, et nous l'avons déjà
dit ailleurs, la musique ne produit pas toujours la
danse, mais quelquefois seulement des contractions limitées aux membres ou à des organes déterminés, contractions qui se font en cadence ;
dans ces cas, on voit la tristesse se dissiper et faire
place à la gaieté, sans qu'il y ait aucune évacuation
appréciable, et néanmoins les effets essentiels de
la musique n'en sont pas moins obtenus, puisque
les malades guérissent.

II

Symptômes. Les tarentulés, même ceux qui paraissent près d'expirer, mornes, abattus, presque
inanimés, sont singulièrement impressionnés dès
les premières notes de la tarentèle ou au bout d'un
temps plus ou moins long ; ils manifestent d'abord
du plaisir, une sorte de joie qui les ranime, et une
agitation dans les muscles de diverses parties du
corps, qui passe en général par les phases suivantes : frémissement dans le point piqué par
l'insecte, espèce de vulsion ou de contraction s'é-
tendant peu à peu à tout un membre, puis au corps
entier qui se livre bientôt à une série de mouvements rapides et cadencés, auxquels on a donné le

nom de *danse des tarentulés*, et qui ne cessent que lorsque les malades tombent épuisés par la fatigue et la sueur; alors il faut aussitôt faire cesser la musique. Tous ceux qui ont vu ce curieux phénomène s'accordent à dire que la *danse des tarentulés* ne consiste que dans la succession rapide et convulsive des mouvements de flexion et d'extension des membres et du tronc, avec légère prédominance de la flexion sur l'extension, d'où résulte une manière de sauts auxquels prend part l'appareil locomoteur tout entier; quelques auteurs l'ont qualifiée de convulsion tétanique, bien improprement selon nous, car les symptômes tétaniques sont loin d'être ceux qui dominent.

Durant la danse, les malades ont coutume de se plaindre de fortes douleurs de contraction et de brisement dans les lombes, ainsi que de douleurs d'engourdissement dans les extrémités inférieures; leur visage exprime une gaieté extraordinaire; leurs yeux sont vifs et animés; quelquefois ils sourient, et toute leur physionomie est joyeuse, tandis que d'autres fois leur visage est contracté par la *souffrance*; ils soupirent douloureusement, pleurent et poussent des gémissements plaintifs qui émeuvent les assistants. Il n'est pas rare de voir alterner ces deux ordres opposés de manifestations; mais ce qui ne manque jamais de la part des tarentulés, ce sont les marques les plus vives de contrariété et de malaise lorsque, par erreur ou par malice, on change de musique, que l'on rompt la mesure, ou que l'on introduit dans la tarentèle quelques notes qui y sont étrangères, ou encore si l'on suspend la musique tout à coup, avant le moment où il est à propos de le faire.

Parmi les autres symptômes fréquents, on peut citer les suivants : le pouls se développe, devient plus large, plus plein et plus fréquent ; la respiration est plus libre, plus ample, et vers la fin même devient suspirieuse ; la chaleur augmente notablement jusqu'à l'apparition de la sueur. La sueur provoquée par la danse chez les tarentulés a une abondance extrême et vraiment extraordinaire ; elle coule le long de leur corps, et arrose le sol sur lequel ils s'agitent. On n'a point fait encore d'étude particulière sur cette exhalation cutanée, mais personne n'a jamais douté qu'elle ne jouât un rôle important dans la guérison de la maladie. Ajoutons encore que la danse violente n'est pas nécessaire pour la produire, ainsi que le prouvent les cas que nous avons signalés dans lesquels les mouvements provoqués par la musique se sont bornés à de légères secousses sans que le malade quittât son lit, ou même ont fait entièrement défaut, bien que la sueur se soit produite et que la guérison des sujets ait été complète.

Certains symptômes étranges se manifestent quelquefois pendant la danse des tarentulés ; ainsi quelques-uns se plaisent à danser avec des sabres à la main, des épées ou des objets brillants ; devant un miroir il restent en extase, font mine parfois de l'adorer, et, si l'on retire le miroir, il ne peuvent plus danser et tombent dans un état de collapsus général; ils paraissent vivement impressionnés par certaines couleurs, et tandis que le noir leur est antipathique, le rouge les porte à danser et leur cause une excitation agréable.

En général ces effets ne se manifestent pas pendant plus de trois ou quatre jours, et si la musique a été employée à temps, ils peuvent amener une guérison définitive; mais si on ne l'a fait intervenir que tardivement, les tarentulés restent sujets à des récidives périodiques, généralement annuelles, et l'on voit apparaître les états chroniques dont nous avons déjà parlé, tels que mélancolies profondes, dyspepsies, jaunisses, engorgements abdominaux, hydropisies, cachexies, etc., qui, lorsqu'ils ne sont pas encore graves, peuvent être soulagés par la musique; mais celle-ci n'agit plus alors que comme palliatif.

III

Symptômes caractéristiques du tarentisme.

Symptômes locaux. — Vibrations dans le point mordu par la tarentule; mouvements convulsifs qui s'étendent de la main au bras, du pied à la jambe, et bientôt se généralisent. Augmentation de la chaleur; coloration plus vive du visage; exhalation cutanée plus intense.

Symptômes généraux. — Douleurs convulsives; douleurs d'engourdissement; augmentation de la sensibilité : spasmes cloniques, flexion et extension des muscles avec roideur évidente, et rhythme régulier; tendance au mouvement; aptitude extraordinaire à exécuter en mesure les mouvements les plus rapides; alternance des symptômes.

Tête, sommeil, moral. Animation des traits, visage très-rouge avec regard vif et expressif, yeux injectés, regard vague; promptitude à passer de l'expression du visage la plus animée à la plus triste et la plus pitoyable. Sensibilité excessive de l'ouïe aux plus petites discordances de la musique; influence bienfaisante de la musique sur le moral. Toutes les souffrances cèdent à l'action de la musique, mais d'une musique appropriée et toute particulière. Malaise et souffrance à la vue des couleurs noires et sombres; bien-être et satisfaction causés par certaines couleurs vives et par les corps brillants; désir d'avoir de l'eau sous les yeux.

Grande envie de dormir, fatigue générale, sommeil tranquille et réparateur; au réveil, retour des troubles antérieurs et nécessité de sortir du lit, sueur abondante pendant le sommeil.

Anxiété extrême qui disparaît par le mouvement, à l'air libre ou dans le lit; abattement moral succédant à une joie immodérée. On se fatigue aisément.

Appareils de la circulation et de la respiration. Pouls fréquent, large et plein. Augmentation de la chaleur générale. Sueurs chaudes abondantes.

Respiration fréquente et ample. Soupirs. Voix parfois entrecoupée et plaintive.

Appareil digestif. Roideur de la langue et difficulté à la mouvoir. Absence d'appétit et de soif. A la fin de l'accès défaillances d'estomac et besoin de prendre des aliments.

Appareil génito-urinaire. Excitation des désirs vénériens. Mouvements lascifs en présence du sexe opposé.

Tronc et membres. Douleurs contusives dans les reins; roideur douloureuse depuis les reins jusqu'aux hanches; douleurs contusives et engourdissement dans les bras et les jambes; agitation tremblotante dans les muscles des extrémités. Mouvements convulsifs des extrémités. Contraction violente des muscles fléchisseurs. Roideur tétanique des bras et des jambes. Gonflement des pieds et des mains.

Peau. Alternatives de rougeur et de pâleur de la peau. Éruptions miliaires et sudamina. Taches rougeâtres. Jaunisse.

Conditions sous l'influence desquelles se modifient ces divers symptômes :

Les symptômes propres au tarentisme s'aggravent à l'approche de l'anniversaire de l'inoculation du venin, par la vue de certaines couleurs, par toute musique qui n'est pas en rapport avec les effets du venin, par le repos et par toute médication. Ils sont amendés, au contraire, par certains airs de danse tout spéciaux, que l'on a appelés tarentèles, par la danse convulsive que ceux-ci déterminent, et qui doit être poussée jusqu'à la fatigue, enfin par la production de sueurs extrêmement abondantes, qui en général font disparaître la maladie pour toujours.

Il est à regretter que dans les diverses observations de tarentisme on n'ait pas pris plus de soin à mettre en relief les effets de la musique sur les tarentulés, à préciser les modifications qu'en éprouvent leurs diverses fonctions; et qu'on n'ait pas étudié davantage le tarentisme chronique, c'est-à-dire les troubles qui peuvent persister après l'impression causée par la musique, lorsque celle-ci n'a pas pu être complétement curative. Mais, avant de terminer sur ce sujet, qu'on nous permette d'ajouter quelques mots sur l'influence si grande que la musique peut exercer sur l'âme humaine et même sur l'organisme tout entier.

IV

Que la musique soit un puissant modificateur de notre être, chacun le sait par lui-même, et l'on doit plaindre celui qui n'est pas ému par les mélodies simples et naïves qui ont bercé son enfance, ou que ne touche ni la beauté sublime des hymnes religieuses, ni les charmes de la musique profane. Oui, la musique est une puissance magique à laquelle le cœur de l'homme ne peut résister, et qui l'entraîne aux actions les plus héroïques comme aux sentiments les plus opposés!

Si nous interrogeons l'histoire, elle nous apprend que la musique a été employée, dès les temps les plus reculés, comme moyen d'apaiser ou de guérir certaines maladies. David, avec sa lyre, calmait les accès d'hypochondrie de Saül;

Esculape, au dire de Galien (1), se servit de la musique comme d'un puissant auxiliaire dans le traitement de diverses maladies, surtout chez les enfants. Pythagore, Aulu-Gelle et Théophraste guérissaient par ce moyen la morsure de la vipère et certaines affections nerveuses : *quibusdam viperarum morsibus, cantus fiduciuum aut tibiarum, ad qualia organa artis musicæ modulatè adhibita, aptissime mederi* (*Alex. ab Alex.*). Ismenias, célèbre médecin de Thèbes, employait la musique contre la sciatique, et c'était aussi par ce moyen qu'Asclépiade traitait les malades atteints de folie ou de délire. Le père Scott nous assure que Xénocrate combattait l'hydrophobie par la musique.

A une époque plus rapprochée de nous, Bonnet affirme avoir guéri beaucoup de goutteux par la musique, et un certain nombre d'auteurs la regardent comme efficace dans la phthisie, la sciatique et la paralysie. Louis Roger, médecin de Montpellier, a écrit une dissertation sous ce titre : *De vi soni et musicâ iatricâ*, où il rapporte plusieurs observations pour prouver *la puissance qu'a la musique pour guérir quelques maladies*. Le savant P. Rodrigues, dans sa *Iatrophonia o medicina musica*, nous rapporte des cas très-curieux de guérisons obtenues par la musique. Dans sa *Nosologie*, Sauvages décrit une monomanie chez un musicien, avec violent délire, cris, pleurs, terreurs et insomnie rebelle, qui se dissipa à l'aide de ce puissant mo-

---

(1) *De Sanitate*, n° 8.

NUNEZ.

dificateur. Il raconte encore dans ce même ouvrage
qu'il ne put triompher d'une douleur de tête extrêmement aiguë, pendant une fièvre intermittente, que par un roulement de tambour que les
assistants ne pouvaient supporter, mais qui était
un merveilleux calmant pour le malade.

L'érudit Feijoé n'a pas laissé passer inaperçues
de si importantes observations, et dans son *Théâtre
critique*, en traitant de la musique dans les temples
(Discours XIV), il s'exprime ainsi : « On sait bien
quel est le pouvoir de la musique pour exciter dans
les âmes les vertus ou les vices. On raconte de
Pythagore que, ayant par les sons d'une musique
appropriée, enflammé le cœur d'un jeune homme
d'un amour insensé, il apaisa son trouble et le ra-
mena à la continence en changeant de mélodie.
Thimothée, musicien d'Alexandre, après avoir ex-
cité l'ardeur guerrière de son maître, à ce point
qu'il saisissait ses armes comme s'il se trouvait en
présence de l'ennemi, l'apaisait aussitôt par d'autres tons et le rendait timide au point de s'effrayer
de lui-même. Henri II, roi de Danemark, sur-
nommé le Bon, fut mis dans un tel état d'excitation par une marche furieuse que lui jouait un
musicien, que, hors de lui, il se jeta sur ses domestiques et en tua trois ou quatre. »

« Il est certain, ajoute-t-il, que la musique suivant la différence des mélodies, développe dans
l'âme des dispositions toutes différentes, les unes
bonnes, les autres mauvaises. Telle mélodie nous
porte à la tristesse, telle autre à la gaieté; celle-ci

à la clémence, celle-là à la colère, au courage ou à la pusillanimité, etc.

De nos jours on a appliqué la musique au traitement de l'idiotisme et de l'épilepsie. MM. Jolly et Récamier ont mis à profit son influence bienfaisante dans le traitement de la chorée, depuis les résultats si satisfaisants obtenus par les Drs Leisne et Blache qui, sur cent huit enfants choréiques en ont guéri cent deux.

En faisant abstraction de ces faits et en ne considérant la question que du point de vue le plus général, il est hors de doute que la musique est une source d'émotions morales que la science peut employer au profit de l'homme sain et malade, soit pour changer la direction habituelle des actes cérébraux, soit pour modifier secondairement les actes organiques. Nous n'avons pas besoin d'insister sur l'influence psychique de la musique qui est suffisamment démontrée par ce qui précède, et qui, s'adressant d'abord au cerveau, manifeste ensuite son action dans toutes les parties de l'organisme, modifiant nécessairement tous les actes de la vie qui se relient entre eux sous la dépendance d'un seul et même principe. Aussi voit-on au son d'une musique vive le pouls s'accélérer, le visage se colorer, toutes les fonctions s'activer, même celle de la digestion, comme conséquence de la modification que le son imprime à l'encéphale, et à tout le système nerveux. On a vu souvent des aliénés prendre plaisir à écouter un concert et même concourir à l'exécution avec autant de précision et de jus-

tesse que s'ils eussent été parfaitement sains
d'esprit.

Nous avons tenu à introduire ces considérations
dans notre sujet pour montrer combien peu est
fondée l'incrédulité avec laquelle certains médecins asservis à leur pratique routinière ont accueilli
le traitement du tarentulisme par la musique. On
vient de le voir, ce n'est pas dans notre pays que ce
traitement a pris naissance, ni à l'occasion de la
maladie qui nous occupe ; il est des plus anciens,
et bon nombre de médecins illustres n'ont pas dédai-
gné d'y recourir. Quoi de plus naturel d'ailleurs ?
Un agent qui atteint directement la partie morale
de notre être, qui agit sur les centres nerveux, qui
les modifie dynamiquement, et, par leur intermé-·
diaire, imprime une modification toute spéciale aux
fonctions appelées improprement de la vie végétative, un tel agent ne pourrait manquer de frapper
l'attention des praticiens et de devenir l'objet de
leurs applications. On comprend qu'il ait pu être
abandonné pendant ces périodes de matérialisme
qu'à traversées et que traverse encore la médecine,
mais nous faisons des vœux pour que son emploi
s'étende, et pour qu'on en perfectionne l'application aux maladies qui sont, par leur nature,
en rapport avec lui ; celles, par exemple, qui,
ayant leur siége dans les centres nerveux, influent
immédiatement sur le moral, lequel à son tour,
réagit sur elles, comme la chorée, la mélancolie,
la lypémanie, la lycanthropie, une foule de monomanies, et tant d'autres maladies contre lesquelles

la médecine traditionnelle est si dénuée de ressources.

Nous dirons en terminant qu'il n'est peut-être
pas impossible de remonter à celui qui le premier
appliqua la musique au traitement du tarentulisme; Pythagore qui vécut quelque temps en Calabre
et dans la Pouille n'aurait-il point par analogie
étendu à la piqûre de la tarentule le remède dont il
usait contre la morsure de la vipère, et contre diverses affections nerveuses? Cette supposition, dans
tous les cas, n'a rien en elle-même d'inadmissible.
Quoi qu'il en soit, le tarentulisme offre parmi ses
symptômes essentiels et objectifs des troubles profonds du système nerveux, et, puisque la musique est
le modificateur le plus doux, le plus prompt et le
plus puissant de ce système, la sagesse conseille d'y
recourir pour combattre ces troubles tant qu'on
n'aura pas découvert un autre moyen qu'on puisse
lui substituer avec avantage; or, on ne l'a pu jusqu'à présent, puisque les diaphorétiques eux-mêmes, qui de tous les remèdes employés sont les plus
rationnels, parviennent bien peut-être à faire suer les
malheureux tarentulés, mais non à les guérir radicalement.

CHAPITRE III

Du tarentisme nerveux et épidémique. Ses analogies avec d'autres maladies qui ont existé et qui existent encore. Affections qui ressemblent à celle que produit la tarentule.

I.

Les caractères extraordinaires de la maladie qui vient de nous occuper ont porté de tout temps à en nier l'existence ou au moins à la considérer comme une simple variété des espèces morbides déjà connues. Mais l'étude de tous les documents historiques d'une incontestable authenticité, et la comparaison attentive des diverses maladies nerveuses qui présentent des traits de ressemblance avec le tarentulisme de Pouille et d'Espagne, ne permettent pas de douter de son existence en tant que maladie à part, essentiellement différente de toutes celles avec lesquelles on a cherché à la confondre.
· Parmi les différentes espèces de tarentisme admises par des nosologistes éminents, nous avons celui de la Pouille produit par la piqûre de la tarentule, la chorée ou danse de Saint-Guy, la musicomanie, le tigrétisme, le tarentisme simulé ou *carnavulleto delle done*. Arrêtons-nous d'abord sur ce dernier avant de revenir aux précédents.

Baglivi dit qu'un grand nombre de femmes chlorotiques présentent plusieurs des symptômes du tarentisme à diverses époques de l'année, durant lesquelles elles sautent et dansent, après quoi elles sont délivrées pendant plusieurs mois de tous symptômes hystérique.

La tristesse, l'amour de la solitude, l'ennui qui pousse jusqu'au désespoir, l'amaigrissement et les autres symptômes communs à l'hystérie, à la chlorose, à la mélancolie et à la nymphomanie disparaissent sous l'influence de la danse provoquée par le son de la musique. Au fond de ces diverses souffrances on retrouve un trouble du système nerveux anologue à celui qui s'observe dans le tarentisme et qui cède au même remède; cependant il n'est pas en tout semblable à ce dernier, puisqu'un élément essentiel manque, qui est la piqûre; il ne faut pas oublier toutefois que le tarentisme paraît s'être manifesté spontanément à certaines époques, et qu'il est même encore actuellement endémique dans quelques contrées.

II.

Nous avons dit plus haut qu'il a régné au XI° siècle une espèce de folie qui, d'après les récits qui nous en sont parvenus, se développait subitement : les malades s'agitaient comme des furieux, sautaient en poussant des cris sauvages, se maltraitaient eux-mêmes ainsi que ceux qui les entouraient, et, au milieu de cette aberration de leurs sens, le son d'un instrument agréable les portait à danser d'une manière convulsive, ou à courir jusqu'à ce qu'ils tombassent épuisés.

A la fin du XV° siècle le tarentulisme était ré-

pandu dans toute l'Apulie ; la terreur inspirée par
la morsure de l'araignée était générale ; les personnes mordues se considéraient presque toujours
comme mortellement atteintes, et si elles se rétablis-
saient elles n'en restaient pas moins troublées dans
leur raison, ou dans un état de faiblesse incurable ;
les ·unes éprouvaient des troubles effrayants de la
vue ou de l'ouïe, les autres restaient muettes, quelques-unes demeuraient insensibles à toute excita-
tation, mais toujours le son de la flûte ou de la guitare les réveillait peu à peu et finissait par les pousser à se livrer à la danse la plus désordonnée. De
toutes parts on n'entendait que la musique dont
les accords étaient destinés à soulager quelques
malades, et chaque jour la maladie se propageait à
de nouveaux sujets. Les tarentèles opéraient des
prodiges ; les malades que l'on croyait sur le point
d'expirer se ranimaient, et, cédant à l'influence
de la musique, dansaient avec une agilité sur-
prenante, sans manquer à la mesure, et sans
relâche jusqu'à ce qu'ils tombassent complète-
ment épuisés. Quand la musique s'arrêtait, les
tarentulés retombaient dans leur mélancolie, et on
ne pouvait la faire cesser qu'en ayant de nouveau
recours au même moyen. Hecker dit avec raison
dans son mémoire sur le tarentisme épidémique
que l'on y retrouve une excitation inexplicable, des
caprices bizarres, une irritation maladive des sens
comme dans la danse de Saint-Guy et d'autres
maladies nerveuses analogues.

Durant le xvi⁰ siècle, l'épidémie continua en prenant plus d'extension, et l'on y observa, comme dans le tarentisme résultant de la piqûre, la même aversion des malades pour certaines couleurs qui les jetaient dans des accès terribles de fureur, et, au contraire, leur goût pour d'autres qui les portaient à des manifestations de tendresse langoureuse et même d'amour. Un autre phénomène remarquable était la passion des malades pour la mer : les personnes atteintes du tarentisme se sentaient irrésistiblement attirées par cette immense surface azurée, devant laquelle elles demeuraient abîmées dans une profonde contemplation ; quelques-unes allaient même jusqu'à se plonger aveuglément dans les flots. Cet état, non moins inexplicable que l'hydrophobie, se manifestait quelquefois par le désir de tenir à la main, pendant la danse, un vase plein d'eau, ou de danser devant ce vase ou devant un corps brillant quelconque, tel qu'un miroir, un vase de fleurs, des feuilles vertes, etc., fantaisies bizarres qui variaient à l'infini. Et ces goûts divers qui caractérisaient en quelque sorte les variétés de la maladie, déterminaient le choix de la tarentèle qui devait servir à la combattre, car toutes ne réussissaient pas indistinctement.

Ce fut au xviiᵉ siècle, suivant Hecker, que le tarentisme parvint en Italie à son apogée, précisément quand la danse de Saint-Guy avait disparu de l'Allemagne. La maladie n'atteignait pas seulement les indigènes, mais les étrangers de toutes sortes, les Espagnols, les Albanais, les bohémiens, les nègres, etc., et tous les âges indistinctement, depuis les enfants jusqu'aux vieillards octogénaires. On vit alors souvent des malades qui perdaient la voix, d'autres la vue pour quelque temps ; ceux-ci tombaient dans un état d'ahurissement ou même de folie accompagnée d'une insomnie rebelle, ceux-là avaient le ventre gonflé, ou souffraient d'obstructions chroniques ou de vomissements et de diarrhées, perdaient leurs forces et leurs couleurs, devenaient ictériques ou hydropiques, et finissaient par tomber dans une profonde mélancolie ou une véritable lycanthropie à laquelle ils succombaient.

On ne peut se dissimuler que, parmi les récits d'une si longue épidémie qui offrait tant de phénomènes rares et surprenants, et une thérapeutique non moins étrange, il ne se soit glissé bien des erreurs, et que plus d'un prétendu malade n'ait abusé de la crédulité publique pour saisir une occasion de se divertir en se mêlant aux bandes de danseurs frénétiques qui alors ne cessaient de parcourir ces pays. Mais le fait essentiel est incontestable, il est confirmé par l'histoire, et les médecins moins que personne le révoqueront en doute, eux qui savent quels peuvent être les effets de la musique, et qui, d'autre part, ont été témoins des phénomènes surprenants qui se produisent dans le cours de certaines affections nerveuses, telles que l'hystérie, l'hypochondrie, la nymphomanie, la nostalgie, ainsi que dans diverses monomanies ou névroses. Il y a plus, si l'on élevait des doutes sur les affirmations contenues dans le mémoire de Hecker et dans tant d'autres écrits de ce temps, il suffirait, pour en trouver la confirmation, de jeter les yeux sur ce qui se passe dans des pays voisins des nôtres, où actuellement encore se produisent des faits du même genre et des aberrations non moins fantastiques, nous voulons parler du *tarentisme tingitique,* ou *Janon* de Tanger, et du *tigretier* d'Abyssinie, ou chorée abyssinienne, identiques, au dire d'Hecker, à celle que les Éthiopiens appellent *astara gaza.*

III.

Saint-Gervais, dans ses *Mémoires historiques,* dit que le tarentisme spontané est endémique à Tunis, c'est-à-dire qu'il se produit sans piqûre d'aucun insecte; il est plus commun chez les femmes et les oblige à sauter et à danser, avec des mouvements convulsifs du même genre que ceux produits par la tarentule d'Apulie; dans le pays ils appellent cette maladie *Janon.*

Nous trouvons du tigretier abyssinien une description plus explicite et encore plus probante dans la relation d'un voyageur anglais que nous empruntons au mémoire du Dr Ozanam sur le *venin des arachnides.*

« Le *tigretier* commence par une fièvre violente qui se transforme bientôt en fièvre lente et produit une maigreur extrême et même la mort si l'on ne peut procurer aux malades les secours nécessaires. Les paroles des malades deviennent inintelligibles et ne sont plus comprises, au dire des indigènes,

que par leurs compagnons d'infortune. Lorsque les
parents sont persuadés que c'est le véritable *tigre-*
tier, ils se cotisent pour subvenir aux frais du traitement, et font d'abord venir un dofter, espèce de
prêtre qui lit au malade l'Évangile selon saint Jean,
et l'asperge journellement d'eau froide pendant une
semaine, procédé dont le résultat est souvent la
mort. Le traitement le plus efficace impose des dé-
penses considérables. Les parents louent une troupe
de musiciens, et tous les jeunes gens, les filles et
femmes se réunissent devant la maison du malade
pour y célébrer une fête. »

« Je fus appelé un jour chez un voisin dont la
jeune femme, objet de toutes ses affections, avait
eu le malheur d'être attaquée de ce mal ; son mari
était mon ancien compagnon, aussi visitai-je la malade tous les jours. Mais je vis bientôt que mes soins
ne pouvaient lui être d'aucune utilité quoiqu'elle
ne refusât pas mes remèdes : elle parlait beaucoup,
mais ni moi ni ses parents ne pouvions comprendre
ce qu'elle disait. A l'aspect d'un livre ou d'un
prêtre elle manifestait une grande aversion par les
gestes les plus prononcés. On remarquait en elle
une agitation des plus grandes pendant laquelle elle
versait des torrents de larmes mêlées de sang.

« Elle avait déjà passé trois mois entiers dans cet
état déplorable, et pendant tout ce temps elle avait
pris si peu de nourriture qu'on avait peine à comprendre qu'elle fût encore en vie.

« Enfin, son mari se décida à employer le remède
ordinaire, et, après en avoir fait les préparatifs né-

cessaires, il emprunta tous les bijoux d'argent de ses voisins et en para sa femme.

« Le jour de la fête, je me plaçai dans le voisinage de la malade afin de pouvoir l'observer attentivement. Environ deux minutes après que les trompettes eurent commencé à sonner, je la vis remuer d'abord les épaules, puis la tête et la poitrine, et, en moins d'un quart d'heure, elle se trouvait assise sur son lit. Quoique souriant de temps en temps, elle jetait autour d'elle des regards farouches qui m'engagèrent à m'éloigner. Sa tête, son cou, ses épaules, ses mains, ses pieds, tout son corps se mouvait en cadence au son de la musique; enfin elle se trouva debout au milieu des assistants; alors, se mettant à danser, elle sautait et gambadait par intervalles, et à mesure que le bruit de la musique et des chants des assistants augmentait, elle faisait des sauts de plus en plus élevés. Lorsque la musique cessait, la plus grande anxiété s'emparait d'elle; lorsque, au contraire, elle devenait plus intense, elle souriait de nouveau et paraissait satisfaite. Pendant toute la danse, elle ne laissa pas apercevoir le moindre signe de fatigue, alors même que les musiciens étaient épuisés. Elle témoignait, au contraire, le plus grand déplaisir quand ils étaient obligés de reprendre haleine.

« Le jour suivant la danse reprit et dura tout le jour.

« Nous abrégerons ce récit en disant que vers le soir la danseuse se dépouilla de ses bijoux, se mit à courir avec une incroyable rapidité, puis, après quelques cérémonies dont elle fut l'objet sélon l'usage du pays, rentra chez elle faible, exténuée, mais ayant recouvré la parole et délivrée de son mal.

« Ce fut là tout le traitement, continue le narrateur, mais ce procédé ne réussit pas de même chez tous les malades. Chez quelques-uns la danse sur les places publiques doit être réitérée plusieurs jours de suite ; chez d'autres, elle reste complétement sans effet. »

Il ajoute qu'il essaya de quelques châtiments corporels contre sa propre femme atteinte du même mal dont la réalité ne lui avait pas semblé d'abord bien établie, et qu'il eut à le regretter et à recourir au seul remède efficace, la musique et la danse.

Nous avons donné ce court aperçu pour faire saisir les analogies si frappantes qui existent entre la maladie déterminée par le venin de la tarentule qui trouble dynamiquement la vie dans ses deux sources principales, le système nerveux et le système sanguin, et une autre maladie essentiellement nerveuse, sans cause spécifique connue, qui a régné épidémiquement dans des contrées où elle est aujourd'hui sporadique, et qui se rencontre comme maladie endémique dans quelques autres pays. On ne peut méconnaître cependant les notables différences qui existent entre le tarentisme observé particulièrement en Espagne et ces autres affections dont nous n'avons que des histoires sommaires et incomplètes et que l'on peut comparer tout au plus au tarentisme décrit par Baglivi.

IV.

Nous avons dit, au commencement de ce chapitre, que l'on avait admis un espèce de tarentisme dans lequel on comprenait la chorée ou danse de Saint-Guy. Mais ici l'analogie est encore plus éloignée qu'avec les précédentes. S'il est vrai que la chorée se caractérise aussi par des désordres de l'appareil locomoteur et sensitif, les causes en sont différentes, aussi bien que la marche et la terminaison de la maladie. Prenons, par exemple, la description donnée par Sydenham, qui a toujours été considérée comme un modèle : « La chorée, dit le médecin anglais, est une convulsion à laquelle sont exposés les enfants de l'un ou l'autre sexe, depuis l'âge de dix ans jusqu'à quatorze. Elle se manifeste par une espèce de claudication, ou d'irrégularité dans les mouvements de la jambe, que le malade retire vers lui quand il veut marcher. La main, du côté correspondant à la jambe affectée, participe à cet état, et ne peut rester appliquée à rien, mais change continuellement de place, quels que soient les efforts du malade pour l'empêcher, et s'il veut porter un objet à la bouche, il ne peut y parvenir qu'après mille gestes, à la *manière des histrions.* » Les convulsions choréiformes peuvent avoir leur siége au visage, où elles produisent les contractions les plus bizarres des muscles de la face, du cou, du larynx et de la langue. Quelques-uns ont admis que dans la chorée il y

avait un certain degré d'idiotisme, mais s'il se produit dans quelques cas c'est comme exception.
Du reste, la chorée n'entraîne aucun désordre notable dans les fonctions purement végétatives; tantôt elle se déclare tout à coup, d'autres fois lente-
tement; sa marche peut être continue, rémittente
ou intermittente, et sa durée de quelques jours,
de quelques mois ou de plusieurs années.

Il ne faut pas confondre la chorée avec la *choréomanie* ou *dansomanie*, comme l'ont fait quelques
auteurs, et Sauvages entre autres, puisque celle-ci
est une vésanie très-différente de la chorée, d'abord
en ce qu'elle suppose un trouble moral qui n'existe
pas essentiellement dans cette dernière; seconde-
ment en ce que dans la choréomanie le malade peut
exécuter régulièrement tous les mouvements en
rapport avec le genre d'exercice auquel il se livre,
tandis que dans la chorée les contractions musculaires et les mouvements qu'elles impriment
aux membres sont involontaires, désordonnés, et
même incompatibles avec aucune danse régulière.

D'où l'on voit qu'il n'y a aucune comparaison à
établir entre la chorée, même prise dans l'acception
de *dansomanie*, et le tarentisme; celui-ci, lorsqu'il
résulte de l'inoculation du venin de la tarentule,
consiste en des troubles spéciaux, ou, pour mieux
dire, spécifiques, qui se caractérisent au début par
une dépression des forces vitales, et un trouble
dans leurs manifestations sensibles : première période, qui peut aboutir à la mort, ou au dévelop-

pement de maladies chroniques, si l'on ne fait intervenir la musique (ou peut-être quelque autre moyen encore inconnu), et sous l'influence de celle-ci, règle générale, le malade se livre à une danse qui, quoique convulsive, est différente de la chorée en ce qu'elle est provoquée à volonté par une cause extérieure, en ce qu'elle est régulière, cadencée, et qu'elle amène une prompte guérison de la maladie.

V

Quant à la dernière espèce de tarentisme, la *musicomanie*, nous n'avons que peu de chose à en dire. La musicomanie n'est que l'expression exagérée des sensations et des idées qui préoccupent habituellement l'individu ; c'est la passion de la musique portée au point que, privés d'elle, les malades sont en proie à la langueur, à la prostration ou à la fureur, tandis que sous son influence ils retrouvent la sérénité, la gaieté et même la santé. Cette espèce de monomanie est rare ; quelques cas, comme celui dont parle Sauvages, et que nous citons ailleurs, se rapportent à des musiciens de profession ; on rapporte aussi qu'elle régna épidémiquement chez les *Abdéritains*, à l'occasion des fêtes qui eurent lieu pour célébrer l'action héroïque de Persée délivrant Andromaque, ce à quoi put contribuer, dans l'opinion de l'historien, l'exaltation morale développée par le caractère du spectacle, et aussi les conditions atmosphériques, le soleil ar-

dent qui embrasait les vastes amphithéâtres consacrés à ces représentations, etc. Mais, quelles que
soient les conditions dans lesquelles cette monomanie se produise, que ce soit comme épiphéno-
mène d'une maladie aiguë, d'une fièvre gastrique,
remittente, etc. (*cit. par Sauvages*), ou qu'elle
constitue toute la maladie en tant que désordre des
facultés intellectuelles caractérisant une véritable
monomanie, elle ne peut, dans aucun cas, être
confondue avec le tarentisme, dont les causes sont
si connues, et la marche si bien déterminée, qui
s'accompagne de trouble presque insignifiant
des facultés intellectuelles, et pendant lequel la
passion pour la musique et la danse ne dure que le
temps nécessaire à l'accomplissement de leurs merveilleux effets curatifs.

Telles sont les analogies que nous avons pu
trouver entre les différentes espèces morbides du
genre tarentisme, comme l'ont appelé quelques
nosologistes, bien à tort selon nous, car le tarentisme est une maladie qui mérite d'avoir un cadre
à part, et que l'on ne peut confondre avec cette
foule de névroses qui n'ont avec lui, ainsi que nous
venons de le montrer, qu'une incomplète ou apparente similitude.

On ne peut nier que quelques maladies n'offrent
parmi leurs principaux symptômes plusieurs de
ceux du tarentisme, voire même quelques-unes de
ses périodes ; ainsi, par exemple, qui ne se rappelle la fièvre nerveuse versatile ou ataxo-adyna-
mique, en voyant cette atteinte rapide du système

nerveux cérébro-spinal qui se traduit tantôt par les troubles les plus graves avec plaintes, douleurs, convulsions, hallucinations, illusions des sens, tantôt par une dépression ou une adynamie profonde dans laquelle il semble que d'un moment à l'autre la vie va cesser? N'offre-t-il pas aussi, dans sa période aiguë, quelques ressemblances avec l'hystérie, le délire, certaines espèces de fièvres intermittentes, l'épilepsie, le satyriasis, la cardialgie, la syncope, la suette, etc., et, dans sa forme chronique, avec les fièvres intermittentes à accès éloignés, les hydropisies, la jaunisse, et ces états que les anciens appelaient cachexies.

Mais, nous le répétons, de telles ressemblances, alors même qu'elles portent sur les symptômes essentiels de diverses maladies, n'établissent pas pour cela leur identité. Toutefois, pour les applications thérapeutiques que nous pouvons faire de la tarentule, ces analogies ont une grande importance; c'est pour cela que nous avons tenu à les signaler.

CHAPITRE IV

Ressemblances et différences dans les effets produits par diverses
espèces de tarentules. Rapports entre les phénomènes produits
par le venin des tarentules et ceux de divers insectes et reptiles.
Poisons animaux en général.

I

Ce ne sont pas seulement les tarentules de la
Pouille et d'Espagne qui produisent dans l'organisme humain des effets particuliers; toutes les espèces doivent être aptes à en produire à des degrés
divers, mais toutes n'ayant pas été étudiées, nous
nous bornerons à quelques-unes d'elles.

Voici ce que les Drs Lucio et Alvarado disent de
la *tarentule américaine*. La tarentule est employée,
au Mexique, comme un sudorifique puissant, et, à
ce titre, elle est administrée dans certaines affections de peau, en particulier dans la lèpre ou mal
de Saint-Lazare. On la donne en teinture alcoolique
ou éthérée, préparée avec une once de tarentules
pilées, que l'on fait macérer dans 12 onces d'al-
cool à 36° R. pendant quinze jours, au bout desquels on exprime et on filtre le liquide. On s'en
sert aussi en décoction, et sous forme de cérat.
Les *effets thérapeutiques* de ce modificateur sont les
suivants.

La puissance sudorique de la tarentule est telle
que dans beaucoup de cas quatre gouttes de cette
teinture alcoolique ont suffi pour provoquer une

diaphorèse abondante, contrairement à l'opinion d'un certain nombre d'auteurs qui n'attribuent l'action des sudorifiques qu'aux quantités de liqui- des avec lesquelles on les ingère, et à la haute tem- pérature de ceux-ci.

Le temps qui s'écoule entre l'administration du médicament et l'apparition de la sueur varie depuis quelques minutes jusqu'à quelques heures, suivant les conditions individuelles. Si la sueur a été inter- rompue parce que le malade s'est découvert ou par toute autre circonstance, on peut la rétablir sans recourir à une nouvelle dose du médicament en couvrant le malade et le forçant à rester tranquille. On a vu chez deux personnes la sueur se prolonger pendant trois jours, ce qui prouve à quel point cette substance développe dans l'économie une dis- position à la sueur qu'il suffit de seconder par quelques précautions hygiéniques insuffisantes d'ailleurs par elles-mêmes pour déterminer une sécrétion aussi considérable.

Quelques malades disent avoir ressenti, avant la sueur, une forte chaleur, principalement à la tête; d'autres ont éprouvé une légère douleur d'es- tomac de courte durée.

La sueur a commencé par la poitrine en aug- mentant en proportion de la dose et du temps écoulé depuis l'ingestion du médicament; elle s'est étendue graduellement au reste du corps; mais chez la plupart elle ne s'est pas produite aux pieds, bien qu'ils fussent tenus plus chaudement. que n'ont coutume de les tenir les malades de cette classe.

L'abondance de la sueur a été telle que les couvertures en ont été trempées; la digestion n'a point été troublée, quelquefois l'appétit a été augmenté; les urines ont momentanément diminué dans un seul cas.

En général, on n'a employé que la teinture alcoolique à la dose de quatre gouttes que l'on portait graduellement jusqu'à deux cents par jours, surtout chez les lépreux affectés de tubérosités tuberculeuses ou de taches, dont l'aspect ne tardait pas à se modifier d'une manière favorable; les ulcères même se cicatrisaient promptement; mais il n'y avait aucune amélioration apparente du fond même de la maladie (1).

Enregistrons encore les effets propres à quelques autres tarentules. .

La *lycose à sac*, très-petite (de trois lignes de long) appartient aux ponctuées; le suc ou la poudre de cet insecte appliqué sur les plaies et les ulcères en détermine promptement la cicatrisation, propriété qui était connue de Dioscorides.

La LYCOSE TARENTULOÏDE LIGURIENNE, d'un pouce et plus de long, que l'on trouve à Albisola, près de Savone, a un venin si actif durant les mois de juin, juillet et août que, suivant les Drs Gazzo et Renzi, elle produit des accidents semblables à ceux de la tarentule, quoique moins intenses, et qu'ils décrivent ainsi :

(1) Lucio Alvaro, *Opuscule sur l'Éléphantiasis*. Mexique, 1852.

Première période ou *période algide*.

Douleur vive au centre de la plaie, s'irradiant aux parties les plus voisines;

Froid général, sueurs froides, respiration anxieuse, crampes dans les extrémités;

Céphalalgie intense, pouls petit, lent;

Cardialgie, contractures générales;

Voix rauque, chaleur à la gorge;

Trisme ou tremblement des mâchoires se manifestant par accès;

Sueurs froides, visqueuses;

Nausées et vomissements bilieux;

Lueurs et étincelles devant les yeux.

Les symptômes vont en augmentant pendant trois jours.

Seconde période ou de réaction.

Chaleur vive à tout le corps;

Pouls fébrile;

Evacuations alvines abondantes;

Éruption miliaire critique, ou prurit général;

Guérison du dixième au quatorzième jour.

Nous devons ajouter que, d'après le Dr Gazzo, les personnes piquées par cette arachnide ont un désir extrême d'entendre de la musique comme le plus grand soulagement qu'on puisse leur procurer.

II

Parmi les autres genres de la classe des arachnides, nous devons citer la TÉGÉNAIRE MÉDICINALE qui,
suivant Hentz, est employée à Philadelphie comme
un narcotique moins actif que l'opium, et comme
un remède efficace contre *les fièvres intermittentes*.
On l'emploie aussi comme vésicatoire et succéda-
née des cantharides; mais, comme ces dernières,
elle a l'inconvénient d'exciter la vessie et les organes
génitaux.

Le genre EPÉIRE est très-nombreux, car il ne
compte pas moins de cent soixante-six familles dans
l'une desquelles est l'*Epéire diadème* ou *Aranea dia-
dema* (araignée à croix papale), très-commune dans
nos jardins et même dans nos maisons. Longueur,
six lignes et demie; abdomen ovale, allongé avec
deux éminences latérales, peu ou point apparentes
à la partie antérieure, présente une ligne de
points jaunes et blancs traversée par trois autres
lignes semblables en croix, et une raie fes-
tonnée de chaque côté, se terminant en angle
à l'anus; les yeux intermédiaires postérieurs
plus rapprochés que les intermédiaires antérieurs.
Les excréments tachent le linge comme de l'encre
d'une manière presque indélébile.

Jahr, qui a étudié et publié la pathogénésie de
cet insecte, signale comme phénomènes dignes
d'être notés le retour des symptômes tous les jours
à la même heure comme dans les fièvres intermit-

tentes; ce sont des frissons, de l'abattement, de la céphalalgie, puis une chaleur brûlante, mais sans aucune sueur, et les symptômes fébriles consistent surtout en froid.

En voici, du reste, la pathogénésie complète d'après cet auteur :

Symptômes généraux. Douleurs ostéocopes, sourdes et fouillantes dans toutes les parties du corps, et principalement dans l'humérus, l'avant-bras et les talons. Abattement et lassitude avec soif. Apparition des malaises tous les jours à la même heure. Écoulement de sang par presque toutes les ouvertures naturelles et par les plaies. Sommeil inquiet avec fréquent réveil: Sensation dans la nuit comme si les avant-bras et les mains étaient plus volumineux et plus pesants. Symptômes fébriles consistant le plus souvent en froid; soif qui accompagne la fièvre et la plupart des autres souffrances.

Symptômes locaux. Embarras et pression à la tête, soulagés en l'appuyant sur la main. Douleur au front qui diminue en fumant à l'air libre.

Chaleur brûlante au visage, au front et aux yeux. Coryza avec soif. Forte sensation de froid dans les dents (incisives) tous les jours à la même heure.

Amertume de la bouche qui diminue en fumant du tabac. Coliques avec horripilation, dans la soirée. Plénitude et pesanteur dans le bas-ventre, comme dans la fièvre, avec sensation de défaillance à l'épigastre. Borborygmes dans le ventre et pesanteur dans les cuisses tous les jours à la même heure. Selles liquides, difficiles, et coliques qui sont soulagées par des frictions sur le ventre. Métrorrhagies. Leucorrhée visqueuse.

Dans le genre Théridion se trouvent les espèces les plus jolies par leur forme et leur couleur; elles sont toutes de petite dimension, variant de une à six lignes; on les nomme araignées à couronne rouge (de Geer) ou à bande rouge (Geoffroy), *aranea purpurata* (Pauzer), *theridion sanguinolentum*. Elles ne sont point dangereuses, ce qui nous permet de douter que la pathogénie suivante qu'en a publiée Hering se rapporte réellement, comme il l'affirme, à l'espèce théridion de Curaçao.

Théridion curasavicum. *Symptômes généraux.* — Grande faiblesse générale avec tremblement des membres; malaise excessif qui ne permet d'effectuer aucun travail; forte envie de dormir et sommeil plein de rêves, sommeil profond la nuit; frisson violent avec pesanteur dans tous les membres; envie de dormir et besoin de se coucher après déjeuner; découragement et manque de confiance en soi-même; forte disposition à s'effrayer; le temps passe trop vite; crainte excessive du travail; difficulté de méditer et surtout de faire des comparaisons.

Tête. — Embarras de la tête qui empêche de travailler; vertige fréquent, surtout en se baissant; vertiges avec nausées, au point de vomir; mal de tête dans le fond des orbites; sensation comme s'il y avait un corps dans la tête. Céphalalgie frontale violente, avec pulsations jusqu'à l'occiput; mal de tête à chaque mouvement que l'on fait, pression tensive autour de la tête comme par un cercle de

fer, à la racine du nez et au-dessus des oreilles ;
maux de tête le soir avec un grand accablement.

Yeux, face. — Scintillement devant les yeux par
accès fréquents ; bourdonnements d'oreille ; bruissement dans les oreilles comme par une chute
d'eau ; sensibilité excessive de l'ouïe derrière les
oreilles ; éternuments fréquents et écoulement d'eau
par le nez, sans coryza ; mâchoire inférieure quelquefois immobile, surtout le matin au réveil.

Bouche et ventre. — Bouche pâteuse et comme
brûlée ; tous les sons ainsi que le froid produisent une
sensation douloureuse dans toutes les dents ; appétence pour les acides, le vin, l'eau-de-vie et le tabac ;
désir continuel d'aliments et de boissons, sans savoir
lesquels ; nausées et vomissements la nuit, précédés
de vertiges, renouvelés par le plus petit mouvement ou en fermant les yeux ; nausées provoquées
par tous les sons un peu forts.

Selles, parties génitales. — Constipation ; selles peu
abondantes, en bouillie, avec besoin pressant ;
chute du rectum, qui est douloureux en étant assis ;
sécrétion d'urine plus abondante ; exaltation immodérée de l'appétit vénérien ; rétraction du scrotum.

Poitrine et tronc. — Lancinations violentes dans
la partie supérieure de la poitrine ; besoin de respirer profondément et de soupirer ; prurit et nodo-
sités aux fesses.

III

Le genre LATRODECTE est extrêmement curieux, et sera le dernier dont nous dirons encore quelques mots. La *latrodecte malmignatte* a un demi-pouce de long ; le ventre gros, globuleux, pointu vers l'anus, et noir ; cinq taches de couleur rouge de sang, dont une plus large près du corselet, et deux placées longitudinalement, deux autres transversalement sur les côtés ; le corselet petit, déprimé, resserré vers la tête et arrondi à son extrémité postérieure. Elle est commune en Italie du côté de Volterra, dans la Corse et la Sardaigne, en Égypte, en Espagne, aux Antilles, où les nègres savent calmer les douleurs causées par la carie dentaire, en mettant dans la cavité de la dent une petite boule de cire triturée par parties égales avec le venin de cette araignée ; moyen empirique signalé déjà par les anciens médecins grecs.

M. Cauro a fait dans sa thèse une étude intéressante de la *malmignatte* de Corse, dont la morsure passe pour très-venimeuse. Les accidents qu'elle produit seraient analogues à ceux de la vipère, seulement moins graves et moins douloureux. En voici le tableau :

1re PÉRIODE, COLLAPSUS.

« Engourdissement ; tremblement général ; nausées, vomissements ; sueurs froides ; syncopes et convulsions ; délire ; pouls fréquent, irrégulier.

2° PÉRIODE, RÉACTION.

« Cardialgie; douleurs précordiales; douleurs dans toutes les jointures; jaunisse; retour lent à la santé. Les douleurs articulaires persistent quelquefois plusieurs années. »

Les effets de la *latrodecte de Volterra* ont été observés par Marmocchi et Toti vers la fin du siècle dernier, époque à laquelle ces insectes se multiplièrent beaucoup. Au dire de ces auteurs, la morsure cause une douleur vive; en peu d'instants les malades deviennent comme paralysés des membres inférieurs et supérieurs, et incapables de se tenir sur leurs pieds; ils éprouvent de violentes douleurs à l'estomac, et une grande oppression qui augmente quand ils sont dans des lieux fermés. Ils souffrent d'une langueur universelle et d'un tremblement particulier de l'articulation du genou. Leur pouls est profond, serré, mais il n'est pas toujours fébrile; ils éprouvent des sensations irrégulières de froid et de chaud, de la céphalalgie, des vertiges, des vomissements. La tuméfaction du ventre survient bientôt. Ils souffrent de convulsions plutôt internes qu'externes, et perdent le sommeil. Chez quelques-uns il y a du délire, une fièvre assez forte, rétention d'urines, et d'autres symptômes graves, tels que : agitation continuelle, dyspnée extrême, priapisme, etc. Quant à la partie mordue, on n'y remarque qu'une petite pustule rousse, avec un très-petit point noir au centre.

La durée de cette maladie est de trois à quatorze jours, et presque toujours elle se juge par des sueurs copieuses et par le développement d'une espèce de fièvre artificielle. Le Dr Toti cite deux observations d'individus qui moururent des suites de la piqûre d'une de ces araignées, faute d'avoir reçu aucun secours médical.

M. Graells, médecin et naturaliste distingué, remit en 1834 à la *Société entomologique* de France une note dans laquelle il faisait part de l'apparition de la *latrodecte malmignatte* (autrefois genre *théridion*) pendant les années 1830 et 1833, sur quelques points de la Catalogne, principalement dans la campagne de Tarragone, où quelques personnes faibles moururent des suites de la morsure, et dans le Vendrell, où les paysans en furent effrayés à ce point de ne plus oser sortir pour leurs travaux.

Voici, d'après le Dr Graells, les symptômes que détermine la morsure de la *latrodecte malmignatte* : «Sensation de piqûre assez désagréable au moment où a lieu la morsure qui, bien examinée, est double, parce qu'elle est faite par les deux mâchoires de l'insecte à la fois; ce qui se manifeste bientôt plus clairement par deux cercles rouges, lesquels se réunissent en formant une aréole œdémateuse indiquant le siége de la tumeur qui va se développer plus tard sur la plaie.

La douleur devient brûlante, se prolonge le long du membre, et atteint les régions inguinales ou axillaires suivant la partie mordue; les glandes se tuméfient et deviennent douloureuses, et l'intervalle qui les sépare du siége de la piqûre se marque de taches livides sur le trajet des vaisseaux lymphatiques. La douleur gagne peu à peu jusque dans l'abdomen et le thorax avec une sensation de chaleur ardente, une forte constriction à la gorge, tension du ventre, ténesme vésical sans pouvoir évacuer une seule goutte d'urine, et prurit douloureux à l'extrémité du gland. Bientôt après se manifeste une douleur aiguë à la tête qui se répand tout le long de la colonne vertébrale, et aussitôt surviennent des convulsions générales plus marquées vers les extrémités où se fait sentir un fourmillement très-pénible suivi quelquefois d'insensibilité surtout aux pieds ; ceux-ci généralement ont une teinte livide, tandis que le reste du corps paraît enflé.

Les malades sont dans un état remarquable de prostration morale ; ils témoignent un grand désespoir, une affliction profonde, la frayeur de la mort qu'ils croient prochaine ; ils changent continuellement de position, soupirent et se plaignent ; portent la main à la tête où il leur semble qu'on les pique avec des épingles ; leur visage est tantôt pâle, tantôt enflammé et menaçant. La respiration est difficile, le pouls faible, fréquent et irrégulier, la peau froide et couverte d'une sueur abondante, froide et visqueuse. Les malades ressentent une grande ardeur intérieure et demandent de l'eau froide qu'ils boivent avec avidité. Dans quelques cas la vue se perd ; dans d'autres la voix devient très-faible, ou il y a dans les oreilles des bruits très-prononcés ; le corps se couvre quelquefois de taches livides.

L'intensité des symptômes dépend de la faiblesse du sujet, de la force de l'insecte et du nombre des piqûres.

La durée du mal varie ; la décroissance en est annoncée par une sueur chaude et halitueuse, par l'élévation du pouls, la facilité de la respiration et de l'émission de l'urine, et par la diminution de tous les symptômes. La convalescence est précédée de lassitude générale, de beaucoup de tristesse, de constipation, de douleurs dans les mollets, etc., et quant à la partie mordue, dans quelques cas il s'y forme une tumeur qui passe à suppuration ; dans d'autres cas, la tache va s'effaçant peu à peu (1).

IV

Après avoir exposé, comme nous venons de le faire, l'action qu'exerce sur l'homme sain et sur l'homme malade le venin des tarentules, et celui de plusieurs autres arachnides, nous devons appeler l'attention sur quelques particularités qui leur sont communes. Et d'abord il y a une analogie très-frappante entre les phénomènes produits par la piqûre de ces insectes et ceux qu'on observe de l'ingestion de leur venin ; fait remarquable qui, ainsi que le fait observer M. Ozanam, se trouve en oppo-

(1) *Annales de la Société entomologique.* t. XI, p. 205.

sition avec la distinction que M. Claude Bernard a prétendu établir entre les *poisons* et les *venins* (1).

Les tarentules ont aussi cela de commun avec les autres arachnides qu'elles déterminent soit par l'inoculation, soit par l'ingestion dans les voies digestives, deux périodes distinctes : 1° une période de collapsus, de stupeur, d'algidité, pendant laquelle se produisent tous les symptômes qui caractérisent un état de concentration de toutes les facultés vitales ; 2° une période de réaction dans laquelle la nature, pour se délivrer du poison qui l'opprime, produit une série de mouvements depuis la plus faible réaction fébrile jusqu'au délire, aux convulsions et à l'ataxie la plus violente.

La périodicité est un autre des faits curieux et intéressants qui nous occupent. La piqûre des tarentules et de plusieurs autres arachnides détermine en effet des symptômes qui ont une périodicité de *jours*, de *semaines* et même d'*années* ; circonstance tout à fait rare et de grande importance pour la thérapeutique. Cette propriété, du reste, est connue depuis l'antiquité, et l'emploi des toiles d'araignées dans les fièvres intermittentes, renouvelé dans ces dernières années, était déjà recommandé par Pline et ses commentateurs.

Toutes les arachnides dont les piqûres ont été observées produisent des sueurs copieuses, et c'est même le moyen par lequel se jugent les effets de

(1) Claude Bernard, *Leçons sur les substances toxiques et médicamenteuses*. Paris, 1857.

leur morsure. Toutes excitent notablement le système cérébro-spinal et produisent soit l'agitation irrégulière, convulsive et semi-paralytique des membres, appelée *scelotyrbe* par Marmocchi dans son travail sur la *latrodecte*, soit les convulsions cloniques du tarentulisme. Enfin le venin de toutes les araignées trouble plus ou moins l'appareil génito-urinaire, en modifiant la sécrétion et l'excrétion de l'urine, ou en provoquant du côté de l'appareil génital le priapisme, la nymphomanie, la métrorrhagie, la leucorrhée, etc.

Malgré ces analogies et ces ressemblances, chacun de ces venins conserve ses caractères propres qui ne permettent de le confondre avec aucun autre ; personne en effet ne prendra les effets de la tarentule pour ceux de l'araignée-diadème, du théridion ou de la malmignatte. Aussi ne peut-on douter du parti immense que la thérapeutique pourrait tirer de ces différences bien étudiées, en prenant pour base la loi des semblables, la seule capable de rendre fécond un pareil travail, qui autrement resterait tout à fait stérile.

V

Nous ne voulons pas terminer sans faire une réflexion que nous suggèrent les faits que nous venons de passer en revue. Si nous étendions à un plus grand nombre de poisons animaux les comparaisons que nous venons de faire entre les venins des arachnides, nous verrions que tous ces poisons du règne animal offrent des points nombreux de ressemblance.

Ainsi, à la morsure du scorpion succèdent des frissons, l'engourdissement des membres, les vomissements, les convulsions plus ou moins générales, la perte de la mémoire, le délire, des douleurs dans tout le corps, des tremblements, le hoquet et des syncopes; ensuite le pouls devient plus ou moins fréquent, il y a de la fièvre et des sueurs générales. — La morsure de la vipère développe des symptômes locaux très-intenses et des symptômes généraux encore plus marqués; soif ardente, syncopes, stupeur, sueurs froides, jaunisse et toutes sortes de troubles nerveux; puis, visage enflammé, pouls fréquent, délire et tous les autres symptômes d'une réaction désordonnée. — Le Lachesis manifeste une perturbation encore plus considérable des centres vitaux; la dépression des forces est plus profonde, le trouble de l'innervation générale et locale plus violent; plus grave aussi est le désordre qui en résulte dans les systèmes sanguin et lymphatique, ainsi que dans l'appareil digestif, à ce point qu'aucune réaction salutaire n'est plus possible et que la mort en est la conséquence inévitable. Mais, à cela près du degré d'intensité, tous ces divers empoisonnements offrent les ressemblances les plus frappantes.

Nous pourrions passer en revue beaucoup d'autres principes virulents, celui de la rage entre autres; mais nous ne voulons qu'indiquer un sujet qui réclame plus de place que nous ne pourrions lui en consacrer ici, et un plus grand nombre de faits que ceux qui ont été recueillis jusqu'à présent ; notre but a été seulement d'appeler l'attention sur ces remarquables analogies, dont l'étude pourra enrichir un jour la matière médicale et la thérapeutique.

QUATRIÈME PARTIE

PATHOGÉNÉSIE DE LA TARENTULE.

––––––

CHÁPITRE IX.

Expérimentation pure de la Tarentule. Mode d'expérimentation
qui a été suivi. Tableau des symptômes.

I

Nous n'avons rien à ajouter à ce que nous avons
dit dans l'introduction touchant l'époque où nous
avons commencé à expérimenter ce puissant médicament, et les difficultés qui nous ont arrêté. Nous
devons seulement rappeler que la tarentule expérimentée est la tarentule espagnole, soumise entière
et vivante à la trituration avec le sucre de lait jusqu'à
dessiccation complète ; de cette trituration, on a
obtenu les suivantes jusqu'à la quatrième, avec un
grain pour 99 grains de sucre de lait ; à partir de la
quatrième, on a préparé les dynamisations ultérieures
par la méthode ordinaire. Les expérimentations
ont été faites avec des globules de la sixième et de

la douzième dynamisation; seulement, une femme
de 40 ans, extrêmement sensible et impression-
nable, a fait usage de la troisième trituration. Le
Dr Tejedor expérimenta la douzième et la 200°,
mais il fut obligé de suspendre à cause des effets
trop énergiques de la dynamisation la plus élevée.
Nous devons ajouter que, dans le but d'éviter
l'influence de l'imagination, on laissait ignorer
aux observateurs le nom du médicament.

La dose généralement employée a été de 40 à 100
globules par jour de la sixième ou de la douzième
dilution, en deux ou trois prises. Dès que les symptômes commençaient à se manifester, les prises
étaient suspendues jusqu'à leur cessation d'effet, et
le plus souvent les premières doses ont suffi pour
obtenir tous les symptômes possibles dans chaque cas.

C'est en 1846 que nous avons entrepris d'expérimenter la tarentule; depuis lors, chaque fois qu'il
nous a été possible de nous occuper de cet important sujet, nous avons cherché à employer des personnes placées dans des conditions et des circonstances très-diverses; c'est ainsi que la tarentule a
été expérimentée dans plusieurs provinces d'Espagne et de France, par des hommes d'âges, de
tempéraments et de caractères très-différents, par
des filles à l'âge de puberté, des femmes adultes et
d'autres arrivées à l'âge critique. Les notes originales qui sont entre nos mains retracent fidèle-
ment les altérations que le venin a déterminées dans
l'économie animale; nous nous sommes borné à
placer ces notes en ordre et à en interpréter quel-

ques-unes dont la lecture eût été fastidieuse et certainement sans profit pour le lecteur.

Voici les noms des expérimentateurs :

Médecins.

MM. J. Perry, Suarez, Monge, Fernandez del Rio, Tejero, Tejedor, Cuesta, Dubost, Hernandez, Ros.

Etrangers à la profession.

Sous la direction du Dr Cuesta, une jeune personne de 18 ans et une autre de 22.

Sous la direction du Dr Iturralde, une jeune fille de 13 ans et une de 15.

Sous la direction du Dr Alvarez Gonzalez, une femme de 40 ans, et de M. le comte Louis de Chateignier, une demoiselle de 20 ans et une dame de 42 ans déjà sous l'influence de l'âge critique.

Tarentule espagnole (1).

Doses employées, 3. 12, 200.

Durée d'action, six à huit semaines. *Reproduction des symptômes* au bout de trois mois et d'une année.

Antidotes. Le Phosphore et la Tarentule elle-même à une plus haute dynamisation, comme antidotes généraux.

_____

(1) Les tarentules mâles et femelles qui ont servi à l'expérimentation pure, et dont nous avons donné le dessin, ont été recueillies par M. le Dr Mariano de la Paz Graells, dans la résidence royale du Prado, au mois de juillet, époque où, suivant tous les observateurs, le venin de ces insectes acquiert le plus d'énergie. Nous n'avons pas constaté de différence bien sensible entre les effets de la tarentule mâle et ceux de la femelle; pourtant il nous a été démontré que la femelle les détermine plus promptement et avec plus de violence.

Aconit, **Baryt.** mur. Bovista, Chelidun. majus, Copr., Lycop.
Magn., Mosch., Natrum, Pulsat., Rhus, Spigel, Sulf. et Zinc,
comme antidotes de différents groupes de symptômes qui se
présenteront dans la pathogénésie.

Symptômes généraux et conditions de leur manifestation.

Nous consignerons ici beaucoup de symptômes
déjà rapportés dans la première partie de ce travail;
mais on les trouvera cette fois réunis aux conditions dans lesquelles ils se sont offerts aux expérimentateurs, formant, pour ainsi dire, des états
morbides complets, dont nous croyons la connaissance fort utile pour la pratique et pour l'appréciation du médicament, objet de notre étude.

Contraction des muscles de l'épigastre avec inquiétude et besoin de
s'agiter.
Bâillements avec besoin d'agiter les jambes.
Le besoin d'agiter les jambes s'étend aux mains, avec désir de
saisir un objet, puis de le jeter ; ensuite fatigue générale.
Bâillements avec inquiétudes dans les jambes, besoin de les agiter
sans cesse ; sécheresse et amertume de la bouche et de la gorge.
5. — Châleur brûlante à la tête, au visage et aux oreilles, avec
augmentation réelle de la chaleur de ces parties ; *oppres-*
sion de la respiration et inquiétude générale ; soubresauts des
tendons et amertume insupportable de la bouche et de
la gorge, avec grande sécheresse. *Besoin de remuer la tête*
latéralement en la frottant contre quelque chose.
Besoin d'agiter constamment les mains, les pieds et la tête (1).

(1) Le besoin de s'agiter, de remuer tout le corps ou quelques
parties, est caractéristique de ce médicament ; il se retrouve particulièrement dans les symptômes 15, 19, 67, 81, 87, 138, 141, 181,
205. 206. 230, 484, 488, 545, 828, 841, 850, 851, 853, 861, 865. (J. P.)

Contorsions et mouvements extraordinaires de la tête et des mains.

Tremblement convulsif de la moitié du corps.

Tremblement du corps; tous les membres sont agités (*J.Perry*).

10. — Spasmes en général (*id.*).

Danse de St-Guy (*id.*).

Spasmes convulsifs, on se roule par terre; les dents sont serrées; il semble que la respiration soit interceptée, un son rauque sort de la gorge (*id.*).

Spasmes, soubresauts, tremblement général, teinte bleuâtre de la peau (qui n'est point de la cyanose), chair de poule, froid, cris qui n'ont rien d'humain (*id.*) (1).

Oppression, malaise, mouvements continuels des bras, des jambes et du tronc; impossibilité de rien faire ni de rester en repos.

15. — Agitation; on ne peut rester en place; inquiétude sans motif; appréhensions, puis vertiges; on est obligé de s'asseoir; frisson, malaise, fièvre qui augmente et devient violente, avec exaltation et gesticulations (*J. Perry*).

Besoin de changer de place. de s'asseoir par terre et de s'agiter constamment. Besoin de pleurer, avec beaucoup d'agitation et d'inquiétudes dans les membres inférieurs surtout. On est forcé de prendre sans cesse toutes sortes de positions.

Forts pincements dans différentes parties du corps qui causent des soubresauts, avec contractions des muscles latéraux du cou, *douleur brûlante dans la gorge et dans les dents;* symptômes qui augmentent dès qu'on est témoin de l'affliction d'une autre personne, et aussi par le bruit, la conversation et la fumée de tabac (2).

(1) Rapprocher ces symptômes 12 et 13 de 54, 55, 57, 75, et de ceux qui caractérisent l'hystérie 663-668.   (J. P.)

(2) Si *la chorée* ou *danse de St-Guy* est une maladie caractérisée par des contractions involontaires et irrégulières qui se manifestent à des intervalles variables dans divers muscles, surtout dans ceux des membres, obligeant les sujets à exécuter des mouvements

Convulsions par suite de la compression de la moelle épinière, avec émission involontaire des matières fécales
(*J. Perry*).

Convulsions (par la même cause); paralysie, rétention complète des matières fécales et des urines (*id.*).

20. — Grande ardeur dans la tête; les cheveux gênent au
point qu'on a envie de s'en débarrasser. On tourne constamment la tête sans trouver une place pour la reposer.

*La femme éprouve une impatience, une inquiétude, une agitation
extrême, de la mauvaise humeur, de l'oppression de la respiration et l'envie de s'arracher les cheveux.*

*Chaleur brûlante dans tout l'intérieur du corps. avec besoin de
faire des contorsions.*

Chaleur brûlante dans la tête, la face et la gorge, avec soif
ardente et inquiétude générale.

CHALEUR BRULANTE PARTOUT LE CORPS ALTERNANT AVEC UN FROID
GLACIAL QUI FAIT GRELOTTER , ET SE RÉPÈTE SOUVENT ; PIEDS
CONSTAMMENT FROIDS.

Froid et tremblement général, plus prononcés aux extrémités in-

désordonnés et bizarres, et si ces contractions s'aggravent par les
impressions morales de toutes sortes, ce que les auteurs reconnaissent unanimement, on ne peut méconnaître qu'il n'y ait une
grande ressemblance entre cette maladie et les symptômes qui
précèdent, surtout ceux compris depuis le n° 6 jusqu'au 15. Ce
qui permet d'attendre de la *tarentule* les plus grands services dans
le traitement de la chorée.

Cette analogie entre la chorée et quelques-uns des effets du venin
de la tarentule n'a pas échappé non plus au Dʳ Ozanam qui, dans
les *Indications thérapeutiques* par lesquelles il termine son travail
sur le *Tarentisme* (V. à la fin de notre monographie, a inscrit la
chorée au nombre des affections que la tarentule devait être apte
à guérir).

Nous voyons en outre au symptôme 11ᵉ que le Dʳ Perry, conduit
de son côté par la similitude que nous signalons, a constaté clini-
quement l'efficacité de ce médicament dans la danse de Sₜ-Guy.

Depuis que nous avons inséré cette note dans notre édition espagnole, des faits nombreux, dont nous consignons quelques-uns
dans la partie clinique, sont venus confirmer nos présomptions et
le témoignage du Dʳ Perry.

férieures ; les ligaments des articulations coxo-fémorales et fémoro-tibiales, semblent se contracter et se relâcher rapidement, en produisant un bruit pareil au craquement du bois ; en même temps, sueur froide très-copieuse (1).

25. — Grande prostration des forces et douleurs de meurtrissure par tout le corps.

Relâchement complet et prostration générale des forces, avec sommeil léthargique (2).

Fatigue générale, avec urines excessivement abondantes (3).

Grande prostration de forces, mollesse avec abattement général, fatigue et douleurs dans les articulations des hanches, des mains et des doigts.

Lassitude générale quand on se lève et qui dure tout le jour, avec voix enrouée. Faiblesse et peu de disposition physique et morale pour le travail.

30. — Faiblesse de tous les membres, chancellement en marchant, engourdissement général, hébétude (*J. Perry*).

Difficulté de marcher à cause des douleurs ; faiblesse extrême ; soif, inappétence ; après le repos la fatigue continue, mais avec gaieté et envie de rire qui durent jusqu'à l'heure du coucher, où il est pris de tristesse ; le sommeil est tranquille, quoique mêlé de rêves.

Fourmillement général par tout le corps, avec bâillements, coliques et excitation vénérienne.

Accès de paralysie caractérisé ainsi : fourmillement général qui commence à huit heures du soir avec forte douleur à l'occiput, suivi d'engourdissement du tronc et des membres arrivant au point de rendre tout mouvement impossible ; *Natr. mur.* ayant été donné comme antidote, immédiatement après survint une agitation générale avec crainte de perdre la raison, qui s'égara aussitôt,

(1) Ces symptômes furent calmés par *Met. alb.* 8000° dil.

(2) Qui cessa par le *Carbo. vég.* 200°.

(3) Rapprocher ce symptôme de 568 à 571, 576 et aussi de 396 à 398, et de 425 à 438, qui tous caractérisent à un si haut degré le *Diabète.* (J. P.)

le sujet se mordant et s'égratignant lui-même avec rage
(l'*Acide phosphor.* employé alors fit cesser cet état). Le
sujet éprouva ensuite de la soif, des bâillements, des
horripilations, avec tremblement et douleur de tête (1).

Les muscles de tout le corps semblent raccourcis, les douleurs en sont insupportables, léger mouvement fébrile
(*J. Perry*).

35. — Rétraction d'un ou de plusieurs muscles (*id*).

'Rétraction des muscles : la bouche, les yeux sont de
travers, avec sensation générale comme si tout le corps
était amoindri, atrophié (*id.*).

Toute une moitié du corps semble comme atrophiée, avec
rétraction des muscles; la tête et l'épaule sont fortement
deviées vers la hanche (*id.*).

Douleurs dans tous les membres qui semblent être rhumatismales (*id.*).

Douleurs générales, mais principalement dans les os des
bras (*id.*).

40. — Affections des os en général (*id.*).

Douleurs générales avec gonflements goutteux (*id.*).

Gonflement des articulations après qu'on eut fait cesser, par
l'emploi de la Tarentule, une douleur anxieuse dans le
côté droit qui allait par moments jusqu'à ôter la respiration (*id.*).

Douleurs arthritiques (*id.*) (2).

Douleurs erratiques soulagées un peu par les frictions
chaudes (*id.*).

45.—Douleurs musculaires par tout le corps, après avoir tenu
les mains dans l'eau froide.

_____

(1) Cette espèce de fièvre, qui se renouvela d'une manière intermittente et dont les accès ultérieurs se terminèrent par de la chaleur et de la sueur, céda entièrement à l'*Alumina*. (V. les symptômes
Fièvre.) Néanmoins, dans cet accès, on employa aussi le *Conium*
200e. Nous devons ajouter que ces divers accès furent suivis d'une
disposition à la bonne humeur.

(2) Voir la note du symptôme 865.   (J. P.)

Les souffrances du cœur et les troubles de la circulation s'aggravent également lorsque les mains ont été tenues dans l'eau froide. (Voy. les sympt. du cœur et des artères.)

Les douleurs des aines, comme de relâchement, s'aggravent dans l'eau froide.

L'air froid produit des douleurs dans les os comme si on les sciait.

La position dans laquelle on se trouve le plus commodément est assis par terre. *Le changement de temps et l'humidité aggravent tous les symptômes.*

50. – Les symptômes se manifestent de préférence dans l'après-midi et le soir (*J. Perry*).

Amélioration des symptômes à l'air libre.

Beaucoup des symptômes de ce médicament sont soulagés en marchant ou se promenant et plus encore dans la position assise; quelques douleurs augmentent quand on est à cheval, celles du tronc, par exemple, tandis que l'oppression de poitrine et les maux de cœur sont soulagés (*Cid*) (1).

Pendant la promenade sensation désagréable comme celle que l'on éprouve après un saisissement, une frayeur; ce qui dura une demi-heure, et fut suivi d'une grande langueur.

Reproduction de tous les symptômes au bout de vingt-cinq jours.

55. — Bâillements, spasmes, excitation nerveuse qu'un rien aggrave, chez les femmes surtout (*J. Perry*).

Accès d'oppression et de suffocation, avec pleurs, cris et pandiculations (attaques de nerfs) (*id.*) (2).

Faiblesse, syncopes, avec infiltration des jambes et des parois du ventre (*id.*).

---

(1) Voir aussi comme influences des causes immédiates les effets produits par la musique. 9. 91 à 94.   (J. P.)

(2) Rapprocher ces symptômes de 12, 13, 54, 55, 57, 75, 76 et 77, et des symptômes hystériques 663-668.   (J. P.)

Syncopes, crises nerveuses avec pleurs et cris; infiltration
générale (*id.*).

Infiltration générale presque subite, oppression, étouffements, anxiété, les dents sont serrées, symptômes nerveux (*id.*).

60.—Hydropisies générales et partielles (*id.*).

Phénomènes généraux dus à la scrofule (*id.*).

Rachitisme des constitutions scrofuleuses (*id.*).

Rachitisme dû au principe syphilitique (*id.*).

II

MORAL — INTELLIGENCE — SOMMEIL.

Tristesse sans motif (*J. Perry*).

65.— Tristesse, mauvaise humeur, besoin de se coucher.

Grande tristesse. Vers midi, elle s'accompagne de pensées de
mort.

Tristesse, gémissements comme s'il lui était arrivé un
malheur, avec besoin de s'agiter et de changer de position.

*Tristesse et peine profonde avec trouble général et nausées qui
obligent à se coucher.*

Tristesse, abattement et découragement qui cesse vers le
soir en prenant des aliments.

70.—Tristesse et taciturnité avec pesanteur de tête et envie de
dormir; bâillements avec faiblesse musculaire et paresse;
mauvais goût de la bouche et langue saburrale (1).

Angoisse, anxiété qui, partant du creux de l'estomac,
cause de la tristesse avec crainte de quelque malheur; ce
qui ne dure que quelques minutes ou quelques secondes,

---

(1) La tristesse, l'indifférence et le dégoût pour tout, produits par
ce médicament, se manifestaient particulièrement le matin jusque
vers trois heures après-midi, avec une aggravation marquée à
partir de midi. Et dans la seconde partie de l'après-midi jusqu'au
soir, la bonne humeur revenait.

mais se reproduit jusqu'à douze fois dans un même jour,
et avec le plus de force quand on se repose après un
exercice du corps un peu actif. (Ce symptôme parut le
quarante-cinquième jour de l'expérience et dura jusqu'au
centième.)

*Dans l'après-midi, envie de pleurer sans pouvoir verser de larmes
comme par un profond chagrin*, la mort d'une personne
aimée par exemple.

Mélancolie profonde (1); tristesse avec larmes. *Pulsat.* 1,000
en fut l'antidote, et alors il y eut une faim insatiable avec
désir de choses qu'on repoussait auparavant.

Bâillements fréquents, pandiculations et envie de pleurer le
matin.

75.—Accès de larmes sans motif (*J. Perry*).

Oppression, suffocation, puis larmes sans motifs avec cris
et pendiculation. (*id*).

Larmes que l'on ne peut arrêter chez une jeune fille ou une
jeune femme. Interrogée, elle cherche un motif à ses
larmes, et laisse supposer qu'il en existe, bien que ce ne
ne soit pas (*J. Perry*).

Sentiment pénible et grand déplaisir, comme si on ne pouvait réaliser une chose vivement désirée, avec larmes
abondantes.

Larmes et bâillements avec sensation de faiblesse à l'estomac.

80. —Gémissements pendant la nuit jusqu'après le lever, avec
forte céphalalgie et douleur pressive à la région du
cœur.

Bâillements, distraction, gémissements suivis de toux.

Gémissements avec oppression et douleur au cœur comme

---

(1) La tristesse, la morosité, la dépression du moral, sont non-
seulement des effets presque constants de la morsure de la tarentule, mais se sont montrés aussi d'une manière remarquable dans
les diverses expérimentations pures ; ils indiquent donc ce médicament dans la mélancolie, la lypémanie, etc. (Voy. entre autres
les sympt. 30, 543, 566, 647, 692, 695, 704, 706, 709.)   (J. P.)

si un malheur lui était arrivé. Les extrémités inférieures sont froides avec des crampes.

Gémissements pour la moindre contrariété que les consolations ne font qu'augmenter.

Humeur indifférente.

85.—Dans la soirée, indifférence à tout ce qui l'entoure ; inattention aux conversations même les plus intéressantes.

Morosité, le malade ne veut pas répondre aux questions qu'on lui adresse (*J. Perry*).

Inquiétude, malaise, dégoût, ennui ; besoin de remuer la tête.

Inquiétude, agitation, colère, besoin irrésistible de remuer les jambes.

Impatience, agitation et mauvaise humeur, ardeur à se livrer à ses occupations.

90. — Bâillements et douleurs pongitives (passagères) dans les fausses côtes, avec alternatives de bonne et de mauvaise humeur.

La musique produit du malaise, de l'ennui, de l'agitation avec contraction des doigts et besoin de les mouvoir.

La musique diminue les symptômes : bien-être, rires, gaieté; ensuite mauvaise humeur.

Alternatives de tristesse et de gaieté avec retour des forces. Les bons effets de la musique continuent à se produire, suivis de sueur générale.

La musique appelée *tarentelle* charme et récrée le sujet; il marque la mesure avec la tête, le tronc et les membres.

95.—La musique égaye et soulage; le sujet sue et éprouve un brisement général (ce qui se dissipe par une dose de *Zinc*, 200e).

Grande excitation causée par la musique; au bout d'une heure de cette excitation sueur générale abondante.

Humeur variable; il passe tout à coup de la tristesse à la gaieté, de la sérénité aux idées fixes, à l'inquiétude.

Ennui alternant avec la gaieté.

Gaieté et bonne humeur dans la rue qui disparaissent en

entrant dans la maison, et font place à une grande tristesse.

100.—Gaieté et bien-être; disposition à plaisanter.

Joie et vive émotion avec tremblement en voyant des personnes aimées ou seulement de connaissance.

Très-bonne humeur tout le jour.

Caractère plus doux peu après avoir pris le médicament;
beaucoup moins de disposition à se mettre en colère.

Le quatrième jour de l'action du médicament, les troubles
moraux diminuent : gaieté et disposition à rire.

105.—Paresse et faiblesse musculaire, bâillements et pandi-
culation; pensées tristes qui vont en augmentant jusqu'à
midi, où, à la suite d'une émotion agréable, elles se changent en une gaieté excessive qui dure toute la soirée.

Quatorze jours après la prise du médicament, la bonne
humeur touchait à la folie, la disposition à rire et à plaisanter était excessive.

Envie de plaisanter, de jouer et de rire. Gaieté excesssive.

Gaieté excessive (chez une jeune fille de quinze ans, d'un
tempérament lymphatique nerveux, qui entrait dans la
puberté), la cause la plus insignifiante la faisait rire.

Éclats de rires nerveux (*J. Perry*).

110.—Rires qui suffoquent (*id.*).

Rires suivis de larmes avec tremblement des membres (*id.*).

Rires que rien ne peut faire cesser, suivis de cris (*id.*).

Rire stupide suivi de hoquet et de spasmes (*id.*).

Chez un sujet d'un caractère doux il se fait un changement
tel qu'il devient insupportable; mais, sous l'influence
d'une excitation vénérienne qui se manifeste, l'état moral
s'améliore notablement.

115.—Ennui, mauvaise humeur, disposition à se fâcher, contrairement à son habitude et à son caractère.

Mauvaise humeur, avec bon appétit.

Mauvaise humeur, disposition à se fâcher ou à parler brusquement; besoin d'agiter les membres *avec douleur déchirante dans l'estomac et pressive, dans la région latérale gauche*

de la poitrine; beaucoup de soif et besoin de se mettre les doigts dans la bouche.

Irritabilité nerveuse et mauvaise humeur à la plus légère contrariété.

Grande irritabilité; désir de frapper ceux qui l'entourent, et de se frapper soi-même.

120. — Grande colère, fureur; on ne connaît plus rien.

Fureur, égarement, taciturnité, envie de se maltraiter et de maltraiter ceux qui veulent l'en empêcher. Cuisson dans les points qu'il a grattés. (Ces symptômes sont calmés par le *Rhus tox.*)

Crainte d'être atteint du typhus.

Peur, tremblement; le malade ne sait où se réfugier, croyant être attaqué (*J. Perry*).

Désir d'être couché sans lumière et sans qu'on lui parle.

125. — Crises nerveuses *exagérées* chez les femmes et les jeunes filles (*J. Perry*).

Crises simulées; la jeune fille feint l'insensibilité, regarde de côté pour voir l'effet produit sur ceux qui l'entourent. (État anormal du moral) (*id.*) (1).

Le malade rit, danse, court, gesticule, sans s'apercevoir qu'il est l'objet de l'étonnement (*id.*).

Chants jusqu'à ce que le malade s'enroue et tombe épuisé (*id.*).

Commencement de folie; on chante, on danse, on pleure, sans fièvre (*id.*).

130. — Aliénation mentale chez des sujets enclins à la tristesse et généralement moroses (*id.*).

Aliénation mentale par suite d'un amour malheureux (*id.*).

Accès de folie; elle se comprime la tête avec les mains et se tire les cheveux; puis elle se calme pendant six minutes; de nouveau elle s'agite avec des plaintes et des menaces, elle frappe avec les mains la partie supérieure de sa tête, s'égratigne et ne répond pas aux questions qu'on lui

(1) Rapprocher de ces deux symptômes 182.　　　　(J. P.)

N. B. Les nᵒˢ de symptômes indiqués dans les *Notes* précédentes étant la plupart inexacts, voyez les rectifications à l'*Errata*.

adresse; l'attitude et le ton sont menaçants; mouvements d'impatience dans les jambes; elle se donne des coups sur tout le corps en continuant ses menaces; son affliction est profonde; ses vêtements la gênent.—Son inquiétude continuant, ses paroles sont décousues, entremêlées de menaces, de paroles de mort; elle se croit blessée, est saisie d'un tremblement général. — Bientôt elle éprouve une douleur de ventre qu'elle calme en le comprimant avec ses mains; elle semble écouter et répondre par des paroles et des gestes; enfin expression de joie burlesque. Elle sort de ce délire en accusant une violente douleur de tête; les yeux semblent vouloir sortir de leurs orbites; elle voit de petites figures en mouvement devant elle et agite les mains.

Faiblesse de la mémoire, paresse pour les travaux intellectuels.

Peu d'intelligence et mauvaise mémoire.

135. — Manque de mémoire accompagné de bonne humeur; versatilité, pleurs, soupirs, irrésolution. (Chez une femme de 26 ans qui accusait de violents désirs vénériens.)

Perte complète de la mémoire; elle ne comprend pas les questions qu'on lui adresse; elle ne reconnaît pas les personnes qu'elle voit habituellement, ne sait plus réciter ses prières. Ensuite elle a un moment de gaieté suivi d'une tristesse profonde, avec envie de pleurer, gémissements, palpitations de cœur, oppression de poitrine, douleur de tête, chaleur brûlante et sueur générale (1).

III

SOMMEIL.

Insomnie complète toute la nuit et douleur pongitive dans les tempes.

(1) La faiblesse de la mémoire est un des symptômes caractéristiques de ce médicament, on la voit accompagner un grand nombre d'autres symptômes, entre autres 312, 372, 649, 650, 665, 774, 804, 806.   (J. P.)

Insomnie complète, avec grande agitation nerveuse ; changement continuel de position, impossibilité absolue de goûter le repos.

Insomnie jusqu'à cinq heures du matin ; il dort alors une demi-heure, en faisant des rêves tristes et désagréables. Il se lève ayant du tremblement, beaucoup de tristesse et de la céphalalgie, comme si la tête eût reçu des coups.

140. — Insomnie jusqu'à quatre heures du matin, puis sommeil où il croit tomber de cheval, et fait au sujet d'une personne des rêves dont l'impression le tourmente jusqu'à ce qu'il soit tout à fait éveillé et que la vue de cette personne lui ait démontré son erreur.

Insomnie avec grand malaise et agitation nerveuse, changement continuel de position jusqu'à cinq heures du matin, où il dort pendant une demi-heure avec des rêves tristes ; *puis il s'éveille en sursaut, haletant, avec fortes palpitations et saisissement comme après un cauchemar.*

Rêves prolongés qui finissent bientôt par réveiller le sujet et qui sont suivis de douleurs de tête.

Rêves d'abord joyeux de plaisirs et de jeux, qui dégénèrent en choses tristes, jusque vers trois heures du matin, où il s'éveille avec la tête entreprise et douloureuse, mais sans se rappeler ce qu'il a rêvé.

Sommeil léger avec beaucoup de rêves ; *au réveil, hébétude et douleur de tête* avec sensation comme si quelque chose s'y remuait à l'intérieur.

145. — Sommeil agité, avec rêves de mort. Pollutions.

Sommeil agité dans l'après-midi, avec rêves de bêtes féroces qui vont le dévorer ; il s'éveille tremblant et épouvanté en se rappelant son rêve.

Rêves tristes, avec impressions désagréables et gémissements.

Rêves touchant ses affaires, puis de grands dangers d'animaux venimeux, etc.

Il rêve qu'un grand nombre de taureaux courent sur lui et vont l'atteindre, qu'il est obligé de se jeter à l'eau et qu'il se noie. Il s'éveille tout effrayé, avec tremblement général et mal de tête.

150. — Rêves durant plusieurs heures de morts, de malheurs dont on est menacé. Il s'éveille avec une douleur de tête pressive. (Le médicament qui combat la disposition à ces rêves est *Baryta muriatica*.)

Sommeil tranquille par intervalles, avec rêves tristes d'injures et de mépris.

Sommeil prolongé avec rêves tristes.

Rêves agréables, délicieux, qui inspirent la gaieté et sont suivis de rêves de campagnes fleuries, et de grand plaisir. Au lever mauvaise humeur qui dure plusieurs heures.

Grande somnolence et pesanteur du corps le soir et la nuit, comme durant les chaleurs accablantes de l'été.

155. — Sommeil invincible pendant qu'on travaille; on dort assis par terre.

Retour du sommeil invincible, mais durant peu de temps.

Sommeil invincible à la même heure; la musique lui cause une impression triste.

Sommeil irrésistible avec douleur compressive dans le bas-ventre, les hanches et la matrice.

Sommeil tranquille jusqu'à deux heures du matin; ensuite rêves tristes puis gais. Au réveil, bonne humeur, envie de plaisanter et meilleure disposition pour toutes ses occupations.

160. — Sommeil tranquille dans lequel on parle pendant trois heures.

Depuis le quatrième jour qui suit la prise du médicament, sommeil meilleur, surtout vers le matin; au réveil, bien-être général qui lui fait regretter de quitter le lit.

Vers le huitième jour de cette modification dans le sommeil, et durant les six jours qui suivirent (par consé-quent du douzième au dix-huitième jour après la prise du médicament), il survint une espèce de somnolence, mais accompagnée toujours d'une sensation agréable. Le

vingtième jour la somnolence diminua, mais se fit sentir
encore jusqu'au trente et unième jour.

Trois mois après l'expérimentation le sommeil continuait
encore à être meilleur.

IV

FIÈVRE.

Froid aux pieds suivi de froid général avec bâillements.

165. — Bâillements insupportables puis spasmes, hoquet, ré-
gurgitations, plaintes et gémissements, agitation, froid,
puis fièvre (*J. Perry*).

Bâillements prolongés qui fatiguent la mâchoire, spasmes,
besoin de s'étirer, crampes d'estomac puis envies de
vomir, malaise général, froid, pâleur, frissons, fièvre
violente (*id.*).

Au réveil, froid violent et tremblement général, claquement
des dents, douleur de brisure à tout le corps et surtout au
côté gauche de la poitrine, suivis de chaleur brûlante puis
d'une sueur acide. Ensuite sommeil avec rêves dans
lesquels il lui semble être éveillé et au bord d'une rivière
dont il regarde couler l'eau ; et, lorsque ensuite il regarde
le ciel, il devient triste. Pollutions.

Après un accès de folie, froid général, tremblement violent,
horripilation, claquement de dents, douleur de tête compressive, soif ardente avec crainte de boire de l'eau qu'ensuite il désire beaucoup.

Après un nouvel accès de folie (voy. Symptômes du *Moral*),
les bâillements et le froid des accès intermittents précédents reparaissent (combattus avec avantage par *Alumina*).

170. — Frisson dans l'épaule pendant une heure, suivis de douleur dans toute la tête et dans le gros orteil du pied droit.

Froid et frisson continuels durant quatre jours, sauf pendant
les nuits où elle dort ; tout son corps est endolori et brisé,
surtout au mouvement. Les deux premiers jours, douleurs

dans les jambes et à la tête. Le second jour, vomissement
bilieux le matin; le quatrième jour, à la même heure, étant
couchée, sueur légère. Cette fièvre fut accompagnée en
outre de coryza et de toux; elle reparut à la fin de l'expérimentation. Après cette fièvre, la femme sujet de cette
observation se sentit lourde et abattue durant huit jours,
pendant lesquels elle eut les yeux injectés et les paupières comme agglutinées le matin.

Frissons durant plusieurs heures; douleurs lancinantes
dans les reins, ou comme si on les broyait; élancements
dans les membres ; céphalalgie avec bruissement
dans les oreilles. A sept heures du soir, grand froid
qui l'oblige à se coucher pour se réchauffer, ce qu'il
obtient difficilement au bout de deux heures; fièvre
toute la nuit, et le jour suivant chaleur peu considérable; vomissement de bile sans effort le matin.
Cette fièvre se manifesta de nouveau à la fin de l'expérimentation.

Faiblesse dans les jambes, obnubilation, vertiges, crampes
d'estomac, puis hauts-le-corps sans vomissement. Froid,
rien ne peut réchauffer, avec teinte gris terreux (ou
bleuâtre) de la face (*J. Perry*).

Frissons, chaleur plus grande, pouls fréquent, étourdissement, céphalalgie, cuisson dans les yeux; soif, mais l'estomac refuse l'eau; inappétence et chaleur dans le
ventre.

175. — Frissons, horripilations et tremblement général, froid
glacial; bâillements; soif violente avec besoin de s'étirer;
douleur de tête comme si elle était fortement comprimée;
symptômes semblables à ceux du premier stade d'une
fièvre intermittente (durant une heure). Ensuite douleur
au cœur comme s'il voulait sortir de la poitrine; douleur
dans le bras gauche, suivie de faiblesse musculaire, toux e‘
chaleur; puis chaleur avec soif ardente, *douleur dans le
bras gauche, sécheresse de la bouche, oppression, respiration
haletante, dyspnée.*

Grande chaleur par tout le corps qui va en augmentant, sans être sensible au toucher.

Alternatives de chaleur et de froid, *avec douleur un peu aiguë à la région du foie.* (Cet état fut précédé de douleur de tête et d'augmentation de la chaleur.)

ARDEUR BRULANTE A TOUT LE CORPS, ALTERNANT AVEC UN FROID GLACIAL *qui fait trembler et se répète souvent; pieds constamment froids.*

Chaleur ardente, forte soif et grande envie de dormir sans pouvoir y parvenir à cause de l'agitation nerveuse.

180. -- CHALEUR ARDENTE A LA PEAU QUI EST D'UN ROUGE ÉCARLATE. *Soif dévorante, céphalalgie avec douleur de brisement à tout le corps, pendant une heure; ensuite sueur générale abondante; forte odeur de fièvre, céphalalgie, douleurs à tout le corps et soif. Sommeil pendant la chaleur et la sueur* (1).

Agitation, on ne peut rester en place; inquiétude sans motif, appréhension, puis vertige; on est obligé de s'asseoir; frissons, malaise, fièvre qui augmente et devient violente, avec exaltation, gesticulations; rougeur des joues; les yeux brillent d'un éclat extraordinaire (*J. Perry*).

État fébrile quotidien qui consiste en augmentation de la chaleur, pouls très-fréquent, chaleur trop vive dans le creux des mains, envie de rester toujours couché, avec préoccupations exagérées au sujet de son mal, ou manie de faire croire qu'on est très-malade, quoique sa souffrance soit peu de chose.

Bâillements précurseurs de la fièvre quotidienne vespertine (laquelle est combattue par *Alumine*).

Malaise, vertiges, crampes d'estomac, nausées, froid pénible, pâleur terreuse du visage, puis chaleur et fièvre violente avec peau sèche et sensible (*J. Perry*).

185. — Malaise, stupeur, vertiges, avec violentes crampes d'estomac qui provoquent des hauts-le-corps sans résultat; froid, visage livide; quelques gouttes de sueur

---

(1) Voir à la fin (NOTE DU TRADUCTEUR) les analogies de ce médicament avec la *Belladone.*

perlent à la racine des cheveux; fièvre avec délire furieux (*J. Perry*).

Sueurs débilitantes avec malaise général (*id.*).

Sueurs la nuit causées par le travail digestif (*id.*).

Pouls dur et fréquent (V. les sympt. du Cœur.)

V

PEAU.

Pincements à différentes parties du corps qui se reproduisent pendant deux nuits de suite.

190. — Léger picotement à toute la partie antérieure du tronc, à l'anus, à la partie interne et antérieure du tiers inférieur des jambes.

Prurit général comme celui de la gale.

Beaucoup de picotements et de démangeaisons par tout le corps, surtout à la tête, au visage, aux paupières et aux tempes.

Picotements à tout le corps pendant la nuit, comme ceux que produiraient un grand nombre de puces.

Fourmillement et légère ardeur à toute la surface du corps.

195.—*Sensation de picotement et d'ardeur à tout le corps vers minuit; la peau devient d'un rouge écarlate pendant une demi-heure.* Ensuite goût amer de la bouche et gonflement du ventre qui est douloureux à la pression.

Ardeur et couleur écarlate de tout le corps, avec sueur à la tête et au visage pendant la toux.

Éruption semblable à la miliaire au visage; chaleur ardente générale durant trois jours, accompagnée de bonne humeur et de perte de la mémoire (1).

Éruption de petits boutons par tout le corps, surtout à la tête et aux tempes, accompagnée de picotements et de cuisson, et qui se terminent par une légère suppuration.

Éruption très-confluente de boutons au visage, au cou et

(1) Ces trois sympt. 194 à 197 et 265, ainsi que 169, 180, rapprochés de ceux de la gorge, semblent indiquer ce médicament dans la miliaire pourprée. Voir aussi pour les symptômes de la miliaire les éruptions à la face 372 et 373. (J. P.)

aux autres parties, sauf les pieds et les mains, avec augmentation très-notable de la chaleur, picotements, cuisson quand on se gratte, et aggravation vers le soir (durant 27 jours). ·

200. — Taches hépatiques sur le corps, tantôt ici, tantôt là, puis, lorsqu'elles ont disparu par l'emploi du médicament, retour des symptômes utérins (*J. Perry*).

Taches rougeâtres sur le cou et parfois sur la joue; constitution affaiblie par de fréquentes pertes utérines, et symptômes hystériques (*id.*)

Taches ecchymotiques sur la peau, aux membres et aux parties charnues, dont la dimension varie depuis celle d'une pièce de 10 c. jusqu'à celle d'une pièce de 5 fr., avec pertes utérines d'un sang pâle, faiblesse et malaises gastriques (*id.*).

CUIR CHEVELU. ·

Picotements le long de la suture sagittale avec éruption de croûtes jaunâtres.

VI

TÊTE.

Contorsions et mouvements extraordinaires de la tête et des mains, avec colère et agitation nerveuse.

205. — Besoin de remuer la tête de gauche à droite, et de la frotter contre quelque chose, avec mauvaise humeur.

Besoin de remuer constamment la tête, les mains et les pieds.

Vertiges tout à coup, à l'air, ou en descendant l'escalier, se renouvelant plusieurs fois (*J. Perry*).

Vertiges passagers pendant la nuit.

Vertiges avec embarras de la tête dans la soirée.

210. — Vertiges de différentes sortes et si violents qu'ils font tomber par terre, mais sans perte de connaissance.

Vertiges, afflux du sang vers la tête qui est lourde; malaise gastrique (*J. Perry*).

Vertiges, tournoiements, malaise, renvois, nausées, l'estomac se soulève, efforts pour vomir, et même vomissement
des aliments.

Vertiges (précédés de symptômes gastriques) qui augmentent en portant quelque chose de lourd sur la tête.

Vertiges après le déjeûner, avec mauvais goût de la bouche.

215. — Céphalalgie avec vertiges en fixant les yeux sur quelque objet.

Étourdissement accompagné d'érection incomplète, et sensation de fourmillement au voile du palais.

Étourdissement avec forte douleur de la région du cervelet.

Douleur de tête avec sueur générale et chaleur brûlante ;
*oppression de poitrine et palpitations de cœur ; tristesse, envie
de pleurer.*

Douleur de tête dans la soirée, qui augmente en courant
beaucoup.

220. — Douleur de tête augmentée par le toucher qui cause
une sensation très-désagréable

Céphalalgie à la région du front, du vertex et des pariétaux,
comme si on y versait de l'eau froide. avec beaucoup de
bruit dans l'intérieur de la tête (1).

Douleur de tête comme si on y versait une grande quantité
d'eau froide, et qui diminue en comprimant la tête.

Le matin au lit, sensation comme d'eau froide qui serait
versée de la tête sur tout le corps, sans douleur (le 42e
jour).

Céphalalgie gravative avec larmoiements et grande pesanteur sur les orbites qui empêche d'ouvrir les yeux.

225. — Céphalalgie gravative durant cinq heures.

Céphalalgie gravative vers le soir.

Pesanteur de tête, surtout le soir.

Le matin, au réveil, grande pesanteur de tête et chaleur qui

(1) Peu de médicaments dans notre matière médicale produisent
cette sensation d'eau froide versée sur le corps ; elle se retrouve
au contraire assez souvent dans la tarentule pour mériter d'être
signalée.   (J. P.)

empêche en quelque sorte d'ouvrir les yeux, et en même temps pyrosis.

Douleur qui s'étend à toute la partie postérieure de la tête, avec besoin de la serrer avec les mains, ce qui procure du soulagement.

230.—Douleur de tête profonde avec inquiétude et agitation qui empêchent de rester à la même place, avec malaise et angoisse intérieure comme au début d'une maladie grave; la douleur s'étend tantôt vers le front, tantôt vers l'occiput, avec horreur pour la lumière qui lui arrache aussitôt des plaintes et des cris.

Douleur de tête comme si on la serrait avec force, au réveil.

Il s'éveille avec une douleur de tête pressive qu'il attribue aux rêves prolongés qu'il vient de faire.

Douleur pressive dans la tête, avec sensation comme si les yeux sautillaient.

Douleur pressive et contusive dans la tête et dans la poitrine.

235. — Douleur et chaleur dans toute la tête au lever.

Douleur et chaleur dans la tête au réveil; puis alternatives de chaleur et de froid avec douleur assez aiguë à la région du foie.

Douleur de tête avec ardeur dans la partie antérieure du ventre, accompagnée de tristesse; indifférence et sensation de douleur aux régions dorsales et palmaires des deux mains.

Forte douleur de tête, avec crainte de perdre la raison, grande sécheresse de la langue, inquiétude et malaise extrêmes.

Douleur de tête au lever qui l'oblige à se recoucher, comme si on lui donnait des coups de marteaux qui retentiraient jusque dans la gorge.

240. – *Douleur de tête avec beaucoup d'oppression, d'étouffements; palpitations de cœur et prostration des forces.*

Douleur de tête pendant la nuit, avec élancements permanents et sifflement dans les oreilles comme si le sang se portait fortement à la tête. Après s'être couché il s'endort un moment ; mais, en s'éveillant, il a la même douleur qui se prolonge tout le jour suivant. (Un bain de pieds pris le soir le soulage. C'était le 30ᵉ jour de l'expérimentation.)

Après un peu de fièvre, pesanteur de tête durant huit jours.

Douleurs constrictives et élancements dans la tête et la matrice.

Forte céphalalgie avec douleur compressive au cœur, amertume de la bouche et soif.

245. — *Le matin, au lever, douleur de tête comme si on la frappait, avec tremblement, grande tristesse, toux, oppression de poitrine et prostration des forces* jusqu'à neuf heures, où la douleur de tête augmente en s'étendant jusque dans la gorge et le cou, avec rigidité des muscles de cette partie.

Chaleur et ardeur à la tête avec forte coloration des joues et sueur dans le creux des mains.

Douleur dans les régions supérieures, postérieures et latérales de la tête, avec beaucoup de chaleur.

Douleur avec chaleur dans les parties supérieures, postérieures et latérales de la tête.

Douleur de tête avec ardeur qui s'étend au visage et plus particulièrement aux yeux.

250. — Douleur de tête semblable à la migraine, avec impossibilité d'ouvrir les yeux, et tendance de la tête à se porter en arrière (1).

Douleur à la partie moyenne et supérieure de la tête, qui s'étend jusqu'aux pommettes, avec nausées et envies de vomir.

Douleurs pressives et martelantes dans toute la tête et particulièrement au côté droit, qui s'étend à tout ce côté de la face, avec malaise et angoisse d'estomac.

(1) Les symptômes 211 à 214, 236, 244, 251 à 253, et ceux 228, 236, 244, 440 à 442, 448, 458, 720 et 721, indiquent la tarentule dans les migraines et les troubles du côté de la tête qui sont sous la dépendance des voies digestives. Voyez aussi à ce sujet la note au symptôme 464. (J. P.)

Douleur gravative au front, avec délabrements d'estomac et nausées pendant la nuit.

Douleur au côté droit de la tête (que la *Pulsat.* fait disparaître).

255. — Douleur dans le côté droit de la tête et à la tempe, pendant la nuit, accompagnée d'une sensation désagréable.

Douleur au côté droit de la tête et au front.

Élancements dans la tête pendant la nuit, près de l'oreille droite.

Vers une heure de l'après-midi, élancements sous le sourcil droit et dans la tempe de ce côté, avec la même sensation que si l'on y versait de l'eau froide. Ce double symptôme se faisait sentir tantôt dans les tempes, tantôt dans les yeux, les côtés de la tête, le front ou la racine du nez. Quelquefois, quand le siége de la douleur était au front ou dans les côtés de la tête, il n'y avait pas d'élancements, mais plutôt la sensation d'un grand bruit à l'intérieur.

Élancements dans le côté gauche de la tête.

260. — Élancements dans le côté gauche de la tête et dans l'œil droit.

Élancements le matin au côté gauche de la tête, avec démangeaisons dans l'oreille droite.

Forts élancements dans la tête, surtout au côté gauche, pendant la nuit.

Douleur de tête, surtout au côté gauche, jusque dans l'œil du même côté.

Pesanteur dans le côté gauche de la tête.

265. — Douleur dans toute la tête, mais plus intense au front, avec chaleur et sueur durant tout le jour (chez une jeune fille impubère), avec éruption dans l'après-midi de petits boutons miliaires sur le visage et le front.

Douleur constante au front par moments, avec sensation de constriction au nez.

Douleur au front, avec sensation de pression dans les os du nez.

Douleur pongitive au front et dans l'hypogastre.

Douleur dans le front et le côté droit de la tête.

270. — Élancements au front qui passent dans la tempe.

Élancements au front et dans la tempe droite.

Douleur pulsative au-dessus de l'orbite droit.

Douleur vive au front avec augmentation de la chaleur.

Douleur et ardeur au front durant un moment.

275. — En baissant la tête pendant qu'on est assis, douleur légère et passagère comme celle que produirait un air très-froid.

En penchant la tête en avant la douleur augmente, et à son tour celle de l'occiput s'aggrave en penchant la tête en arrière, de même pour celle des parties latérales, quand on incline la tête de l'un ou l'autre côté.

A partir de trois heures de l'après-midi jusqu'à sept heures, douleur dans le front, surtout au côté droit, qui s'aggrave lorsqu'on se baisse, prenant alors le caractère d'une pression qui s'étend jusque dans les yeux (le 29ᵉ jour de l'expérimentation).

Élancements dans les deux tempes pendant la nuit.

Névralgie aux tempes.

280. — Névralgie aux régions temporales (chez une jeune fille de 15 ans) au bout de vingt-quatre heures.

Forte douleur qui parcourt toute la tête jusqu'aux tempes et au nez, où il éprouve une sensation comme celle qui précède une épistaxis.

Douleur dans les deux tempes en toussant.

Douleur lancinante, mais passagère, dans les deux tempes.

Douleur dans la tempe droite.

285. — Élancements subits dans la tempe droite.

Le soir, élancements dans la tempe droite.

Élancements dans le front et la tempe droite.

Élancements dans la tempe gauche.

Élancements dans la tempe gauche pendant la nuit.

290. — Douleur à l'occiput comme des coups de marteau, qui s'étend jusqu'aux tempes.

Douleur de tête, surtout à l'occiput et aux tempes, comme si on lui donnait des coups de marteau, pendant la toux.

Tête entreprise et forte douleur à la région du cervelet (1).

Douleur à la région de l'occiput, comme si on le traversait avec un clou.

Douleur profonde à l'occiput, avec soif ardente.

295. — Douleur de pression à la partie postérieure de la tête jusqu'à la nuque (qui cesse par *Aconit*).

Ardeur et chaleur brûlante à l'occiput qui s'étend à toute la partie postérieure de la tête.

YEUX.

Douleur dans les deux yeux et le front, le matin.

Douleur dans l'œil droit.

Douleur intérieure dans les yeux et les orbites, comme des coups. et sous les paupières, comme s'il y était entré un corps étranger, du sable par exemple.

300. — Rougeur de la sclérotique, surtout vers l'angle interne, avec sensation d'un corps étranger, d'un petit gravier.

Douleurs dans les yeux et les orbites comme s'ils recevaient une étincelle, avec ardeur brûlante.

Douleur brûlante dans les yeux, surtout la nuit. Les paupières sont collées le matin. (Le 100e jour de l'expérimentation, chez un sujet qui n'avait jamais eu aucune affection des yeux.)

Élancements dans l'œil gauche le soir.

Élancements qui, de l'œil gauche, s'étendent jusque dans le pariétal du même côté, et qui diminuent par la pression extérieure pendant la nuit.

305. — Élancements dans l'œil droit le matin.

(1) Il est intéressant de rapprocher les symptômes 32 et 33, 216. 217, 230 et 290 à 296, de ceux que ce médicament produit sur l'appareil génital, ainsi que des troubles si remarquables qu'il détermine dans les muscles volontaires et dans la coordination des mouvements. (J. P.)

Pesanteur dans l'œil droit pendant la nuit.

Pesanteur dans l'œil gauche.

Douleur dans l'œil gauche comme si on y versait de l'eau froide.

Douleur dans l'œil droit le soir, avec difficulté à voir, et apparition de petites étoiles devant l'œil.

310. — Larmoiement.

Picotements dans les yeux et écoulement de larmes épaisses.

Larmoiement avec sensation d'un grain de sable sous les paupières ; coryza léger, toux sèche, enrouement, bonne humeur et faiblesse de la mémoire.

Picotement au bord des paupières qui augmente en les frottant.

Picotement aux paupières, surtout de l'œil droit et vers l'angle externe.

315. — Picotement aux paupières avec yeux cernés et visage triste.

Picotement aux paupières avec sensation d'âpreté et de grattement dans le larynx et la trachée ; disposition d'esprit indifférente.

Au réveil, les paupières sont agglutinées par de la chassie.

Mouvements involontaires de la paupière supérieure droite durant quelques minutes.

Vers le soir, en regardant attentivement un objet, il lui semble qu'il ne voit pas bien de l'œil droit.

320. — Illusion de la vue ; il lui semble qu'une toile d'araignée passe devant ses yeux (1).

Faiblesse de la vue ; elle ne distingue pas bien nettement les objets, aussi bien au grand jour que dans un endroit peu éclairé (chez une jeune fille qui avait toujours été myope).

Obscurcissement de la vue (depuis sept heures jusqu'à dix heures du matin).

(1) Rapprocher de ces symptômes et des suivants 326, 327 et 328.

Il éprouve de la difficulté à voir, comme s'il y avait un voile devant les yeux, ce qui augmente à la clarté du soleil.

La lumière lui fatigue les yeux ; la société et la conversation lui sont désagréables.

325. — Horreur pour la lumière qui lui arrache des plaintes et des cris, pendant une céphalagie profonde accompagnée d'angoisse, etc.

Photophobie avec visions d'ombres, de figures et de différents objets, et, par moments, éclairs brillants devant les yeux.

Visions d'animaux monstrueux qui l'effrayent. .

Visions qui varient de figures, d'insectes, d'ombres, etc.; les couleurs rouge, jaune, verte, et surtout noire, produisent devant les yeux comme un brouillard épais. Hallucinations qui font voir dans la maison des personnes étrangères.

Yeux cernés, avec pâleur du visage.

330. — Yeux cernés de bleu et regard triste.

OREILLES.

Douleur dans l'oreille droite qui dura tout le jour, s'aggravant dans l'après-midi et pendant les éructations ; vers le soir la douleur cesse en courant.

Forte douleur dans l'oreille, les dents et la tempe du côté droit, pendant la matinée, avec ardeur dans cette oreille jusqu'au soir, où la douleur se fixa à la tempe, en s'exaspérant par moments. La joue droite était un peu enflée avec sensation de fourmillement qui augmentait au toucher ; brisement de tout le corps.

Douleur violente par moments dans les oreilles, sourde et profonde pendant les rémissions.

Douleur à l'entrée du conduit auditif, qui s'exaspère au toucher et cause la même sensation que si l'on traversait la tête avec un clou.

(1) V. 229.   (J. P.)

335. — Violente douleur à l'entrée du conduit auditif qui augmente au plus léger contact et produit un tremblement général.

Douleur obtuse dans l'oreille droite avec augmentation de la sécrétion du cérumen.

Douleur déchirante dans l'oreille droite.

Douleur déchirante dans l'oreille droite avec chaleur et tantôt bourdonnements, tantôt bruit de cloches. Dysécée.

Élancements dans l'oreille gauche, le matin de bonne heure.

340. — Élancements au-dessous de l'oreille gauche.

Douleur pongitive dans le conduit de l'oreille droite.

Dou'eur lancinante dans l'oreille interne et les trompes d'Eustache.

Picotements dans l'oreille droite.

Picotements dans l'oreille droite, le soir.

345. — Bruit dans les deux oreilles.

Bruit dans les oreilles.

Bruit dans l'oreille semblable au son éclatant d'une cloche, au réveil, qui disparaît après qu'on s'est levé.

Diminution du bruit dans les oreilles après une forte douleur de tête produite par une espèce de congestion momentanée.

Bruit dans les deux oreilles avec écoulement séreux du côté droit.

350. — Bruit dans l'oreille droite avec sécrétion d'une matière muqueuse.

Sécrétion muqueuse abondante par l'oreille droite.

Le matin, au lever, claquement dans l'oreille droite, suivi d'un flux d'humeur brunâtre et épaisse.

Pendant la nuit, claquement et bruit dans l'oreille malade, par laquelle, en même temps, il entend un peu.

Claquement dans l'oreille droite accompagné de douleur et de hoquet.

355. —Surdité des deux oreilles pendant huit jours, avec bourdonnements, sifflements et vertiges.

Sensation de constriction dans le nez.

Le matin, deux heures après avoir pris le médicament, fort picotement dans la narine gauche et éternuements fréquents comme s'il avait pris du tabac.

Epistaxis légère.

En se lavant le visage, il s'écoule quelques gouttes de sang par la narine gauche.

360. — Coryza et éternuements.

Coryza de la narine droite et sensation d'élancement qui irradie de cette narine jusqu'au sommet de la tête.

FACE.

Douleurs de contusion dans les os de la face.

Douleurs dans l'angle de la mâchoire droite ou gauche, si violentes qu'il croît en devenir fou (*J. Perry*).

Douleurs dans la mâchoire inférieure; il semble que toutes les dents vont tomber; ni le froid ni la chaleur ne le soulagent (*id.*).

365. — Douleur dans la direction du nerf maxillaire inférieur droit, avec sensation de chatouillement à la surface interne de l'estomac, tête étourdie, éblouissements et bourdonnements d'oreille de peu de durée.

Douleur dans le nerf maxillaire inférieur droit, avec douleur gravative dans l'articulation huméro-cubitale gauche, comme si les ligaments en étaient relâchés. Peu de minutes après, légers borborygmes dans l'S du côlon, accompagnés d'une notable augmentation de chaleur dans l'estomac, qui s'étend à la cavité thoracique, avec un peu de moiteur. Au bout de six minutes, propension au sommeil avec céphalalgie gravative et pâleur du visage. Au bout de huit minutes la tête est dégagée, mais il se manifeste une douleur mêlée d'élancements dans les filets

nerveux de la partie interne et latérale de la lèvre supérieure gauche. Au bout de onze minutes, douleurs très-
légères au fond de l'estomac dans sa grande courbure. Et,
lorsque ces symptômes ont cessé, le sujet éprouve une
grande envie de dormir avec pesanteur sur les yeux, et
douleur lancinante dans la tubérosité sciatique gauche.

Sensation de chaleur au visage.

Joues colorées, avec chaleur ardente à la tête, ardeur et
sueur dans les paumes des mains.

Éruption de boutons aux joues et près des commissures des
lèvres, avec picotements qui augmentent après qu'on s'est
gratté.

370. — *Éruption très-confluente de boutons sur le visage, le cou et
d'autres parties du corps, sauf les mains et les pieds, avec
chaleur, picotements, et cuisson après qu'on a gratté; aggravation la nuit.* (Cette éruption dura vingt-sept jours.)

Au bout de soixante heures *éruption abondante de boutons* à
tout le visage, et plus sur le côté droit que sur le gauche
(durant trente jours).

Éruption miliaire au visage, avec trouble de la vue, chaleur
et sueur générale ; diminution de la mémoire, mais bonne
humeur. (Durant trois jours.)

Éruption de petits boutons au front, semblable à la miliaire, qui
se produisent trois heures après la prise du médicament,
s'étendent sur le visage jusqu'au bas de la mâchoire inférieure et la partie supérieure du cou. Cette éruption est
précédée avant son apparition de faiblesse générale, et
accompagnée de cuisson par tout le visage, de céphalalgie frontale et de vertiges. Elle disparaît au bout de trois
jours ; mais la sensation d'ardeur au visage persiste, ainsi
que le trouble de la vue. Cet état se prolongea pendant
deux jours avec éternuements et coryza.

Dartre furfuracée sur le front et le visage, avec yeux cernés et
par moments faiblesse générale.

375.—Dartres sur le front et d'autres parties du visage avec picotements, comme par des aiguilles, sous le menton.

VII

DENTS.

Légère douleur dans les racines des incisives et des molaires, qui augmente quand elles se rencontrent ; en même temps symptômes gastriques.

Douleur de dents avec hoquet, quoiqu'il n'y eût aucune dent cariée.

Légères douleurs pulsatives dans la canine supérieure droite, pendant la nuit.

Douleur dans les dents et dans la joue droite, comme si elles avaient reçu l'impression du froid.

380.—Douleur sourde dans toutes les dents, avec cuisson dans toute la muqueuse de la bouche.

Douleur dans les dents accompagnée de fourmillements comme si un insecte les parcourait en courant.

Douleur d'arrachement à toutes les dents avec chaleur brûlante et sueur qui coule sur le visage.

Douleur d'arrachement dans les dents de la mâchoire supérieure, plus forte à celles du côté droit.

Douleur pulsative dans les dents qui fait faire la grimace.

385.—Douleur convulsive dans les dents avec gémissements et tristesse.

Douleur légère dans les dents supérieures du côté gauche, en recevant l'impression de l'air, le matin. (Chez une jeune fille de 24 ans d'un tempérament nerveux.)

Douleur dans toutes les dents qui semblent vaciller, et sensation par moments comme si elles étaient traversées par une étincelle électrique ; en même temps douleur constrictive dans l'intérieur du nez, et pulsative dans les yeux et les orbites (1).

Les gencives des incisives et des premières molaires saignent continuellement.

_____

(1) Rapprocher ce symptôme de 363 à 366 (douleurs névralgiques aux mâchoires). (J. P.)

Ardeur, sensation brûlante aux lèvres comme après un accès de fièvre.

390. — Raccornissement de la muqueuse du palais, comme si elle avait été échaudée, et que l'*épithélium* en eût été enlevé.

Mêmes symptômes à la muqueuse de la bouche et de la gorge, avec chaleur et cuisson brûlante; en même temps douleur à la région du sacrum et à la moitié gauche du scrotum.

Douleur d'excoriation au palais, surtout en mangeant, dès le matin.

Légère constriction dans l'arrière gorge avec sentiment douloureux en avalant dans la soirée.

Sensation dans la bouche, à la langue et à la voûte palatine semblable à celle que produit la crème de tartre; et dans la gorge comme s'il y tombait sans cesse une goutte d'eau froide. Renvois amers.

395. — Grande sécheresse de la bouche et des dents, comme si elles n'eussent jamais été humectées.

Sécheresse et âpreté de la langue, depuis le soir jusqu'après le déjeûner du jour suivant.

Très-mauvais goût de la bouche durant tout le jour; sensation de sécheresse de la langue, quoiqu'elle soit humide.

Goût acide et pâteux dans la bouche, le matin; les aliments ont une saveur acidulée, salée et piquante.

Goût pâteux de la bouche.

400. — Aphthes très-douloureux à la langue.

Tache à la base de la langue, espèce d'ulcère aphtheux, large comme une lentille (*J. Perry*).

Tache sur la langue, au voisinage de la luette, sorte d'ulcération aphtheuse très-petite, avec fétidité de l'haleine (*id.*).

Tache blanche au palais qui a de la tendance à s'élargir (*id.*).

Tache de nature suspecte dans la bouche et l'isthme du gosier (*id.*).

405. — (Cancer de la langue au début, avec ou sans fétidité de la bouche?) (*id.*).

(Cancer de la joue, de la lèvre inférieure ou du nez, au début?) (*id.*)

Léger picotement dans la gorge avec toux sèche.

Douleur dans la gorge en parlant, bâillant, toussant et avalant.

Douleur de gorge en avalant, et en même temps élancement dans l'œil gauche.

410. — Conctriction douloureuse de la gorge, en avalant, avec aggravation des symptômes de la bouche en fumant.

Douleur de gorge en avalant avec un peu d'injection de la muqueuse.

Douleur au côté droit de la gorge en toussant, durant tout le jour.

Forte douleur pulsative dans la gorge.

Douleur dans la gorge et les amygdales, avec souffrance de la tête qui est brûlante.

415. — Douleur pressive dans les amygdales avec bâillements, besoin de s'étirer et douleur incisive dans le poumon gauche et le cœur.

Élancements douloureux dans l'amygdale droite qui irradient jusque dans la partie latérale gauche de la tête.

Douleur et gonflement de l'amygdale droite qui n'empêche pas la déglutition.

Constriction douloureuse dans l'amygdale droite qui se propage à l'oreille, et augmente en avalant.

Sensation d'embarras dans l'œsophage.

420. — Défaut d'appétit avec légère douleur d'estomac, pesanteur de tête, besoin de dormir, et après avoir mangé envies de vomir.

Manque total d'appétit, avec répugnance pour les aliments, même pour le pain ; douleur déchirante dans l'estomac, douleurs flatulentes dans le ventre, avant et après avoir mangé.

Inappétence pour tous les aliments, même pour ceux que l'on aimait le mieux auparavant ; tous ceux que l'on prend ont un mauvais goût ; douleur d'estomac.

Défaut complet d'appétit à l'heure du déjeûner, avec soif qui dura tout le temps de l'expérimentation.

Défaut d'appétit avec grande soif, mais il n'ose pas boire de peur que cela ne lui fasse mal.

425.—Défaut d'appétit, les aliments répugnent, avec beaucoup de soif et crainte de boire.

Défaut d'appétit avec prostration générale des forces, soif ardente et vomissement des aliments ingérés.

Un peu d'appétit ; mais indigestion avec symptômes bilieux, après une contrariété.

Appétit, mais prompte satiété et beaucoup de soif.

Besoin de manger avec soif ardente.

430.—Soif, perte de l'appétit, dégoût pour les viandes rôties, faiblesse progressive, prostration (*J. Perry*).

Malaise, soif continuelle, appétence pour les crudités (*id.*).

Perte de l'appétit, appétence pour les crudités, dégoût des viandes, affaiblissement général, maigreur (*id.*).

Soif continuelle, malaise, appétence pour les crudités (*id.*).

Soif continuelle, malaise indéfinissable (*id.*).

435. —Soif inextinguible.

Amertume de la bouche, soif avec douleur pressive à la région précordiale et forte céphalalgie.

ESTOMAC.

Hoquet avec douleur de dents sans qu'il y en ait de gâtées.

A deux heures de l'après-midi, hoquet avec sensation de claquement dans l'oreille droite, et douleur comme si on en raclait avec force l'intérieur.

Après le déjeûner, hoquet durant une demi-heure, suivi de légers tortillements dans le ventre, envies d'aller à la selle, et selle molle vers trois heures.

440.—Pyrosis le matin au réveil, avec beaucoup de pesanteur et de chaleur dans la tête, qui empêche presque d'ouvrir les yeux.

Défaillances d'estomac et nausées avec céphalalgie frontale gravative pendant la nuit.

Nausées, envies de vomir avec douleur à la partie supérieure de la tête, qui s'étend jusqu'aux pommettes.

Nausées et envies de vomir qui obligent à se coucher, en même temps tristesse profonde.

Nausées et vomissements un moment après le lever.

445. — Nausées et vomissement de matières aigres en s'habillant, suivi de beaucoup d'ardeur dans tout le ventre et surtout à l'épigastre (chez une jeune fille dont les règles avaient paru la veille pour la première fois).

Une petite douleur d'estomac pendant la nuit ôte le sommeil et produit un vomissement bilieux.

Vomissement après le repas, suivi de douleur à la région ombilicale, et de vertiges qui augmentent quand on porte quelque chose de lourd sur la tête.

Angoisse dans l'estomac, avec douleurs pressives, pulsatives dans la tête, surtout au côté droit, jusque dans la moitié correspondante de la face. ·

Angoisse à la bouche de l'estomac, accompagnée d'un grand malaise, et qui se reproduit pendant cinquante jours de suite.

450. — Malaise de l'estomac avec flatuosités le matin.

Sensation de dégoût dans l'estomac, comme après une indigestion.

Sensation de dégoût comme après une indigestion, à neuf heures du matin, jusqu'à onze heures, accompagnée de langueur, de malaise, de borborygmes, de salivation abondante et de sensibilité des gencives, même en mâchant des aliments qui ne sont pas durs.

Avant et après le repas de midi, sensation dans l'estomac, comme si un corps léger en remontait vers la poitrine.

Léger chatouillement dans l'estomac avec douleur dans l'articulation scapulo-humérale, comme si les ligaments en étaient relâchés.

455. — Douleur d'estomac à la pression, avec appétit régulier.

Douleur d'estomac le matin après avoir ingéré quoi que ce soit.

Le soir, une heure après avoir mangé, douleur sourde dans l'estomac qui dure une demi-heure et se renouvelle les jours suivants durant moins de temps.

Douleur d'estomac avec pesanteur de tête, grande somnolence, manque d'appétit à l'heure accoutumée, et, après avoir mangé, propension au vomissement.

Légère douleur d'estomac *qui s'étend vers le côté gauche*, à huit heures du soir.

460. — Douleur dans l'estomac, vers le côté gauche, avec pression dans la poitrine et dyspnée.

Douleur d'estomac et de ventre qui ne lui ôte pas l'envie de jouer et de plaisanter.

Douleurs dans l'épigastre et le ventre auxquelles on ne peut donner de nom (*J. Perry*).

Douleur dans l'estomac qui augmente par la pression extérieure, et qui se propage jusqu'à la face, aux dents, aux oreilles et aux tempes.

Symptômes gastriques avec légère douleur dans les racines de toutes les dents, principalement quand elles se rencontrent (1).

465. — Douleur d'estomac comme s'il était très-plein, avec trem-

(1) Plusieurs symptômes de l'estomac et des voies digestives sont remarquables par les douleurs sympathiques qu'ils éveillent ou qu'ils accompagnent du côté de la face, des oreilles, des mâchoires et des dents, et dont le caractère est névralgique ou congestif. (V. 376, 377, 442, 448, 452, 463, 464, et rapprocher ces symptômes de tous ceux où les douleurs de tête sont en rapport avec l'état gastrique, et qui sont signalés dans la note au symptôme 250.   (J. P.)

blement des jambes et douleurs dans tout le ventre, qui s'étendent aux côtes et aux aines.

Douleur et sensation de pesanteur dans l'estomac, quatre jours avant l'apparition des règles, et le jour même où elles devaient paraître.

Pesanteur d'estomac pendant la nuit avec expulsion abondante d'une salive claire comme de l'eau.

Oppression douloureuse à l'épigastre et à la base de la poitrine, avec difficulté de respirer ; on est obligé de se ployer en avant, sans pouvoir faire d'autres mouvements.

Vers le soir, gastralgie augmentée par la pression extérieure et qui dura deux jours.

470. — Pendant la nuit véritable gastralgie, avec grande inquiétude.

Douleur angoissante dans l'estomac, comme lorsqu'on est resté très-longtemps sans manger.

Douleur angoissante et comme de défaillance dans l'estomac le matin, augmentée par la pression et par le changement de position, s'étendant en haut et en bas, avec nausées et goût pâteux douceâtre de la bouche.

Contractions musculaires de l'estomac, avec inquiétude et besoin de s'agiter.

Crampes d'estomac (*J. Perry*).

475. — Douleur au creux de l'estomac comme si cette partie était violemment serrée par un lien (*id.*).

Douleur à l'estomac comme si on l'étirait.

Douleur déchirante dans l'estomac, avec pression dans le côté gauche de la poitrine, grande soif et besoin de se remuer et d'agiter les membres.

Douleur d'estomac *déchirante* avec ennui et tristesse.

Douleur d'estomac comme si on le déchirait, avec chaleur, coliques et vomissement d'aliments.

480. — Douleur d'estomac comme si on le déchirait, suivie de douleurs de ventre et de douleurs pressives et brûlantes dans la matrice, le sacrum et les hanches.

Douleur déchirante d'estomac et de ventre comme des douleurs flatulentes, avant et après le repas, avec inappétence et répugnance pour les aliments.

Douleur d'estomac déchirante pendant plusieurs heures, avec douleurs lancinantes dans la rate ou au-dessous de la clavicule gauche, et par intervalles élancements dans le cœur, palpitations avec léger bruit de souffle.

Douleur déchirante et brûlante dans l'estomac, avec élancements dans la rate et douleur pressive au cœur et dans la poitrine, durant plusieurs heures.

Douleurs d'estomac toute la nuit et après le lever, avec gémissements; douleurs incisives et lancinantes dans la rate; beaucoup de soif; répugnance pour le chocolat, et aggravation en buvant de l'eau froide. (Ce symptôme fut calmé par *Sulfur* 200°.)

485.— Douleur dans l'hypochondre gauche et dans l'épaule et le bras du même côté.

Douleur lancinante dans la rate, avec douleurs dans l'estomac et la matrice.

Douleur assez aiguë dans la région hépatique avec alternatives de chaleur et de froid.

Douleur crampoïde dans le foie avec besoin de s'étirer.

Élancements dans l'hypochondre droit le matin.

490.—Douleur dans l'hypochondre droit, élancements dans l'épigastre avec malaise pénible.

La région hépatique est douloureuse au toucher; douleur au milieu de l'épaule droite, digestions de plus en plus difficiles, et langueur extrême (*J. Perry*).

Gonflement de la région hépatique et de tout le ventre, avec pâleur du visage et teinte jaune de la peau (*id.*) (1).

Gonflement des hypochondres avec faiblesse générale; digestions difficiles (*id.*).

Douleur dans les hypochondres, le matin au lit, qui se renouvela plusieurs fois après le lever.

---

(1) Rapprocher ces symptômes de 177.

495.—Douleurs dans les deux hypochondres qui se reproduisit pendant plusieurs jours.

Douleur dans l'un ou l'autre hypochondre qui augmente en
respirant fortement, en courant et en mangeant.

Quelques douleurs et borborygmes dans les hypochondres,
vers trois heures de l'après-midi (le vingt et unième jour
de l'expérimentation).

Gaz dans la région des hypochondres ; perte de l'appétit,
constipation, douleur dans les membres, impossibilité
apparente de digérer, avec crainte de prendre des aliments (*J. Perry*).

Douleur aiguë dans les hypochondres et la région ombilicale.

500. — *Douleurs constrictives dans les hypochondres.*

Douleur dans les hypochondres comme chez certaines
femmes à l'approche des règles, l'après-midi de trois à
cinq heures, se renouvelant fréquemment jusqu'à l'apparition des règles ; et après celles-ci se manifestant encore,
mais très-légère quoiqu'on continuât à prendre le médicament.

VENTRE.

Palpitations musculaires dans le ventre, avec tremblement
général et tristesse comme s'il avait commis une grande
faute.

Ardeur dans toute la partie antérieure du ventre, plus intense à la région ombilicale.

Ardeur dans la partie antérieure du ventre avec douleur dans toute la tête, indifférence, tristesse, sensation douloureuse dans les faces dorsales et palmaires des
deux mains.

505.—Sensation en marchant, comme si les intestins n'étaient
pas bien attachés et allaient tomber au moindre mouvement ; cependant le mouvement n'augmente ni ne diminue cette sensation.

Vers le soir, sensation de faiblesse dans le ventre comme si on allait se trouver mal, et dont on est soulagé lorsqu'on s'asseoit.

Douleur dans les aines avec sensation de relâchement.

Sensation douloureuse dans le ventre, avec angoisse vers le soir.

Douleur de ventre avec sensation angoissante.

510. — Douleur dans la région ombilicale avec sensation d'angoisse.

Fréquents élancements dans le ventre, vers le soir (le vingt-cinquième jour).

Élancements dans le bas-ventre, l'anus et le vagin. Élancements dans le côté gauche du ventre.

Élancements dans le bas-ventre, près du pubis, qui rayonnaient jusqu'à l'anus.

Élancements dans le bas-ventre et dans l'omoplate.

515.—Depuis huit heures du soir jusque vers minuit, fréquents élancements dans les deux côtés du bas-ventre (le soixante-sixième jour).

Douleur pongitive et d'ulcération au côté gauche et au nombril, très-circonscrite, mais forte, durant seulement cinq minutes.

Douleur aiguë à la région du nombril avec douleur dans les mollets qui empêche de marcher librement.

Douleur pongitive, comme de colique venteuse, autour du nombril.

Douleur dans la partie moyenne du ventre qui augmente un peu par la pression et en montant à cheval ; chaleur générale. Cette douleur dure depuis huit heures et demie du matin jusqu'à deux heures de l'après-midi, et est suivie de picotements à l'anus et d'ardeur dans l'urèthre, les avant-bras et les jambes.

520. — Douleur dans le côté droit du ventre.

Douleur dans le bas-ventre, le côté gauche du ventre et le pubis.

Douleur dans le bas-ventre.

Tortillements dans le ventre le matin.

Douleurs crampoïdes dans le ventre en toussant.

525. — Douleurs de ventre comme de colique, suivies de vomissement d'aliments.

Douleurs dans tout le ventre au moment de la garde-robe.

Douleur de ventre qui est soulagée en ployant le corps en avant.

En marchant, douleur de ventre qui est soulagée par la pression externe, en s'arrêtant et se ployant en avant.

Douleurs de ventre qui s'étendent jusqu'à la poitrine, où elles deviennent très-violentes, avec bruit causé par des vents qui parcourent tout le ventre en y formant des bosses çà et là ; ensuite fatigue, oppression, douleurs crampoïdes dans les membres inférieurs et surtout dans les cuisses.

530. — Coliques qui parcourent tout le ventre avec beaucoup de gaz qu'on ne peut expulser.

Coliques dans la matinée avec sensation comme si quelque chose de très-léger remontait de l'estomac à la poitrine.

Borborygmes avec coliques qui arrachent des plaintes, et qui sont soulagées en comprimant avec les mains le ventre et les côtés de la poitrine.

Beaucoup de borborygmes, avec mouvements dans les jambes, et besoin de se remuer sans cesse.

Coliques violentes qui réveillent, avec légère oppression de poitrine et beaucoup de borborygmes.

535. — Les coliques et les borborygmes augmentent tous les soirs (antidote *Aconit.*)

Coliques qui changent les dispositions du moral en les rendant plus agréables.

Douleurs violentes dans tous les intestins, avec borborygmes et gonflement du ventre.

Douleurs de ventre, comme des coliques, avec ballonnement ; sécheresse de la bouche, de la langue et de la gorge.

Météorisme.

540. — Gonflement du ventre qui augmente, après avoir mangé, au point de rendre la pression des vêtements pénible.

Gonflement du ventre avec symptômes gastriques (*J. Perry*).

Infiltration des parois du ventre et des membres inférieurs, avec faiblesse et perte de connaissance (*id.*) (1).

Vers midi, douleur dans le pubis qui s'étend jusqu'à l'anus

Élancements répétés à l'anus.

545. — Douleur de ventre, avec une sensation très-désagréable qu'il ne pouvait expliquer; et après la garde-robe douleur et ardeur à l'anus.

Ardeur à l'anus après la garde-robe.

Constipation.

Constipation avec émission involontaire d'urine en toussant, riant ou faisant un effort quelconque.

Constipation avec difficulté pour évacuer la garde-robe; ardeur et douleur après l'évacuation d'un peu de sang.

550. — Garde-robe mêlée de sang, suivie de douleur et de cuisson à l'anus.

(1, Si l'on rapproche ce symptôme de ceux rapportés aux nos 58, 59 et 60, dans lesquels des hydropisies générales ou partielles, quelques-unes développées subitement, étaient accompagnées d'anxiété, d'étouffements, de crises nerveuses (éclampsies?), etc. ; et si l'on prend aussi en considération la soif, les douleurs de reins, les troubles du côté des voies digestives, et la dépression morale que produit la tarentule, on ne sera pas éloigné d'admettre l'analogie de ces effets avec les symptômes de l'*Albuminurie*. Nous ne pouvons invoquer encore aucun fait clinique bien positif à l'appui de cette supposition, et nous regrettons de n'avoir pu faire l'analyse des urines dans les cas d'œdème et d'anasarque que nous avons mentionnés, et dans lesquels la tarentule avait produit une modification des plus favorables. Mais, dans les *Inductions thérapeutiques* par lesquelles le Dr Ozanam a terminé son intéressant travail sur le *Venin des Arachnides*, nous trouvons l'*Albuminurie* au nombre des affections qu'il croit la tarentule susceptible de développer et par conséquent de combattre.(Voir à la fin la NOTE DU TRADUCTEUR.)

(J. P.)

Selles liquides.

Douleur dans le bas-ventre, suivie aussitôt de selles liquides.

Diarrhée abondante avec prostration des forces.

Diarrhée abondante avec grande prostration des forces, tristesse, indifférence complète, éloignement pour la conversation. La diarrhée dura trois jours.

555.—Efforts d'abord inutiles pour aller à la garde-robe, puis ténesme suivi de trois petites évacuations.

VIII

APPAREIL GÉNITO-URINAIRE CHEZ L'HOMME.

Sécrétion abondante de l'urine. ·

Urines abondantes, fatigue du corps, langueur (*J. Perry*).

Urines abondantes, sueurs, faiblesse dans les jambes, amaigrissement (*id.*).

Coliques avec ballonnement du ventre, douleur dans l'aine droite, envies d'uriner, urines abondantes claires, *fournissant à l'analyse une quantité considérable de sucre* (*id.*).

560.—*Diabète* (*id.*) (1).

En finissant d'uriner, douleur déchirante dans le canal de l'urèthre, et, lorsqu'elle cesse, les envies d'uriner reviennent.

Ardeur dans l'urèthre pendant et après l'émission de l'urine.

Indifférence alternant avec la bonne humeur.

Douleurs dans les reins, coliques qui cessent après avoir uriné (*J. Perry*).

Coliques sourdes, tiraillantes, tenaces, qui semblent partir

---

(1) L'appropriation de la tarentule au *diabète* n'est pas seulement établie par plusieurs faits cliniques ; elle ressort avec évidence d'un grand nombre des effets purs de ce médicament : l'abondance des urines relatée aux symptômes précédents, la sécheresse de la bouche (395 à 397), la soif (423 à 436 et *passim*), les symptômes hépatiques (486 à 492), l'ictère, les symptômes des voies digestives avec vomissements de bile ou d'aliments, la dyspnée, les vertiges, les troubles des sens et du moral, la faiblesse générale et celle des membres inférieurs en particulier, les éruptions miliaires, ronculeuses, les inflammations phlegmoneuses, etc. (J. P.)

des reins, forcent à s'étendre, et sont soulagées par l'émission de l'urine (*id.*).

565. — Troubles indescriptibles dans la vessie, les reins et les parties génitales, qui cessent après l'émission d'une urine brune et fétide mêlée de petits calculs (*J. Perry*).

Douleur de reins causée par des calculs vésicaux, avec envies d'uriner qu'on ne peut satisfaire (*id.*).

Douleur de reins; la vessie paraît gonflée et dure; difficulté pour uriner, sortie de l'urine goutte à goutte avec ardeur (*id.*) (1).

La vessie semble comprimée; spasmes dans cet organe qui énervent le sujet, et douleurs dans les cuisses qui cessent par les frictions (*id.*).

La vessie paraît acquérir un développement énorme, émission difficile d'une urine rouge foncé qui dépose un sédiment graveleux (*J. Perry*).

570. — Douleurs de vessie, impossibilité d'uriner; hématurie (*id.*).

Inflammation de vessie, fièvre violente, douleurs insupportables auxquelles se joignent des troubles gastriques (*id.*).
Cystite (*id.*) (2).

Gonflement de la verge avec douleur dans les aines, fatigue, relâchement des jambes, et rétrécissement de l'urèthre (*id.*).

Les parties génitales sont douloureuses, les testicules flasques et sensibles au toucher; douleurs dans les cuisses; rétrécissement du canal de l'urèthre (*id.*).

575. — *Sensation de tiraillement dans le cordon spermatique gauche* avec borborygmes et expulsion continuelle de gaz pendant plus de six minutes.

Au bout de deux jours *augmentation de douleur dans le cordon sper-*

(1) Rapprocher ces symptômes de ceux des reins 752 à 766. (J. P.)

(2) Rapprocher ces symptômes vésicaux chez l'homme de ceux observés chez la femme 597 à 601. (J. P.)

matique avec une sensation de pesanteur dans le testicule gauche, beaucoup d'insomnie et de tristesse sans cause connue. (Amélioration en se promenant en voiture.)

Après avoir pris le médicament pendant huit jours il se développe dans chaque épididyme une tumeur indolente de la grosseur d'une aveline.

Après avoir senti, pendant la prise du médicament, une légère douleur et de l'engorgement dans le cordon spermatique et le testicule droits, ce dernier prit le volume d'un citron avec adhérence du scrotum en quelques points; agitation et inquiétude, avec aggravation pendant la nuit et au mouvement.

Pesanteur et douleur dans les testicules, gonflement considérable de celui du côté droit qui oblige à garder le lit.

Exaltation de l'appétit vénérien, pertes séminales.

580.—Exaltation des désirs vénériens chez l'homme (**J. Perry**).

Lubricité chez un homme de 35 ans, qui touche à la folie (*id.*).

Lubricité chez un homme de 40 ans; excitation continuelle à la vue d'objets de nature immonde; action sur lui-même, puis souffrance de la prostate (*id.*).

Excitation continuelle chez un homme vertueux, puis hypochondrie, humeur noire (*id.*).

Excitation et pertes séminales continuelles par une action sur soi-même, puis imbécillité, rires stupides, affaiblissement progressif (*id.*).

585.—Excitation continuelle que rien ne peut calmer, souffrances de la prostate, sueurs débilitantes, tristesse insurmontable, hébétude (*id.*) (1).

Érection avec appétit vénérien.

Augmentation, mais modérée, de l'appétit vénérien.

Érection incomplète avec étourdissement et fourmillement au voile du palais.

---

(1) Rapprocher ces symptômes d'*érotisme* chez l'homme de ceux observés chez la femme 635, 649, 650, 665, etc.   (J. P)

Érection sans érotisme.

590. — Érection étant éveillé, sans érotisme, et qui ne cesse qu'en se livant à des mouvements violents de tout le corps.

Érections qui disparaissent facilement par le mouvement et en portant son attention sur quelque objet indifférent.

Coït difficile et peu voluptueux.

Coït lent et difficile, suivi de fatigue et de toux.

Pendant l'éjaculation, le sperme fait éprouver dans son trajet une sensation de chaleur, et il est d'une couleur rose qui paraît due au mélange d'un peu de sang.

APPAREIL GÉNITO-URINAIRE CHEZ LA FEMME.

595. — Émission involontaire de l'urine en toussant, en riant et en faisant un effort quelconque. Constipation.

Incontinence d'urine pendant la toux et tous les mouvements un peu violents, avec selles régulières durant huit jours.

Douleurs de vessie qui réagissent sur l'utérus, et causent des troubles dans cet organe (*J. Perry*).

Douleurs violentes dans la vessie qui se distend, impossibilité de marcher sans souffrir au point de se trouver mal (*id.*).

Douleur dans le bas-ventre, même au toucher ; il semble que la matrice en soit le siége, mais en réalité c'est la vessie (*id.*).

600.—Gonflement de la vessie qui réagit sur la matrice comme si cet organe était violemment déplacé, lassitude de tout le corps, dans les jambes surtout, en marchant; teint jaune (*id.*).

Cystite (J. Perry) (1).

(1) Comparer ces symptômes vésicaux de la femme avec ceux observés chez l'homme 565 à 572.   (J. P.)

Douleur dans la région des aines, surtout la droite, comme de relâchement.

Douleurs incisives et brûlantes dans la matrice.

Douleurs contusives dans la matrice qui s'étendent jusqu'à la vulve.

605. — Douleurs dans la matrice comme celles d'un avortement.

Douleurs comme celles qui précèdent l'avortement dans la matrice et le ventre, qui est très-gonflé; grand abattement et prostration des forces.

Douleur dans la matrice, comme si on la tranchait ou lui donnait un coup violent, avec gonflement suivi d'un spasme érotique.

Douleur violente et brûlante dans le bas-ventre et la matrice, il semble qu'elle va se détacher en marchant.

Douleur brûlante dans le bas-ventre et la matrice, avec sensation d'un grand poids qui empêche de marcher et cause du *prurit à la vulve* (1).

610. — Douleurs pressives et brûlantes dans la matrice, les hanches et le sacrum, avec douleur d'estomac déchirante et colique dans le bas-ventre.

Douleurs dans le bas-ventre, les hanches et la matrice, comme si ces parties étaient comprimées; en même temps, somnolence invincible.

Douleurs dans la matrice. avec forte céphalalgie constrictive.

Douleur dans la matrice et douleur compressive dans la tête et la poitrine, inquiétude et agitation. *Soulagement par la musique appelée Tarentelle.*

(1) Ces douleurs disparurent par l'olfaction de *Moschus;*—l'hystéralgie avec coliques et borborygmes, par *Magn. carb.;* — les douleurs crampoïdes et expulsives partant du sacrum et arrivant à la matrice, comme dans l'avortement, par *Cuprum ;* — l'incontinence d'urine provoquée par le plus léger mouvement, le rire, la toux, etc.. et même sans aucune de ces circonstances, par *Chelidonium.*

Douleur dans la matrice et l'estomac, avec douleur pongitive dans la rate.

615.—Douleurs comme d'égratignure dans la matrice, suivies de douleurs d'estomac, beaucoup de soif, de tristesse, de mauvaise humeur et de disposition à se fâcher.

Contractions insupportables de la matrice, qui semble prendre un tel développement qu'elle ne trouve pas assez de place et repousse violemment les intestins (*J. Perry*).

Douleurs spasmodiques insupportables dans la matrice, surtout en essayant de marcher ; troubles gastriques, vomissement, angoisse (*id.*).

Douleurs de différentes sortes dans la matrice qui durent trois jours, avec expulsion de gaz précédée de phénomènes hystériques.

Beaucoup de bruit produit par des gaz dans la matrice et le ventre.

620. — Expulsion par le vagin de gaz venant de la matrice.

Gonflement et dureté de la matrice, avec difficulté pour marcher (*J. Perry*).

La matrice est dure et semble gênée par la vessie, qui elle-même paraît pleine, avec envies incessantes d'uriner (*id.*).

Gonflement et dureté de la matrice, qui est le siége de contractions ; envies d'uriner continuelles, douleurs dans les reins et les jambes, impossibilité de marcher (*id.*).

La matrice est dure, distendue et semble contenir un corps étranger (*id.*).

625. — Tumeur (fibreuse) dans le bas-ventre qui comprime les organes génitaux, cause divers troubles et des pertes utérines (*id.*).

Tumeur (fibreuse) dans le bas-ventre, avec pertes d'un sang pâle, faiblesse, oppression, battements de cœur, impossibilité de se tenir debout ni couchée, la malade ne peut rester qu'assise dans son lit (*id.*).

Pertes utérines avec douleurs dans les aines (*id.*).

Pertes d'un sang pâle, faiblesse, malaise gastrique, taches ecchymotiques sur la peau des membres et des parties charnues, dout la dimension varie depuis la largeur d'une pièce de 20 centimes jusqu'à celle d'une pièce de 5 francs (*Perry*).

Perte de sang, puis de flueurs blanches, douleurs dans les aines, les reins, les cuisses ; digestions difficiles (*id.*).

630. — Pertes de sang alternant avec des flueurs blanches, qui affaiblissent considérablement le sujet (*id.*).

Constitution affaiblie par de fréquentes pertes utérines; symptômes hystériques : taches hépatiques sur le cou et parfois sur la joue (*id.*).

Taches hépathiques sur le corps, tantôt ici, tantôt là ; puis, lorsqu'elles ont disparu par l'emploi du médicament, retour des symptômes utérins antérieurs (*id.*).

Règles plus abondantes que de coutume, et, quand elles cessent, les symptômes des urines disparaissent.

Règles abondantes avec douleur au sacrum, dans les hanches et la matrice, comme pendant l'accouchement.

635. — *Règles abondantes durant lesquelles il y a de fréquents spasmes érotiques, mauvaise humeur, ennui et profond dégoût.* Un sommeil tranquille durant une demi-heure est suivi du retour de la mauvaise humeur et de l'ennui, avec faiblesse, tête étourdie et douloureuse comme lorsqu'on s'expose à un froid intense au sortir d'un lieu chaud (*Lycop.* en fut l'antidote).

Les règles paraissent après trente-quatre jours de retard, durent six jours et sont plus abondantes que de coutume.

Apparition des règles sept jours avant leur époque accoutumée.

Les règles avancent de treize jours et sont précédées de malaises plus ou moins prononcés.

Apparition des règles peu abondantes et décolorées, chez une jeune fille impubère, au bout de trois jours de la prise du médicament. Le lendemain, nausées et vomissements de matières acides pendant qu'elle fait sa toilette; puis ardeur dans tout le ventre, surtout dans l'épigastre ; fatigue en montant les escaliers, et, dès le début de l'expérience, perte de la mémoire avec loquacité et bonne humeur.

640. — Nouvelle menstruation durant vingt-quatre heures, chez la même jeune fille, au bout de trente-deux jours, peu abondante et pâle, précédée d'un coryza et de douleurs de ventre pendant trois jours.

Douleur dans les parties génitales durant tout un jour, mais par intervalles, la veille de l'apparition des règles.

Douleur dans la région lombaire lorsque les règles commencent.

Vives douleurs convulsives dans la partie inférieure gauche de la colonne vertébrale *au moment des règles* (cessant avec elles) (*J. Perry*).

Fort prurit à la vulve après les règles.

645. — Retour de flueurs blanches qui avaient existé un an auparavant, augmentant pendant la soirée et la nuit.

Élancements dans les parties génitales, suivis d'un peu de flueurs blanches.

Élancements dans le vagin.

Élancements dans le vagin et l'anus.

Désirs vénériens (chez une femme de 26 ans), avec un peu de toux sèche de temps en temps; facilité à s'exprimer, mais hésitation, incertitude et versatilité dans les actions et les idées. Les désirs vénériens durèrent chez cette femme pendant quarante-cinq jours, aussi bien avant que pendant ou après la menstruation. Durant tout ce temps, il y eut peu de mémoire, humeur querelleuse et changeante, et le regard était parfois vif et ardent (1).

(1) Les désirs vénériens étaient si manifestes chez cette femme, que, en jouant et dansant avec des jeunes gens, elle les embrassait devant tout le monde. Les observations sur cette conduite l'irritaient ; elle pleurait, se fâchait, puis finissait par promettre de ne plus recommencer, promesse qu'elle ne tenait pas longtemps. Pendant ce temps, les règles furent peu abondantes et décolorées, avec fortes douleurs dans les dents et dans les fesses. Parfois elle éprouvait le désir de s'emparer de ce qui ne lui appartenait pas. Chose digne de remarque, la *Tarentelle*, exécutée sur le violon ou

650. — Désirs vénériens chez une femme qui avait à l'inde de la main gauche un durillon luisant, avec chaleur plus vive en ce point et élancements qui augmentaient à la pression, toux sèche, bonne humeur et peu de mémoire. (Au bout de deux jours après la prise du médicament, le durillon tomba, mais la toux sèche et les désirs vénériens durèrent encore huit jours) (1).

Hystérie.

Angoisse de tous les organes sexuels ; les reins et les cuisses sont endoloris ; impossibilité de marcher ; il semble qu'un corps vivant fourmille dans l'estomac et tend à monter vers la gorge (*J. Perry*).

Douleurs exaspérantes dans la matrice ; envies de dormir et vomissement des aliments pris en petite quantité ; *tremblement nerveux qui dégénère en crise de nerfs, suivie de prostration complète* (*id.*).

Symptômes utérins qui ont pour résultat la perte du sentiment de l'existence, avec rire stupide, regard fixe, immobilité (*id.*).

655. — Symptômes utérins chez une demoiselle de 28 ans : accès de rires, mouvements nerveux, puis folie (sous l'influence d'une passion malheureuse) (*id.*).

Hystérie grotesque et impudique chez une femme de 29 ans, on est obligé de retenir de force la malade (*id.*) (2).

Un bouton indolent de la grosseur d'un gros pois à la partie supérieure du sein gauche, qui dura deux jours sans causer aucune incommodité et disparut.

la guitare, ne produisait sur elle aucun effet ; mais, dès qu'elle prenait dans ses bras une petite fille, elle pleurait jusqu'à ce qu'elle s'en fût séparée, ce qui n'avait jamais lieu auparavant. On fit plusieurs fois cette double expérience, toujours avec le même résultat.

(1) Voir aussi 655. (J. P.)

(2) Comparer avec 649. (J. P.)

IX

Enrouement.

Grattement dans le larynx et la trachée, avec céphalagie frontale.

660. — Sensation d'âpreté et de grattement dans le larynx et la trachée, avec picotements dans les paupières, et indifférence.

Apreté dans le larynx et la trachée, avec un peu de toux sèche par moments, et picotements dans les paupières.

Toux sèche avec léger picotement dans la gorge.

Toux sèche le matin, comme au début d'une phthisie.

Toux assez fréquente, sèche d'abord, puis avec expectoration de mucosités abondantes, visqueuses, blanchâtres. d'un goût salé.

665. — *Toux sèche le matin* (chez une femme de 26 ans), qui devient le soir plus fréquente et spasmodique ; enrouement, âpreté dans le larynx et la trachée, douleur dans la partie antérieure de la poitrine ; pouls fréquent, augmentation de la chaleur ; étourdissement et douleur dans toute la tête ; cuisson dans les yeux ; soif, mais l'estomac repousse l'eau ; inappétence ; chaleur dans le ventre ; frissons et tremblement dans les épaules ; spasmes convulsifs dans la partie postérieure du tronc, les cuisses et les jambes ; lassitude générale ; indifférence et faiblesse de la mémoire. Ces symptômes, qui durèrent plusieurs jours, augmentaient depuis cinq heures du soir jusqu'à cinq heures du matin, avec insomnie et malaise dans le lit. Cette femme éprouvait en même temps des désirs vénériens violents et prolongés.

Toux sèche fatigante, convulsive, pendant la nuit, au lit (elle cesse en fumant) ; au réveil, enrouement avec sensation d'excoriation dans la poitrine et la gorge.

Toux sèche, pénible, avec expectoration très-épaisse, jau-

nâtre : fatigue à la base de la poitrine ; paresse et indifférence.

Toux rude et sèche, avec oppression de poitrine, suivie de
deux garde-robes molles et brûlantes, avec douleur et
cuisson à l'anus.

Toux avec douleur et sentiment de sécheresse dans la poitrine;
paresse et mollesse, tristesse et crainte d'avoir une maladie de poitrine.

670. — Toux grasse, avec expectoration difficile et grande
faiblesse.

Toux grasse suivie de picotements dans le larynx et les
bronches qui provoquent de nouveau la toux.

Toux avec expectoration jaune et épaisse qui augmente au
réveil et qui est suivie d'endolorissement dans les poumons, surtout le gauche, pendant la toux ou les fortes
inspirations.

Toux grasse avec expectoration ; grande oppression ; douleur dans le poumon gauche avec sensation comme si
l'épaule était comprimée contre la poitrine ; renvois
(antidote *Bovista*).

Toux avec oppression de poitrine et prostration des forces
jusqu'à neuf heures, où la douleur de tête augmente
en s'étendant à la gorge et au cou, avec roideur de
tous les muscles de cette partie. Ces symptômes se reproduisirent le matin, au lever, et furent précédés de tremblement, de beaucoup de tristesse et d'une céphalalgie
contusive.

675. — Toux avec besoin d'arracher quelque chose des bronches, mais sans pouvoir y parvenir.

Toux au lever et nausées provoquées par les efforts inutiles
pour arracher les mucosités de la poitrine, avec douleur
dans les dernières fausses côtes.

Toux au réveil, avec nausées et douleur à la tête et au
cœur.

Toux avec nausées. *Elle produit des douleurs distensives dans la*
tête, la poitrine et la matrice, avec tristesse et anxiété ; mais,

en marchant au grand air. sentiment de bien-être et gaieté (le 10e jour de l'expérimentation).

Toux en se levant du lit, avec vomissement et émission involontaire d'urine.

680. — Toux avec douleur dans la région latérale gauche de la poitrine, qui s'étend au bras du même côté.

Toux avec douleurs dans la partie antérieure et les côtés de la poitrine ; le visage exprime la tristesse, l'indifférence et le dégoût pour tout.

Pendant la toux, douleur de tête, surtout aux tempes et à l'occiput, comme par des coups de marteau.

Pendant la toux, *ardeur générale et couleur écarlate de tout le corps, avec sueur* à la tête et à la face.

En toussant et en faisant de fortes inspirations, endolorissement à la base des poumons, surtout du côté gauche ; tristesse.

685. — Toux avec retentissement pénible dans la poitrine et la gorge, et grande faiblesse.

Augmentation de la toux *par la fumée de tabac.*

Toux qui s'aggrave en se couchant, avec tristesse et crainte de devenir phthisique.

Toux que le coït aggrave.

Toux avec grande pesanteur dans les jambes, marche difficile, impossibilité de rester à genoux et nécessité de s'asseoir, à cause de l'oppression, de la toux et de la sueur. Cette toux s'aggrave depuis le coucher du soleil jusqu'à onze heures de la nuit, et de nouveau une heure avant de se lever.

POITRINE.

690. — *Oppression de poitrine* avec suspension de la respiration.

Au réveil, après un sommeil paisible, *oppression* avec douleur au côté gauche de la poitrine.

GRANDE OPPRESSION DE POITRINE, RESPIRATION HALETANTE, avec céphalalgie, palpitations et prostration des forces.

Oppression de poitrine, avec céphalalgie, chaleur brûlante, sueur générale, tristesse avec palpitations de cœur et envie de pleurer.

Oppression de poitrine avec douleurs rhumatismales accompagnées de faiblesse, et qui se manifestent tantôt à la poitrine, tantôt à l'estomac, à la matrice, dans les membres, etc., avec faiblesse des bras qui ne lui permet pas de se livrer à ses occupations habituelles (antidote *Bovista*).

695. — *Oppression de poitrine avec toux et prostration des forces* jusqu'à neuf heures, où la douleur de tête augmente, s'étendant jusqu'au cou et à la gorge, avec rigidité de tous les muscles de cette région. (Ce symptôme se manifesta le matin au lever et fut précédé de tremblements, de tristesse et de céphalalgie).

Oppression et douleur au cœur, comme s'il lui était arrivé malheur, avec gémissements. puis crampes et froid dans les membres inférieurs.

Battements de cœur sans cause appréciable (*Perry*).

Palpitations de cœur avec tristesse, envies de pleurer, oppression de poitrine, douleur de tête, avec sueur générale et chaleur brûlante.

Palpitations de cœur avec grande oppression, respiration haletante, douleur de tête et prostration des forces.

700. — *Fortes palpitations avec bruit de souffle au cœur.*

Bruit de souffle dans la poitrine et palpitations diverses, avec accélération et suspension alternative des battements du cœur.

Tremblement au cœur et soubresauts comme lorsqu'on a une frayeur ou qu'on reçoit une mauvaise nouvelle.

Anxiété précordiale; on ne sent plus les battements du cœur (par suite d'impression morale) (*J. Perry*).

Etouffement; battements de cœur violents et douloureux causant de l'anxiété (*id.*).

705. — Étouffement, besoin d'air incessant, battements de

cœur qui cessent tout à coup, et alors le malade croit qu'il va expirer (*J. Perry*).

Battements de cœur; points qui interrompent la respiration; douleurs dans le dos, sensation pénible dans la colonne vertébrale (*id.*).

Grande irrégularité de la circulation.

Sensation comme si le cœur se retournait sur lui-même, avec douleur dans la poitrine et sueur générale (antidote *Bovista*).

Douleur de compression au cœur, à l'aorte, à la sous-clavicule gauche et aux carotides, avec violentes pulsations de ces artères et du cœur.

710. — Violente douleur dans l'aorte qui s'étend à la sous-clavière, comme si elle allait éclater, avec légères palpitations de cœur.

Douleur dans la sous-clavière gauche avec froid aux pieds.

Douleur lancinante dans le cœur et les artères du côté gauche de la poitrine jusque dans le bras de ce côté. La sensibilité de ces parties est telle que le contact seul des vêtements y est pénible.

Douleur lancinante dans la région de la sous-clavière gauche avec sensation comme si on la tiraillait, et par moments élancements dans le cœur, palpitations et léger bruit de souffle; en même temps, douleur déchirante dans l'estomac pendant plusieurs heures et douleurs lancinantes dans la rate.

Douleur lancinante dans le côté gauche le matin.

715. — *Douleur pressive dans le côté gauche de la poitrine* et dans la sous-clavière gauche avec la sensation comme si elle était distendue; gémissements.

Douleur comme si on déchirait le cœur et l'aorte, avec sensation de cuisson dans ces parties.

Douleur pressive à la région du cœur qui augmente au toucher.

Douleurs pressives au cœur et à la région de l'aorte, avec violentes palpitations de l'un et de l'autre.

Douleur pressive dans toute la région du cœur, avec forte

céphalalgie et beaucoup de gémissements pendant la nuit.

720. — Douleur de compression au cœur, avec forte céphalalgie, amertume de la bouche et soif.

Douleur au cœur et à la tête, avec toux et nausées au réveil (1).

Douleur pressive dans le côté gauche de la poitrine, avec douleur déchirante dans l'estomac, beaucoup de soif et besoin de se remuer.

Douleur pressive dans les muscles de la partie antérieure de la poitrine.

Douleur aiguë dans la partie antérieure, inférieure, un peu vers le côté gauche de la poitrine, avec mauvaise humeur et idées fixes.

725. — *Douleur comme de rhumatisme dans la partie antérieure et moyenne de la poitrine* s'étendant aux deux côtés, avec douleur aiguë dans les hypochondres et la région ombilicale.

Douleurs musculaires dans toute la poitrine, surtout au côté gauche, qui deviennent fortes et pressives lorsque l'on touche la région mammaire gauche.

Douleurs dans la partie antérieure et les côtés de la poitrine, avec toux, physionomie triste, indifférence et dégoût pour tout.

Endolorissement à la base des deux poumons lorsqu'on inspire avec une certaine force.

Vers le soir, douleur continuelle, pongitive, très-forte dans l'intérieur de la poitrine entre les 4e et 5e côtes, qui augmente par le décubitus sur le côté affecté, par les inspirations étendues et profondes, et qui est soulagée après que l'on a dormi ; elle est suivie d'amertume de la bouche et de symptômes gastriques.

(1) Ces deux symptômes et plusieurs de ceux qui précèdent ont évidemment leur siége ou leur point de départ dans la région stomacale, et doivent être rapprochés de ceux de l'hypochondre gauche et de la rate ; il en est de même des symptômes 729 et 730. (J. P.)

730. — Douleur sous les fausses côtes gauches, suivie de cuisson et de sécheresse dans la gorge.

Douleur comme si on lui coupait le poumon gauche et le cœur, avec douleur de pression dans les amygdales, pandiculations et besoin de s'étirer.

Douleur dans le côté droit vers le soir, avec sensation de démangeaison.

Douleur dans le côté droit vers le soir, avec une sensation très-désagréable qui diminue en s'asseyant et en comprimant la partie.

Douleur crampoïde dans les dernières fausses côtes gauches, avec toux en se levant et expectoration difficile qui provoque des nausées.

735. — Douleur crampoïde dans le côté gauche de la poitrine, avec besoin de se maltraiter soi-même et de se gratter violemment la figure et le cou; en même temps, bâillements, pandiculations et besoin de se mettre les doigts dans la bouche.

Douleur constrictive dans la poitrine et la tête, comme si on y recevait des coups.

Douleur et oppression de poitrine qui augmente en levant le bras, avec la même sensation que si on recevait un coup de bâton à la base du poumon gauche. Tussiculation répétée, avec besoin d'arracher des crachats qui sont sanguinolents. Oppression et respiration haletante au plus léger mouvement. Le décubitus latéral gauche est insupportable et produit la suffocation et le besoin de se relever et de s'asseoir. En même temps on constate une sonorité exagérée à la partie antérieure de la base du poumon gauche (antidote *Bovista*) (1).

___

(1) L'ensemble des symptômes ressemblait beaucoup à ceux d'une vomique.

X

TRONC ET EXTREMITÉS

Le matin, en tournant la tête, douleur daus les deux côtés
du cou, et, à partir de ce moment jusqu'au soir, douleur
dans le côté gauche du cou en tournant la tête à droite.

Douleur dans la nuqué et dans l'épaule, suivie de paralysie
générale.

740. — Roideur de la nuque, avec beaucoup de douleur, et impossibilité de tourner la tête. Violente douleur dans le
front : il semble qu'il soit entouré d'un cercle de fer
(*J. Perry*).

Roideur de la nuque, qui est tellement douloureuse qu'on
ne peut remuer le corps sans pousser des cris (*id*).

Tous les muscles du cou et des épaules sont si douloureux
que les mouvements en deviennent impossibles (*id*.).

Engorgement d'une glande au côté gauche du cou causant
de la douleur pendant la toux, ce qui dura toute la nuit.

Douleur dans les omoplates.

745. — Élancements dans l'omoplate et le bas-ventre.

Élancements sous les omoplates.

Vers le soir, fort élancement sous l'omoplate gauche qui fait
pousser un petit cri et laisse une douleur sourde. Le mouvement fait reparaître les élancements. Au bout de quelques heures, la douleur descend sous les dernières fausses
côtes. La douleur et les élancements se reproduisent pendant la nuit lorsque l'on se remue, mais n'empêchent point
le sommeil.

Douleur jusqu'au milieu de l'épaule comme après avoir reçu
un coup de fouet.

Douleur dans l'épaule le matin durant jusqu'au lendemain.

750. — Douleur dans l'articulation scapulo-humérale, comme

s'il y avait relâchement des ligaments, avec léger chatouillement dans l'estomac.

Un bouton indolent entre les deux omoplates qui disparut
sans aucun autre malaise au bout de deux jours.

Douleur dans les deux reins.

Maux de reins sans cause appréciable (*J. Perry*).

Douleur dans les reins durant tout le jour.

755. — Douleur de reins, avec sensation très-désagréable pendant la matinée.

Douleur intermittente dans le rein gauche le matin.

Douleur de reins dans la soirée.

Douleurs dans les reins, avec sensation de faiblesse, douleurs dans les jambes et besoin de s'asseoir (*J. Perry*).

Les reins sont douloureux, même au toucher : sensation de
plaie ; accablement, faiblesse, hébétude (*id.*).

760. -- Douleur sourde dans les reins ; les jambes manquent
tout à coup et semblent être détachées du corps (*id.*).

Picotements dans les reins, faiblesse générale sans cause
appréciable (l'appétit et les digestions étant bons), les
forces semblent manquer tout à coup (*id.*).

Faiblesse des reins qui ne permet pas de rester debout, *tête
vide*, prostration des forces ; la mémoire fait défaut (*id.*).

Élancements dans les reins à une heure très-avancée de la
nuit.

Douleurs lancinantes et rongeantes dans les reins (le seizième
jour de l'expérimentation), qui se renouvelèrent tous les
jours jusqu'au cinquante-sixième. Ces douleurs duraient
quelquefois une ou deux heures, mais le plus souvent
une demi-heure ou un quart d'heure, se manifestant de
préférence dans l'après-midi et pendant la nuit.

765. — Élancements dans le rein droit.

Élancements dans le rein droit pendant la nuit étant couché (1).

_____

(1) Rapprocher les symptômes 752 à 766 de ceux des organes
urinaires 563 à 566. (J. P.)

Quelques élancements dans le flanc gauche au-dessus de la hanche à neuf heures du soir.

Douleur dans les reins et dans les hanches pendant la nuit.

Douleur dans les hanches et les lombes dans la soirée, qui disparut en s'asseyant.

770. — Douleurs lancinantes répétées dans les lombes.

Douleurs violentes dans la région lombaire; paralysie des membres inférieurs; suppression des urines (suites de commotion de la moelle épinière (*J. Perry*).

Distorsion de la colonne vertébrale (par suite de rachitisme) avec commencement de paraplégie (*id.*).

(Rétrécissement du canal vertébral par suite d'affections vénériennes ou scorbutiques) (*id.*).

Convulsions par suite de compression de la moelle épinière, émission involontaire des matières fécales (*id.*).

775. — Convulsions (par la même cause), rétention complète des matières fécales et des urines (*id.*).

Gonflement, sorte de gibbosité de nature rhumatismale sur la colonne vertébrale, avec gêne de la respiration, douleurs dans les membres et insomnie (chez un sujet de 14 à 15 ans) (*id.*).

Tumeur vers le milieu de la colonne vertébrale, avec engourdissement des membres inférieurs (*id.*).

Tension et roideur des muscles de tout le tronc; impossibilité de remuer la tête, les bras et même le haut du corps (*id.*).

Douleurs qui changent de place et qui se font sentir tantôt aux épaules, tantôt dans le dos, les bras ou les genoux, et qui sont un peu soulagées par des frictions chaudes (*id.*).

EXTRÉMITÉS SUPÉRIEURES.

780. — Dès que l'on a pris le médicament, pesanteur dans les extrémités.

Légères douleurs dans la partie moyenne et externe des

bras et des avant-bras, à la face interne des poignets et externe des doigts.

Douleur dans la partie antérieure et inférieure du bras gauche qui augmente en portant la main sur l'épaule du même côté.

Douleur dans le bras gauche.

Douleur dans le bras droit.

785 — Dans la matinée, douleur dans le bras gauche et dans la main, comme si on les serrait fortement.

Douleurs générales, mais qui ont surtout leur siége dans les os des bras (*J. Perry*).

Sensation de douleur et d'ardeur dans la partie supérieure des bras, à leur face interne, dans la partie moyenne des avant-bras et dans le genou, et le mollet gauche, avec anxiété, inquiétude et mauvaise humeur.

A midi, élancements dans le pli du bras gauche.

Douleur depuis le pli du bras jusque dans la main, pendant la matinée.

790. — Douleur et gonflement des poignets (*J. Perry*).

Pendant la nuit, douleur dans le poignet gauche, quand on le presse ou qu'on lui fait faire le moindre effort ; les jours suivants, la douleur continue de se renouveler dans les mêmes conditions.

Vers midi, élancements dans le poignet droit, qui se renouvellent dans la soirée.

Pendant la nuit, douleur lancinante dans le bord externe de la main droite.

Élancements dans le bord de la main gauche.

795. — Sensation de douleur dans les faces palmaires et dorsales des deux mains, avec douleur dans toute la tête, ardeur dans la partie antérieure du ventre, tristesse et indifférence.

Ardeur et sueur dans les faces palmaires des deux mains, avec chaleur ardente à la tête et rougeur des joues.

Besoin de remuer les mains et les doigts, accompagné de malaise général (antid. *Coeculus*).

*Inquiétude dans les mains, mouvement comme si on tissait, suivis
d'un tremblement général très-prononcé* surtout dans les
extrémités inférieures. (*Met. alb.* 8000, fait cesser ce
symptôme.)

Douleurs insupportablesdans les pouces, surtout dans celui
du côté droit, que la pression soulage un peu (*J. Perry*).

800. — Douleur dans le petit doigt de la main droite qui
s'étend jusque dans l'avant-bras.

Douleur dans le petit doigt de la main droite quand
il fait un effort.

Dans la soirée, douleur dans le pouce de la main gauche.

Inflammation légère de la pulpe du pouce droit, qui est
dure et luisante, avec douleurs lancinantes. Cette inflammation dura huit jours, s'étendant jusqu'à la main, accompagnée tout le temps d'élancements et de cuisson, et
passa enfin à la suppuration. Pendant ces huit jours, on
observa, comme symptômes concomitants, une hémicranie droite, du prurit et de la cuisson dans les paupières,
le gonflement des ganglions axillaires du côté droit, des
frissons, etc. La suppuration dura quinze jours, au bout
desquels l'ulcération se cicatrisa.

Petite tumeur dure, luisante à l'index de la main gauche,
avec augmentation de la chaleur à ce doigt, et élancements
qui s'exaspèrent par la pression ; toux sèche; excitation
des désirs vénériens, et défaut de mémoire. Au bout de
deux jours, la tumeur disparut, mais la toux continua
encore pendant huit jours.

805.—Petite tumeur douloureuse à l'extrémité du pouce droit,
qui disparut au bout de sept jours.

Petite tumeur de la grandeur d'une pièce de 50 centimes, blanchâtre, indolente, sur la face interne de la
main droite, entre le médius et l'index, près de leur articulation métacarpo-phalangienne. Le jour suivant, le durillon augmenta de volume, il s'y développa de la chaleur et une douleur assez vive pour réveiller le malade
plusieurs fois pendant la nuit. La tumeur continua à s'é-

tendre jusque sur la face interne de la partie inférieure des deux doigts; elle s'ouvrit le troisième jour et il se forma une ulcération à bords calleux, de bonne apparence d'ailleurs, qui fournissait un pus blanchâtre. Cette ulcération dura vingt jours et laissa une légère cicatrice. Pendant toute l'évolution de ce petit abcès, la malade manqua de mémoire, mais conserva sa bonne humeur.

Boutons indolents sur la partie supérieure de la main gauche, de la grandeur de la moitié d'un haricot, qui disparaissent sans avoir causé aucun malaise.

Une pustule à la partie inférieure et sur le bord externe de l'avant-bras gauche de la grandeur d'une pièce de 50 centimes, offrant au sommet une pointe noirâtre, et étant le siége d'un peu de chaleur et de douleur, suppura au bout de six jours et se cicatrisa quatre jours après.

Une pustule grosse comme un pois, à base large, et terminée en pointe, sur la partie moyenne du bord externe du médius, suppura au bout de sept jours et fournit un peu de sang noirâtre.

EXTRÉMITÉS INFÉRIEURES.

810. — Élancements dans l'aine droite.

Douleur dans les aines comme si elles se déchiraient et qu'il allât s'y produire une hernie, augmentant par la toux, au point qu'on est obligé de les soutenir avec les mains.

Douleur contusive dans la hanche droite, en se levant, en restant debout et en marchant, qui disparaît en s'asseyant; ensuite envie irrésistible de sauter.

Douleur dans la cuisse et la hanche droite.

A partir de la fin du jour grande fatigue et douleurs dans les membres inférieurs, surtout dans la cuisse gauche et la hanche du même côté, comme après une longue marche, ou comme les douleurs rhumatismales qui se font sentir aux changements de temps.

815.—Les extrémités inférieures sont froides, et il s'y manifeste
. des crampes à la suite d'une douleur au cœur, avec oppression et gémissements.

*Grande inquiétude et agitation surtout dans les membres infé-
rieurs*, avec besoin de pleurer et de changer constamment
de position.

Engourdissement des membres inférieurs, qui se change en
une rétraction convulsive des muscles (*J. Perry*).

Engourdissement des membres inférieurs, puis paralysie (*id.*).

Faiblesse des membres inférieurs, hébétude, prostration de
tout l'individu, regards ternes, immobilité (*id.*).

820. — *Paralysie des membres inférieurs; violente douleur dans
le dos que le moindre mouvement rend insupportable* (*id.*).

Paralysie complète des membres inférieurs, impossibilité de
se remuer par la violence des douleurs. Pouls dur et
fréquent (*id.*).

Forte douleur dans la fesse gauche, qui dure depuis six
heures du matin jusqu'à la nuit, aggravée lorsqu'on
monte ou descend les escaliers, et qui alterne avec une
douleur de dents.

Forte douleur dans la fesse gauche, qui dure tout le jour,
et augmente en montant et descendant les escaliers, ou en
·faisant des mouvements obliques du tronc. Cette douleur
alterne aussi avec une douleur de dents.

Douleur comme de courbature, dans les cuisses, en marchant.

825. — Élancements dans la cuisse gauche.

Bouton acuminé, douloureux sur la partie supérieure et
postérieure de la cuisse droite, qui rend les mouvements
du membre difficiles.

Douleur dans les deux genoux.

En commençant à marcher le matin, douleur dans le genou
gauche qui dure plusieurs heures, même pendant qu'on
est en repos.

Douleur de contusion, surtout au-dessous de la rotule, avec

inquiétude, et besoin de s'agiter sans cesse ; cette douleur reste la même dans toutes les positions, debout, assis ou couché.

830.—Douleurs avec léger gonflement dans un genou ou dans les deux, qui sont tellement sensibles qu'on ne peut supporter la moindre pression (*J. Perry*).

Douleurs crampoïdes dans les jambes, surtout dans les muscles abducteurs, le matin.

Légères douleurs dans la partie moyenne et antérieure des jambes.

Grande fatigue et faiblesse des jambes pendant la marche.

Faiblesse des jambes avec douleur pulsative comme des coups de marteau dans le genou et la cuisse gauche, s'étendant jusqu'à l'articulation du genou.

835.—Faiblesse de la jambe droite qui ne permet pas de poser avec solidité le pied par terre.

Grande pesanteur dans les jambes ; marche difficile ; impossibilité de rester à genoux, et besoin de s'asseoir à cause de l'oppression de la toux et de la sueur.

Grande pesanteur dans les jambes ; on a peine à les remuer ; elles résistent à la volonté ; on est obligé de se coucher.

Inquiétudes dans les jambes ; on est obligé de les mouvoir sans cesse.

Le besoin de remuer les jambes s'étend aux mains avec un impérieux désir de saisir quelque chose et de le rouler entre les doigts ; ensuite fatigue générale.

840. — Tremblement convulsif de la jambe droite.

Mouvements continuels des jambes, des bras et du tronc, avec impossibilité de faire quoi que ce soit, ni de rester en repos nulle part, ce qui est précédé d'oppression et de malaise.

Élancements tantôt dans le mollet droit, tantôt dans le gauche ou dans les deux à la fois.

Élancements dans le tendon d'Achille du côté droit.

Douleur dans la malléole interne droite dans l'après-midi.

845. — Élancements dans le cou-de-pied droit en marchant

et en appuyant le pied par terre depuis le matin jusque
dans la soirée.

Douleur assez vive dans le pied droit le matin au réveil.

Douleur dans le pied comme s'il s'y formait une tumeur.

Le froid produit une sensation de cuisson dans les pieds.

Crampe douloureuse dans la plante du pied droit.

850.—Pendant la nuit, douleur crampoïde dans le gros orteil du
pied droit, à l'articulation métatarso-phalangienne ; cette
douleur augmente au mouvement et empêche la marche ;
ensuite douleurs crampoïdes dans le mollet et dans la
cuisse qui apparaissent et disparaissent brusquement.

Élancements dans le gros orteil droit.

Élancements dans le petit orteil droit.

Douleur insupportable dans les orteils avec énorme gonflement (*J. Perry*).

Douleurs arthritiques (*id.*) (1).

(1) La propriété qu'a ce médicament de produire la plupart des
symptômes qui expriment la diathèse rhumatismale et même gout-
teuse , et le rhumatisme articulaire aigu , est des mieux caractérisées par les symptômes 40, 41, 170, 504, 789, 791, 802,
803, 811 à 814, 839, 840, 842 et 855 à 858, et par un grand nombre
d'autres symptômes, où se retrouvent des douleurs rhumatismales
ainsi que des douleurs vives du côté des muscles, de la rigidité,
des crampes et des contractures, comme aux nos 34 à 36, 751,
753, 755, 790. Elle est confirmée en outre par les symptômes de la
poitrine, du cœur et des grosses artères, qui offrent tant de ressemblance avec ceux de l'endocardite et des lésions organiques du
cœur de nature rhumatismale. Cette analogie se complète par les
causes qui influent sur la production des douleurs de le tarentule,
telles que l'immersion dans l'eau froide (44 à 46`, l'air froid (47),
l'humidité et les changements de temps (48), tandis que les frictions chaudes, au contraire, les soulagent (43). (J. P.)

CHAPITRE II

Coup d'œil rapide sur la sphère d'action de la Tarentule. Caractéristiques. Tableau symptomatologique. Notes cliniques.

I

Quand on compare, même superficiellement, les symptômes produits par le venin de la tarentule dynamisée et ceux que détermine la morsure de l'insecte, on constate immédiatement de nombreuses analogies, aussi bien dans les effets les plus accidentels et de moindre importance que dans ceux qui sont plus fondamentaux et le plus caractéristiques.

Rappelons-nous ce qui a été dit aux pages 95 et suivantes, et aussi ce qui a été exposé avec détails dans la pathogénésie, nous y verrons saillir, comme symptômes primitifs du désordre causé dans l'économie humaine par le venin de la tarentule, la torpeur générale, le froid, le malaise anxieux, de légères convulsions, des gémissements poussés d'une voix éteinte et lamentable, l'oppression à la région du cœur, le vertige et une défaillance mortelle. Dans les deux ordres d'expériences, on remarquera : altération et décomposition des traits, pâleur de la face, tristesse du regard, grande anxiété, besoin de changer à tout instant de position ; dou-

leurs aux reins, aux hanches et dans beaucoup de
parties du corps ; respiration difficile et accélérée,
fatigue, inquiétude, voix entrecoupée et aphonie ;
oppression et douleur au cœur, pouls faible, serré,
irrégulier ; engourdissement de l'appareil locomoteur, puis tremblement convulsif plus ou moins fort
et intermittent ; contracture ou roideur douloureuse de quelques muscles ; céphalalgie, vertiges ;
insomnie, agitation, délire et bientôt assoupissement, rêves ; exaltation de la sensibilité ; intégrité
des facultés intellectuelles avec exagération des affectives ; sueurs abondantes et froides ; soif intense ;
nausées et vomissements ; gonflement et sensibilité
du ventre ; ardeur d'urine et dysurie ; notable excitation de l'appétit vénérien chez l'un et l'autre
sexe. De même on observera des deux côtés : la mélancolie profonde, l'abattement, le changement de
couleur de la peau, les tumeurs et excroissances,
les éruptions et flux de diverses natures, la chute
des ongles et des cheveux ; en un mot tout ce que
nous avons dit constituer le tarentulisme chronique
et les effets ultimes de l'expérimentation physiologique.

Il est digne de remarque que toujours les symptômes sont alternatifs ; ainsi, à la concentration
vitale, à l'engourdissement, au froid, à l'oppression,
au vertige, à la dyspnée, à la faiblesse du pouls,
succèdent la chaleur, l'ampleur de la respiration, le
développement du pouls, la céphalagie ; en un mot, la
fièvre et sa crise naturelle, presque constante dans ce
cas, les sueurs copieuses. Après la tristesse et l'af-

fliction profonde, une bonne humeur extraordinaire qui dégénère presque toujours en folie. Après le sommeil incomplet ou l'insomnie rebelle, un sommeil profond et irrésistible. Après le défaut d'appétit, la constipation, la miction rare et difficile, l'augmentation de l'appétit vénérien, qui sont des symptômes primitifs, surviennent la boulimie ou faim exagérée, les diarrhées abondantes, les urines épaisses, sédimenteuses et en abondance, la flaccidité des bourses, les altérations de la prostate et l'affaiblissement général, symptômes consécutifs ou de réaction, quelquefois même critiques des états anormaux déterminés par les premiers; de la même manière que les maladies naturelles sont jugées par des phénomènes de caractère opposé. Enfin, l'un et l'autre état morbide, celui qui est déterminé par la morsure et celui qui est produit par l'expérimentation physiologique, sont modifiés par les mêmes influences, telles que le bruit, le changement de temps, les émotions morales, la musique particulière appelée *Tarentelle ;* et ils sont également sujets à des retours périodiques, quotidiens, mensuels ou même annuels. La même analogie a été constatée par Héring entre les effets de la morsure du *Lachesis* et l'expérimentation pure de son venin.

Quelle est la cause prochaine de ces désordres assez profonds pour compromettre la vie des sujets tarentulés? En quoi consiste l'action spéciale ou spécifique déterminée par le venin de la tarentule sur l'économie humaine? Quels sont les organes, appareils ou systèmes vers lesquels se dirige son action principale, et comment celle-ci doit-elle être caractérisée ? Nous sommes peu partisan des spéculations et, des théories qui ont soumis dans d'autres temps et qui tendent à soumettre encore aujourd'hui, avec des airs de nouveauté, la thérapeutique aux idées philosophiques régnantes à l'aide d'hypothèses plus ou moins séduisantes, mais nécessairement liées aux changements incessants que la physiologie moderne subit par suite des expérimentations nouvelles toutes matérialistes auxquelles elle se subordonne. Nous dirons pourtant deux mots, par lesquels nous tâcherons d'indiquer très-brièvement comment nous comprenons l'action principale et secondaire de ce puissant agent médicinal. Nous devons établir d'autre part que la possession du médicament, c'est-à-dire cette science réelle qui nous fait pénétrer le secret de ses indications thérapeutiques, dérive principalement de la connaissance des symptômes qu'il développe sur l'homme sain, et de l'étude de ces symptômes à un point de vue médico-philosophique.

Si, comme le dit un écrivain contemporain, tout médicament qui agit sur un ou plusieurs des systèmes organiques élémentaires, doit être un polychreste et compter de nombreuses indications, la tarentule est certes un médicament polychreste, capable de combattre des états morbides très-divers et parmi ceux qui sont le plus fréquents. Mais, laissons de côté la convenance et l'utilité de cette qualification de *polychreste*, nous réservant de la traiter dans un autre ouvrage plus étendu;

fixons bien notre attention sur le système élémentaire et primordial sur lequel porte l'action de la
substance que nous étudions, sur le système nerveux cérébro-spinal. Dans ce système nerveux, si
important comme siége des fonctions les plus éle-
vées de notre organisme, qui domine les autres et
influe puissamment sur toutes, la moelle épinière
est évidemment la portion sur laquelle se porte pri-
mitivement l'action du venin de la tarentule.

Nous en trouvons la preuve dans les troubles
qu'elle suscite du côté de l'appareil locomoteur, la
difficulté des mouvements, la torpeur, l'impossibilité de garder le repos, les convulsions générales
plus ou moins intenses, les convulsions cloniques
d'un seul côté du corps, la contracture des muscles, etc., etc., tous symptômes qui ne peuvent
dépendre que de la participation immédiate de la
moelle. Et si maintenant nous considérons cet autre
groupe de symptômes si caractéristiques, à savoir :
fatigue, anxiété, oppression et douleur au cœur,
difficulté et fréquence de la respiration, qui ne reconnaît l'influence de la moelle sur le cœur et du
bulbe rachidien sur les mouvements respiratoires ?
Les excitations de la moelle, surtout dans son tiers
supérieur, ont déterminé, dans la main de tous
les expérimentateurs, une grande énergie des contractions du cœur, influence qui se transmet par le
grand sympathique ; le bulbe rachidien, à son tour,
jouissant d'un grand pouvoir réflexe, domine les
phénomènes de la respiration et n'a pas une minime
influence sur ceux de la circulation.

Nous n'avons pas besoin de dire que, considérant le système cérébro-spinal comme unique, ainsi qu'on doit le faire, et comme formé de parties parfaitement continues, nous ne pouvions limiter l'action de la tarentule à la moelle épinière seule ; nécessairement nous devions l'étendre aux autres sections du système, tout en la regardant comme la première affectée. Ainsi, en suivant la marche des phénomènes pathogénétiques, nous en avons vu prendre leur source dans le bulbe, comme nous en trouvons qui naissent du cervelet, cet organe coordonnateur des mouvements, comme nous en voyons qui proviennent du cerveau lui-même, par exemple certaines névralgies, l'exaltation des organes des sens, et surtout les troubles des facultés intellectuelles et morales, et enfin comme nous en découvrons à chaque pas qui sont dus à l'action du grand sympathique, dont l'action réflexe a (selon nous du moins) une si grande part dans les troubles du centre circulatoire et de la circulation capillaire, ainsi que ceux des phénomènes de la nutrition qui s'accompagnent de mouvements, les sécrétions, etc.

Une étude plus complète sur ce sujet, où serait analysée chaque série des symptômes provoqués par la tarentule, autant que le permettraient nos connaissances actuelles sur la physiologie du système nerveux, une pareille étude serait curieuse et instructive ; mais, en admettant que nous fussions capables de l'entreprendre, elle nous entraînerait trop loin de notre but. Nous en avons dit assez

pour prouver que l'action de la tarentule sur
l'économie humaine se caractérise par une affection spéciale et primordiale du système nerveux
central, comme le démontrent les désordres de
l'innervation, tremblements, palpitations musculaires, convulsions, spasmes, abattement, syncopes,
paralysies, contractures, douleurs pressives, contusives, déchirantes, lancinantes, phénomènes al-
ternants, intermittents, etc.; que, en raison de
cette affection primordiale du centre nerveux, et
par l'effet de son action soit directe, soit réflexe ou
sympathique, le système sanguin nous offre à son
tour diverses altérations du sang lui-même, qui
donnent lieu plus tard à des hémorrhagies, des
ecchymoses, des épanchements séreux, ou des
vaisseaux sanguins devenant le siége d'un excès
de contractilité ou de tonicité dans la fibre arté-
rielle; que l'appareil digestif s'altère aussi : de là
désordre de l'appétit, soif vive, nausées, vomissements, coliques, selles en diarrhée, troubles dans
la circulation de la veine porte, etc.; enfin que le
système lymphatique est modifié à son tour, ce qui
est rendu manifeste par des gonflements œdéma-
teux superficiels, des ulcérations et éruptions particulières, et principalement par des modifications
dans l'aspect et les sécrétions des membranes muqueuses.

Nous croyons avoir suffisamment esquissé la
sphère d'action de la tarentule, depuis son point de
départ au centre principal de la vie jusqu'aux extrémités de l'arbre vital, où elle se manifeste d'une

façon toute spéciale qui **caractérise** sa pathogénésie
et la distingue de tout autre **médicament**. Nous
allons exposer maintenant les *caractéristiques* de la
tarentule et faire la synthèse de notre pathogénésie,
en indiquant les points principaux qui doivent être
étudiés dans l'action de ce médicament.

II

Caractéristiques.

TOUTE AFFECTION CONVULSIVE DANS LAQUELLE EXISTE
LE BESOIN DE REMUER CONTINUELLEMENT, ET LA PÉRIO-
DICITÉ DANS LES SOUFFRANCES, indique la tarentule ;
L'ÉPOUVANTE, LA TERREUR, LA CRAINTE D'UNE MORT
PROCHAINE, AVEC VERTIGES ET ANXIÉTÉ PRÉCORDIALE,
achèvent de la caractériser.

Les accidents de forme nerveuse, et ceux de
caractère rhumatismal que produit et que guérit la tarentule, sont soulagés par le mouvement, la sueur et le grand air ; le repos et le lit
les aggravent ; ils s'exaspèrent par un temps sec et
froid, et sont soulagés par l'humidité. Les affections
morales cèdent à la musique, à la distraction et à
l'air de la campagne.

III

Résumé symptomatologique.

Symptômes généraux. Les symptômes sont aggravés par le bruit, la conversation, les causes mo-

rales déprimantes, et en général les changements atmosphériques.

Les souffrances se montrent de midi à la nuit; elles se reproduisent périodiquement.

Inquiétude générale, oppression; nécessité de mouvements continuels de tout le corps et de changements de position; ardeur brûlante par tout le corps, alternant avec un froid glacial qui fait trembler. Tristesse et affliction.

Sensation de fourmillement général, accompagné d'une douleur à l'occiput, suivi d'engourdissement du tronc et des membres qui va jusqu'à la perte du mouvement; puis inquiétude générale, crainte de perdre la raison; on se mord et s'égratigne avec rage; soif, bâillements, horripilation et tremblement avec céphalalgie. Attaques de nerfs.

Moral et intelligence. Affliction et mauvaise humeur; changement dans le caractère; délire où dominent les idées tristes, les paroles de menaces et les emportements; l'accès se termine par un grand mal de tête, auquel succèdent des signes de joie et de bonne humeur. Bonne humeur extraordinaire.

La musique égaie et soulage, amène de la sueur et un brisement général. La musique détermine du malaise, du dégoût et de l'agitation avec des contractions dans les doigts. La musique diminue les symptômes.

Anxiété qui, partant du creux de l'estomac, cause de la tristesse et fait craindre un malheur.

Faiblesse de la mémoire ; peu d'aptitude pour les travaux intellectuels.

Sommeil. Sommeil léger, troublé par de l'agitation nerveuse, de l'inquiétude, des rêves de toutes sortes, mais surtout tristes. Assoupissement, sommeil lourd et prolongé ; propension irrésistible au sommeil.

Fièvre. Alternatives de chaleur et de froid ; au début du froid, douleur dans la région du foie ; grande agitation, chaleur ardente, puis sueur copieuse et grand besoin de dormir sans pouvoir y arriver. Symptômes semblables à ceux du premier stade d'une fièvre intermittente. Augmentation de chaleur à la surface du corps ; coloration rouge de la peau. Douleur de meurtrissure par tout le corps et à la tête pendant une heure, avec soif extraordinaire, puis sueur abondante d'une odeur très-aigre, avec amendement de tous les symptômes. Sommeil pendant la sueur. Pendant le froid, douleur pressive intense au cœur. Fièvre quotidienne vespertine.

Peau. Picotements et ardeur sur tout le corps ; peau de couleur écarlate ; éruption miliaire de petits boutons très-pruriants qui suppurent rarement. La durée habituelle de ces éruptions est de quelques jours à un mois.

Tête et face. A la tête se montrent des douleurs de diverse nature, mais principalement gravatives et lancinantes, qui se répètent aux mêmes heures durant plus ou moins de jours ; ces douleurs peuvent être générales, mais ordinairement elles sont limitées à certaines régions, comme les tempes, le front et l'occiput; la douleur dans l'occiput est profonde, s'accompagne d'un grand feu, d'une chaleur brûlante qui s'étend à toute la tête, et d'une soif ardente.

, Les douleurs de tête dues à l'action de la tarentule sont ordinairement précédées de beaucoup de chaleur et se terminent par des sueurs; elles sont accompagnées de nombreux symptômes sympathiques et accessoires, entre lesquels on distingue les suivants : inquiétude générale, grande tristesse, oppression, toux et gêne de la respiration, nausées et vomissements, vertiges, prostration des forces et roideur des muscles de la tête et du cou.

Du côté des organes des sens, notons pour les yeux : excitation générale de l'appareil de la vision, vue trouble : apparition de taches lumineuses, d'étincelles et de divers autres objets; illusions d'optique; élancements et douleurs par intervalles dans les yeux; picotement et irritation aux paupières; larmoiement.

Douleurs d'oreilles. Douleur à l'entrée du conduit auditif externe; douleur dans l'oreille interne et dans la trompe d'Eustache, qui s'étend à toute la tête ; bruits et sons éclatants dans les oreilles.

Excitation de la muqueuse nasale, tantôt avec augmentation, tantôt avec diminution de l'odorat ; coryza; épistaxis.

Névralgies faciales du nerf maxillaire inférieur droit en particulier, avec symptômes gastriques e douleurs dans quelques articulations, se terminant par un sommeil prolongé.

Éruptions prolongées, souvent confluentes de petites papules rouges sur la face (et d'autres régions), avec beaucoup de chaleur, de picotements, et cuisson en se grattant.

Herpès furfuracé et dartres au front et à la face, dont le prurit s'aggrave la nuit.

Bouche et gorge. Douleurs de dents, comme si on les arrachait; aphthes dans la bouche; mauvaise odeur de l'haleine. Mal de gorge en avalant; gonflement des amygdales; élancements douloureux dans les amygdales.

Appareils digestifs. Manque d'appétit avec soif intense; grand appétit; boulimie.

Contractions musculaires de l'estomac, avec grande inquiétude; douleur déchirante à l'estomac et pressive dans le côté gauche de la poitrine, avec grande soif et besoin de se remuer.

Douleurs vives à l'estomac, principalement après avoir mangé et la nuit, avec vomissements; grande soif; élancements au niveau de la rate; douleurs dans les articulations et abattement moral.

Douleur à la région du foie avec alternatives de chaleur et de froid; douleurs dans les hypochondres.

Coliques plus ou moins vives; élancements dans diverses parties de l'abdomen et à l'anus; douleurs de ventre qui s'étendent à la poitrine, où elles deviennent intenses, avec bruits déterminés par les gaz qui parcourent le ventre. Borborygmes; sensibilité excessive de tout l'abdomen.

Évacuations intestinales abondantes; diarrhées,

Resserrement du ventre; selles difficiles avec ténesme et perte de sang.

Appareil génito-urinaire. Douleur aux reins, à la vessie et dans l'urèthre; spasme de la vessie; difficulté d'uriner; l'urine sort goutte à goutte et est très-brûlante; urine épaisse et sédimenteuse; ardeur dans l'urèthre pendant et après la miction; excrétion abondante d'urine.

Augmentation de l'appétit vénérien chez l'homme; testicules douloureux, engorgés; traction le long des cordons spermatiques. Érections sans désirs; érections qui cessent facilement; testicules flasques et douloureux au toucher. Engorgement de la prostate. Suites fâcheuses de pertes séminales.

Exaltation des désirs vénériens chez la femme. Douleurs très-fortes, contusives, pressives et incisives dans la matrice, avec extension aux hanches et au sacrum. Avance des règles qui deviennent plus abondantes, et s'accompagnent de douleurs au sacrum; pendant les règles, grande excitation avec spasmes érotiques. Douleur brûlante dans le ventre et dans la matrice, avec sensation d'un grand poids qui gêne la marche, et démangeaison à la vulve.

Pertes utérines avec douleurs dans les aines; flueurs blanches alternant avec un écoulement de sang. Douleurs spasmodiques et insupportables dans la matrice, accompagnées d'un tremblement, au point de déterminer de véritables crises nerveuses, suivies de prostration complète.

Hystéricisme sous toutes ses formes, que la *tarentelle* soulage.

Appareils respiratoire et circulatoire. Toux sèche par suite d'un chatouillement dans le larynx, avec grande fatigue et oppression. Accès de toux avec ardeur générale et coloration rouge de tout le corps, qui se termine par des sueurs ; prostration des forces après la toux ; la toux s'accompagne de douleurs à la tête, à la poitrine et au bas-ventre, avec oppression et angoisse. Toux sèche, fatigante, convulsive, la nuit, avec nausées. Expectoration difficile. Aggravation de la toux par la fumée de tabac et par le coït.

Oppression de poitrine, gêne de la respiration et anxiété ; douleur dans l'intérieur de la poitrine, comme si le cœur s'y retournait, avec sueur générale. Oppression par le plus léger mouvement. Oppression avec prostration des forces ; douleurs rhumatismales à la partie moyenne et antérieure de la poitrine.

Oppression et douleur au cœur, avec abattement moral et fatigue. Palpitations de cœur avec grande tristesse et oppression. Douleur au cœur, comme si on le comprimait. Palpitations ; anxiété précordiale ; battements du cœur tumultueux ; grande irrégularité de la circulation. Suffocation ; besoin d'un air incessamment renouvelé.

Tronc et membres. Douleurs de reins qui se répètent plusieurs jours de suite. Ces douleurs sont contusives, compressives, très-aiguës parfois, et s'accompagnent de nombreux symptômes dans d'autres parties, ainsi que nous l'avons déjà noté.

Douleurs à la région lombaire et le long de la colonne vertébrale.

Paralysie des membres inférieurs; incontinence d'urine; évacuation involontaire des matières fécales.

Roideur de la nuque; rétraction des muscles.

Tension et roideur des muscles du tronc. Rétraction musculaire.

Mouvements continuels des bras, des jambes et du tronc, avec impossibilité de conserver aucune partie en repos, précédés d'oppression et de malaise général.

Douleurs vagues dans les os des bras et dans les poignets; ces derniers sont gonflés. Douleur dans les pouces.

Éruptions pustuleuses et callosités douloureuses.

Inquiétude dans les extrémités inférieures; besoin de les agiter. Douleurs articulaires comme celles des rhumatisants par les changements de temps.

Pesanteur des jambes; difficulté de les mouvoir. Paralysie incomplète des membres inférieurs. Paralysie des membres inférieurs avec violente douleur de dos, que le moindre mouvement rend insupportable.

Convulsions.

IV

Notes cliniques.

Cette étude sommaire des effets du venin de la *tarentule* sur l'organisme humain montre suffisamment toute l'étendue de sa sphère d'action, et combien sont nombreuses les indications thérapeutiques auxquelles il répond. Pour rester fidèle aux préceptes de notre école, je devrais m'abstenir de rapporter ces indications à des groupes déterminés de maladies, ou à quelqu'une des espèces que nous offrent les cadres nosologiques, et je devrais me borner à citer quelques-uns des cas dans lesquels la *tarentule* a produit des guérisons rapides, inespérées et souvent surprenantes. Toutefois, pour mieux faire apprécier à nos confrères les services qu'ils peuvent attendre de ce nouveau médicament, j'ai cru utile de réunir sous quelques titres un certain nombre de faits qui montrent la haute efficacité de cet agent dans des maladies spéciales, telles que la chorée, l'hystérie, les affections utérines, les affections intermittentes, etc.

Une dame de 45 ans, d'une bonne constitution et menstruée fortement, souffrait depuis l'âge de 20 ans d'une violente nymphomanie ; sa raison n'était pas assez forte pour dominer les inclinations lascives que lui occasionnait sa maladie et qui s'exaspéraient par le coït. L'usage de *Tarentule* 200, une dose de trois globules dissous dans de l'eau toutes les vingt-quatre heures, pendant trois jours, calma les accidents avec une telle efficacité, que la malade recouvra complétement la tranquillité et le repos dont elle avait manqué pendant tant d'années ; et, si la guérison n'est pas encore complète et radicale, elle est en voie de le devenir, et l'amélioration du moins a été jusqu'ici très-considérable.

Mme de F..., femme d'un ancien conseiller du Domaine, âgée de 48 ans, d'un tempérament sanguin, mère de sept enfants qu'elle avait nourris elle-même, commençait à ressentir les incommodités propres à l'âge critique : chaleurs étouffantes, bouffées à la face, congestion à la tête, transpirations subites, malaise général et règles trop abondantes (ménorrhagies), accompagnées de très-vives douleurs à la région du sacrum, d'où elles s'étendaient aux hanches pour aboutir à la matrice. La ménorrhagie durait de douze à quinze jours et laissait après elle des douleurs pressives et lancinantes dans la matrice, avec un flux sanguinolent, assez fétide. Après dix mois de continuelles souffrances, auxquelles l'estomac participait, car elle avait des maux de cœur, perte de l'appétit, soif vive, lenteur et difficulté des digestions, constipation rebelle et malaise général, elle vint réclamer mes soins. Désireux d'être bien fixé sur le diagnostic de cette grave affection, je demandai que cette dame prît d'abord l'opinion de l'un des premiers chirurgiens et des plus célèbres opérateurs de la capitale. Son diagnostic fut celui-ci : « Vaginite chronique avec granulations et quelques excroissances sur la muqueuse vaginale et le col de la matrice ; *ulcère cancéreux du col utérin* qui a détruit la partie latérale gauche du museau de tanche, avec *induration* du col de la matrice. » Je m'assurai de l'exactitude de ce diagnostic par l'exploration médiate et immédiate de l'organe ; je conservai néanmoins quelques doutes sur la nature de l'ulcère, malgré le flux sanguinolent et fétide auquel il donnait lieu.

Je commençai le traitement par quelques doses de *Staphysaigre* 200, suivies de *Carbo anim.*, avec peu ou point de résultat. La malade était sous l'influence du dernier remède quand les règles arrivèrent; je la trouvai alors dans l'état suivant : nécessité de rester couchée sur le dos, appuyée sur deux gros coussins ; douleurs violentes dans le sacrum, qui traversent les hanches et viennent aboutir dans la matrice; ces douleurs, dit-elle, lui brisent les reins; fortes, même au repos, elles augmentent par le mouvement et s'accompagnent d'une très-abondante perte de sang, avec sensation, au moindre effort, comme si la matrice voulait s'échapper ; soubresauts dans les extrémités inférieures; agitation générale; chaleur brûlante aux joues, pouls large et ondulant; désespoir profond et crainte de la mort. *Crocus* 200, à doses répétées, suivi de *Belladone* 200, calmèrent cet ensemble de symptômes, sans pour cela arrêter l'hémorrhagie, qui ne cessa qu'au bout de douze jours, laissant la malade dans son état habituel, c'est-à-dire avec un écoulement mucoso-sanguinolent, des douleurs pressives et lancinantes dans la matrice. Les trois jours qui suivirent, j'administrai *Sulfur* 200, dans le but de modifier l'état général avant l'administration d'autres médicaments.

Peu de jours après, vers deux heures du matin, éclatèrent d'une manière alarmante les symptômes suivants : douleur violente à la matrice comme si on la déchirait, irradiant vers le sacrum et le long de la colonne vertébrale, avec roideur du tronc et mouvements convulsifs, principalement à la tête et aux membres inférieurs ; froid glacial de tout le corps avec claquements de dents, tremblement, grande anxiété et malaise ; pouls petit et serré ; oppression, sécheresse de la bouche sans soif, et pâleur de la face. Comparant cet ensemble de symptômes avec ceux que produit le venin de la *Tarentule*, je n'hésitai pas dans mon choix, et j'administrai un demi-grain de la 10ᵉ trituration dans deux cuillerées d'eau. A cinq heures du matin, c'est-à-dire au bout de trois heures, tous les accidents avaient cessé, et, dans l'après-midi, la malade put se lever un moment pour laisser faire son lit. Les deux jours suivants, le flux habituel diminua notablement, devint moins sanguinolent et moins fétide, les élancements à la matrice se firent plus faiblement sentir, et l'état moral devint infiniment meilleur. Une nouvelle exploration de la matrice ne me laissa aucun doute sur la modification réelle de la maladie ; les granulations du vagin et du col étaient d'une meilleure couleur et en moins grand nombre ; les bords frangés de l'ulcère s'étaient régularisés ; le flux était de meilleure qualité et moins abondant. L'amélioration continua jusqu'à la nouvelle période menstruelle, qui dura seulement une semaine ; mais, le cinquième jour, je dus administrer *Crocus* pour diminuer la perte. Quatre heures après la fin des règles je répétai *Tarentule* 30ᵉ trituration (le tiers d'un grain dans deux cuillerées d'eau en une seule fois et à jeun). L'époque suivante arriva

exempte de toute incommodité et ne dura que cinq
jours, sans nécessiter l'usage d'aucun médicament.
Huit jours après, la malade commença à ressentir
un léger prurit à la lèvre supérieure et autour de
la bouche, et peu à peu se manifesta une éruption pustuleuse accompagnée d'un brûlement et
d'une cuisson insupportables. Regardant comme
inopportune toute médication qui pourrait troubler
cette crise bienfaisante, je l'abandonnai à elle-même
pendant trois semaines, au bout desquelles une
exploration nouvelle de l'utérus me procura la satisfaction inexprimable de constater la guérison
complète de cette grave maladie. L'éruption diminua graduellement avec un bon régime et quelques doses de *Graphites*. Il y a maintenant huit
années que cette dame jouit d'une excellente santé.

Étant à Paris en 1851, je fus appelé en consultation avec le D^r Gr... auprès de Mme la marquise
de B....., âgée de 36 ans, d'un tempérament lymphatique, d'une constitution normale. Elle avait eu
quatre couches, et la dernière avait offert des difficultés qui exigèrent, de l'avis des médecins
chargés de l'assister, l'emploi du seigle ergoté.
L'accouchement terminé, les suites des couches
furent pénibles, et, peu de jours après avoir quitté
son lit, la malade fut prise de convulsions qui ne
lui laissaient pas un moment de repos. L'état dans
lequel nous vîmes la malade était le suivant : convulsions violentes de tout le corps quand elle est
au repos; besoin incessant de se remuer et de se
promener dans l'appartement; dès qu'elle veut

s'asseoir ou se coucher, violentes secousses convulsives des extrémités et de la tête, avec vertiges et douleurs dans tout le corps comme s'il était brisé, et nécessité de se lever de nouveau et de marcher dans l'appartement. Depuis neuf jours, elle ne peut dormir par la crainte des convulsions qui surviennent dès qu'elle veut s'asseoir et se coucher. Perte de l'appétit; anxiété et malaise extrêmes, avec crainte de la mort. L'examen à l'aide du spéculum nous permet de constater un engorgement considérable du col de l'utérus, avec granulations qui s'étendent au vagin, dont la muqueuse est fortement injectée. Nous prescrivons *Tarentule* 12° dil., six globules dans six cuillerées d'eau, dont une cuillerée à prendre de quatre en quatre heures. Dès la seconde dose la malade put demeurer quelque temps couchée; le lendemain, les convulsions avaient disparu, elle pouvait manger, dormir dans son lit, et son moral était complétement changé. Cette dame, d'un tempérament lymphatique ordinairement, et peu disposée aux excitations amoureuses, les ressentit avec vivacité le troisième jour de l'usage de la tarentule; mais elles cessèrent peu de jours après sans qu'il fût besoin de recourir au *Lycopode*, qui est l'antidote en pareil cas.

M. le marquis de S. M....., ayant une hydrocèle du côté droit; fut opéré par la ponction et l'injection iodée. Au bout de quarante-huit heures, l'inflammation s'accompagna de violentes douleurs dans le testicule s'étendant le long du cordon spermatique et dans tout le ventre. L'inflammation ayant cessé le troisième ou le quatrième jour, les douleurs se calmèrent un peu ; mais le volume du scrotum, loin de diminuer, ne fit qu'augmenter sans cesse. Le dixième jour de l'opération, je fus appelé et trouvai le malade dans son lit, demeurant immobile pour éviter la douleur, et en même temps ayant un besoin continuel de se remuer par suite de l'excitation nerveuse qu'il éprouvait ; le testicule avait acquis un volume extraordinaire, comme celui d'un petit melon, et le cordon spermatique était gonflé ; le toucher et le mouvement excitaient des douleurs. Le malade était triste, morose et irritable. Je crus devoir d'abord combattre l'action de l'iode au moyen de la *Belladone* 200°, dont je lui fis prendre trois doses par jour, de trois globules chaque dissous dans deux cuillerées d'eau. Les douleurs calmées et l'excitation douloureuse diminuée, je remplaçai la *Belladone* par la *Tarentule* 12°, trois globules dans deux cuillerées d'eau, trois fois par jour. Le dixième jour de l'usage de ce médicament, le testicule avait repris son volume normal et le malade recouvré la santé.

Mme de S. J..., âgée de 68 ans, d'une forte constitution, souffrait d'une fièvre intermittente qui, depuis un an et demi, résistait à toutes les préparations de quinine et de quinquina, ainsi qu'aux nombreux médicaments et moyens ordinairement employés. Voici les symptômes que j'observai : amaigrissement général, surtout de la face, avec coloration subictérique de la peau, langue couverte d'un enduit jaune, dents revêtues de saburres, manque d'appétit et soif avec sécheresse de la bouche ; douleur permanente à la région du foie, qui s'exaspère toujours au début des accès, avec nausées et vomissements ; céphalalgie violente ; anxiété précordiale ; tristesse profonde, taciturnité et désespoir de sa guérison. Au début de l'accès, froid considérable ; avec tremblements et coloration bleuâtre des ongles, qui dure pendant une heure et demie à deux heures ; avec la chaleur, les symptômes gastriques s'exaspèrent, la fièvre devient ardente, avec grande sécheresse de la bouche, sans soif (caractéristique de *China* dont elle était saturée) ; pendant les cinq ou six heures que dure cette période, la malade demeure les yeux fermés et comme dans une sorte de léthargie ; survient ensuite une sueur de trois ou quatre heures, à laquelle succède un état d'abattement complet et de prostration absolue. Une seule dose de six globules de *Tarentule* 12ᵉ, administrée à la fin de l'accès, me suffit dans ce cas pour guérir radicalement une fièvre si opiniâtre, qui avait résisté aux plus puissants remèdes de l'ancienne école.

La tarentule s'est montrée de la plus grande utilité dans les coliques liées à la menstruation ; ainsi, une femme de 30 ans, mariée et mère d'un enfant, souffrait habituellement de violentes coliques pendant ses règles, aussi bien avant que depuis son accouchement ; depuis quelques mois, elle se plaignait en outre de faiblesse et de sueurs abondantes. Je lui prescrivis *China* qui lui fit du bien, et, quelques jours après, *Tarentule* 12ᵉ, à la suite de laquelle l'époque s'est bien passée, et elle n'a plus, depuis, ressenti ses anciennes douleurs.

La tarentule a réussi aussi dans la chlorose, entre autres chez une demoiselle de 24 ans, chlorotique depuis cinq ans, malgré les ferrugineux et beaucoup d'autres médicaments dont elle avait fait usage. Ses symptômes étaient les suivants : violentes douleurs de tête qui ne lui permettaient de se livrer à aucun travail; grande faiblesse avec fréquentes défaillances d'estomac; règles presque nulles et s'accompagnant de beaucoup de souffrances; teint très-jaune. Elle se rétablit en deux mois au moyen de quelques doses de *Tarentule* 12e; et voici un an qu'elle est parfaitement guérie et qu'elle mène une vie fort active.

Une femme éprouvait de violents accès de nymphomanie. allant presque jusqu'à la frénésie, principalement à l'approche des époques menstruelles; deux doses de *Tarentule* 12° suffirent pour calmer et faire disparaître cet état.

En 1855, nous avons guéri beaucoup de fièvres intermittentes avec la tarentule; et, dans une épidémie de fièvres tierces qui régna à Osma, ce fut le médicament qui donna les meilleurs résultats : plus de 30 personnes lui durent leur guérison. Nous regrettons de ne pouvoir en fournir les observations, mais nous nous portons garants de la vérité du fait, et nous croyons ne pas trop nous avancer en assurant que la tarentule est un des médicaments es plus héroïques pour la guérison prompte et radicale des fièvres intermittentes de tous les types, spécialement pour celles dans lesquelles on a abusé du quinquina.

Nous pourrions citer encore beaucoup de cas de dysménorrhée, de douleurs articulaires, de maux de reins, de cardialgie avec oppression et angoisse excessive, de sciatiques et autres névralgies intenses et rebelles, etc., contre lesquelles la tarentule s'est montrée d'une grande et prompte efficacité ; mais nous ne possédons pas sur chacun de ces cas tous les détails qu'exigent des observations régulières. Nous croyons toutefois en avoir dit assez pour notre objet, qui était de signaler aux praticiens l'utilité de la tarentule dans tous les cas où l'on constate la similitude des symptômes morbides avec les effets que ce médicament détermine sur l'homme en santé.

Depuis la publication de ces notes dans la première édition en espagnol, la tarentule a été employée homœopathiquement dans un grand nombre de cas, et a procuré des résultats qui ont confirmé de la manière la plus probante l'efficacité que j'avais déjà constatée, et dont je signalais quelques exemples dans les notes qui précèdent. Parmi les nombreuses observations qui dès lors sont venues à ma connaissance, j'en rapporterai quelques-unes empruntées aux journaux de médecine de différents pays.

Névralgie utérine.

Obs. par le Dʳ Fr. Firmat, de Montellano (1).

Une dame de 32 ans, veuve, blonde, de consti-

(1) *El Criterio medico.* Novembre 1865.

tution lymphatique, sanguine, qui, un mois auparavant, avait fait une chute sur le siége dans un
escalier, sentit, à partir de ce jour, des douleurs de
bas-ventre et de reins qui allèrent en augmentant
malgré plusieurs applications de sangsues, des fo-
mentations émollientes et anodines, des bains de
siége, etc.

Le 24 du mois de janvier dernier, où je la vis
pour la première fois, je ne pus qu'avec peine, tant
était vive la sensibilité des parties, constater un peu
de gonflement et de dureté du bas-ventre et de la
matrice, qui était le siége d'une douleur brûlante
et crampoïde, s'étendant jusqu'aux hanches, aux
aines et aux cuisses, surtout du côté gauche,
douleur si violente qu'elle arrachait à la malade
des plaintes continuelles, et la jetait dans le
désespoir; la défécation augmentait considérablement cette douleur, ou la réveillait lorsqu'elle était
calmée. Il y avait en outre une leucorrhée sanguinolente, des envies continuelles d'uriner, et l'urine,
quoique claire, sortait difficilement, goutte à goutte,
avec douleur et ardeur ; la langue était sèche, avec
soif, le pouls petit, concentré, la face pâle, exprimant la souffrance; besoin de remuer sans cesse
les jambes, anxiété précordiale, tristesse, envies de
pleurer et peur de la mort.

Tous ces symptômes se manifestaient vers le soir
et duraient jusqu'à trois heures du matin, où la
malade commençait à goûter quelque repos. Elle
passait tout le jour assise sur une chaise, ne pouvant faire aucun mouvement.

Je diagnostiquai une névralgie utérine et je songeai aussitôt à la *Tarentule*, comme le médicament qui répondait le mieux à cet ensemble de symptômes ; cependant, en considération de la cause qui les avait déterminés, je crus devoir débuter par le *Conium maculatum*, et j'en fis dissoudre 8 globules de la 12° dilution dans 8 cuillerées d'eau, dont je prescrivis à la malade de prendre une cuillerée toutes les trois heures.

Le 25, au matin, tous les symptômes avaient presque complétement disparu ; l'exploration se faisait sans peine ; la douleur était à peu près nulle à la pression ; mais la défécation la renouvelait encore ; les urines étaient abondantes, la langue était humide, le moral bien meilleur ; seulement la leucorrhée persistait (il faut remarquer qu'elle existait bien longtemps avant la chute), toutefois elle n'était plus sanguinolente.

A six heures du soir, tous les symptômes reparurent comme avant, quoique avec moins d'intensité.

La malade resta sous l'influence du *Conium*, qui produisit un soulagement marqué jusqu'au 28 dans la matinée. Convaincu alors que l'amélioration ne faisait plus de nouveaux progrès, je donnai la *Tarentule* également en globules de la 12° dilution, qui agit d'une manière si prompte que le 30, au soir, je laissai la malade dans l'état le plus satisfaisant, qui ne s'est point démenti jusqu'aujourd'hui, bien qu'elle se soit remariée peu de jours après le rétablissement de sa santé.

Hystérie épileptiforme.

Obs. par le D᷊ Garcia Lopez [1].

Une jeune fille de 24 ans, grande, élancée, lymphatique, faiblement menstruée, d'un caractère irascible, et qui n'avait jamais eu aucune maladie grave, était atteinte depuis quatre ans d'accidents qui se reproduisaient par accès, à des intervalles irréguliers, tous les huit, quinze ou vingt jours, etc. La malade, sans en avoir conscience, tombait tout à coup par terre, devenait toute roide, grinçait des dents, se mordait ordinairement la langue, et ses yeux, qu'elle conservait grand ouverts, étaient affectés de strabisme. Après l'accès, qui durait deux ou trois minutes, elle restait abattue, la tête étourdie, sans se souvenir de ce qui lui était arrivé, et sa langueur se prolongeait pendant vingt-quatre heures. Elle fut soumise pendant longtemps à divers traitements allopathiques, dans lesquels figurèrent les antispasmodiques, l'opium, l'iodure de potassium, les révulsifs, etc., et son état parut plutôt en être aggravé. Quand elle se présenta au dispensaire, en novembre 1863, on lui administra d'abord *Belladone*, puis *Jusquiame, Platine* et *Soufre*. Sous l'influence de *Belladone*, qu'elle prit pendant deux mois, son état s'améliora sensiblement, car les accès ne se reproduisirent que deux fois; puis, sans qu'on en sache la cause, ils redevinrent aussi fré-

(4) *El Criterio medico.* Juin 1865.

quents qu'auparavant; ce fut alors qu'on lui donna *Jusquiame* sans succès. *Platine* eut au contraire un résultat tout à fait satisfaisant; après six doses de cc médicament, prises de cinq en cinq jours, la malade resta trois mois sans accès, puis en eut un fort léger, après lequel on lui donna une dose de *Soufre*, et, depuis lors jusqu'aux premiers jours de janvier 1865, elle ne se présenta plus au dispensaire. Elle raconta alors que, à la suite d'un chagrin, ses accès étaient revenus, mais avec un caractère différent de celui qu'ils avaient auparavant : quand ils allaient la prendre, elle en était avertie par un vertige, et, pendant l'accès, au lieu d'être roide, son corps était agité par des convulsions qui obligeaient les assistants à la maintenir pour empêcher qu'elle ne se frappât violemment contre les meubles; les accès étaient plus prolongés et plus fréquents qu'autrefois, puisqu'ils se renouvelaient tous les quatre ou six jours, et ils s'accompagnaient d'angoisse, d'oppression au cœur; il lui semblait qu'elle suffoquait. La malade désespérait de guérir et craignait de mourir dans un de ces accès.

On lui donna *Ignatia*, qui modéra la violence des accidents; mais, comme ils se renouvelaient néanmoins avec la même fréquence, on lui prescrivit la *Tarentule* 12° dilution, une dose à prendre tous les matins pendant cinq jours, ce qui suffit pour la guérir complétement, sans le secours d'aucun autre médicament.

Plus tard, elle est revenue au dispensaire y réclamer des médicaments pour sa menstruation trop peu abondante, et nous assura qu'elle n'avait pas eu de nouvelle atteinte de son hystérie épileptiforme.

Affection nerveuse intermittente.

Par le Dr J. Brun (1).

Le 20 octobre de l'année dernière, je fus consulté par M. D... (G. A.), employé, âgé de 32 ans, d'un tempérament nerveux, d'une bonne constitution, à idiosyncrasie gastro-hépatique. M. D..., qui avait toujours joui d'une bonne santé à cela près, d'une grande facilité à prendre des refroidissements, demandait le secours de l'homœopathie contre une affection assez singulière.

Depuis six jours, à la suite d'une vive contrariété, il éprouvait chaque soir, à partir de huit heures et demie, de violentes convulsions qui duraient deux heures. Elles étaient précédées d'un froid violent qui débutait par de petits frissons dans le dos et les extrémités, se prolongeant une demi-heure, et que suivait immédiatement l'accès convulsif caractérisé par de fortes contractions musculaires débutant tantôt par les extrémités inférieures, tantôt par les supérieures, et s'étendant promptement à tout le corps qu'elles agitaient extraordinairement sans toutefois le déplacer. L'intelligence du malade restait intacte pendant l'accès ; mais il perdait la faculté de contenir et de diriger les muscles soumis à la volonté, dont les mouvements violents et désordonnés lui laissaient ensuite, durant quelques

(1) *El Criterio medico.* Mars 1865.

heures, une fatigue et une prostration extrêmes ; après quoi il se trouvait très-bien, pouvait goûter le repos et se livrer à ses occupations habituelles jusqu'au retour de l'accès.

Comme il n'offrait aucun autre trouble dans ses fonctions, et en considération de la cause déterminante des accidents aussi bien que de leur caractère, j'administrai *Ignatia* 30ᵉ dilut., six globules dans un demi-verre d'eau, à prendre par cuillerée toutes les quatre heures.

Sous l'influence de ce médicament, les convulsions diminuèrent d'intensité, et ne revinrent que tous les deux jours, étant remplacées le jour intermédiaire par une forte hémicranie droite caractérisée par des douleurs pulsatives intenses qui tourmentaient le malade au moins autant que les convulsions. L'*Ignatia* fut répété sans amener aucune autre modification. Je donnai alors la *Tarentule*, six globules de la 6ᵉ dilution dans un demi-verre d'eau, à prendre par cuillerée toutes les trois heures.

L'accès qui se reproduisit à l'heure accoutumée fut très-faible; le lendemain il n'y eut point de migraine, et les jours suivants les convulsions ne reparurent plus. On répéta néanmoins le médicament encore pendant trois jours, et depuis les accidents ne se sont pas renouvelés.

Fièvre intermittente quotidienne, avec accès choréiformes
Par le Dr Francisco Firmat, de Montellano.

Une petite fille de 11 ans, maigre, délicate et

nerveuse, le 26 mai dernier, à la suite d'une vive
réprimande qu'elle reçut au sortir de table, éprouva
des frissons, du froid, des vomissements et de légers
mouvements convulsifs qui disparurent au bout
d'une heure et demie environ, après une légère
sueur.

Elle revint ensuite à son état normal jusque dans
l'après-midi du jour suivant où je fus appelé. L'enfant, peu après son repas, avait été reprise de frissons, suivis bientôt de forts vomissements d'abord
d'aliments, puis de bile, et d'accès de violentes convulsions choréiformes dont je fus témoin. La petite
malade, soutenue par sa mère, était appuyée contre
son lit où elle ne pouvait rester couchée, et elle
était agitée de mouvements involontaires, irréguliers, presque continuels, des membres, du ventre,
de la poitrine, du tronc et de la face, mouvements
plus prononcés du côté gauche et notamment à
l'épaule. L'enfant ne pouvait articuler une seule
parole, parce que les muscles de la langue et du
pharynx prenaient part aux mouvements convulsifs. Le pouls était fréquent, à 130, et la chaleur
augmentée. Cet accès dura huit minutes, au bout
desquelles l'enfant put parler et se coucher; seulement elle se plaignait de douleurs à la région
splénique. Les facultés intellectuelles étaient intactes; elle avait soif quoique la langue fût humide.

En considération des symptômes et de la cause
à laquelle on pouvait les rapporter, je donnai
Ignatia 12°, à prendre par cuillerée d'heure en
heure. Néanmoins l'enfant continua d'avoir des

accès violents jusqu'à deux heures du matin, où
elle fut prise d'une sueur abondante suivie d'un
paisible sommeil. Au réveil, elle eut un nouvel
accès convulsif léger qui ne l'empêcha pas de rester
dans le lit; aucune fièvre, le pouls était à 80, point
de céphalalgie ni de douleur dans la région splénique, ni de soif. Cet état persista jusqu'à quatre
heures de l'après-midi, où, sans que l'enfant eût
mangé, elle fut reprise des mêmes accidents que la
veille.

Ce retour de tous les symptômes, après une apy-
rexie complète, ne laissait aucun doute sur le caractère intermittent de l'affection.

En conséquence, l'*Ignatia* n'ayant eu aucun effet,
je prescrivis la *Tarentule*, qui répondait à la fois à
la périodicité des accès et à leur caractère choréique; j'en fis dissoudre 6 globules de la 12e dilution dans huit cuillerées d'eau, pour en faire
prendre une cuillerée toutes les trois heures à partir
du moment où la sueur s'établirait.

Le lendemain 29 on m'apprit que, peu après la
première cuillerée de *Tarentule*, qui avait été donnée
vers deux heures du matin, il y avait eu une crise
convulsive assez violente, moindre cependant que
les six crises que l'enfant avait eues pendant l'accès
fébrile, et que ce dernier s'était du reste terminé,
comme le précédent, par une sueur copieuse et un
sommeil paisible.

Le 30, l'enfant n'avait eu la veille ni fièvre ni
mouvements convulsifs ; elle avait bien dormi, et se
trouvait dans un état très-satisfaisant. Je crus de-

voir donner néanmoins une dose de *Tarentule* 200ᵉ
pendant trois jours encore.

Chorée.

Par le Dʳ Francisco Firmat, de Montellano.

· Une fille de 36 ans, maigre, de tempérament bi-
lioso-nerveux, d'un caractère irritable, et dont les
règles étaient peu abondantes, était affectée depuis
l'âge de 18 ans d'accès de chorée qui se reproduisaient si fréquement que rarement elle passait un
jour sans en éprouver, malgré la multitude de
moyens allopathiques que l'on avait mis en usage
pour les combattre.

Il y a six ans, elle recourut à l'homœopathie et en
éprouva une notable amélioration, car les accès s'é-
loignèrent, la laissant paisible quelquefois pendant
trois mois.

Les accès étaient caractérisés ainsi : mouvements
involontaires, désordonnés et irréguliers, bornés
tantôt au bras et à la jambe gauches, tantôt à un
seul de ces membres, atteignant plus rarement le
bras gauche et la jambe droite à la fois, et accompagnés de quelques grimaces.

Nux vomica, Belladona, Stramonium, qui étaient
les médicaments le plus généralement employés, les
faisaient cesser quelquefois avec une remarquable
promptitude, et en retardaient le retour, pour
quelque temps seulement. Mais, à partir du 13 mai,
date de son dernier accès, après lequel je lui administrai la *Tarentule,* dont le Dʳ Nuñez nous
avait fait connaître l'importante pathogénésie et

fait pressentir l'efficacité contre la chorée, à partir de cette époque, dis-je, elle n'a plus éprouvé aucun mouvement convulsif; son humeur s'est notablement améliorée, et ses règles sont devenues plus abondantes.

Les doses de *Tarentule* se sont bornées aux suivantes : 8 globules de la 12ᵉ dilution dissous dans 6 cuillerées à bouche d'eau, dont la malade prit d'abord une cuillerée de six en six heures, puis une dose de la 200ᵉ dilution tous les quinze jours pendant deux mois.

Chorée.

Dʳ Gaudy, de Bruxelles (1).

1ʳᵉ observation. Marie N....., âgée de 25 ans, d'un tempérament lymphatique et d'une bonne constitution, souffrait depuis plusieurs années d'accès de chorée qui se manifestaient vers la fin de l'été. Ces accès étaient caractérisés par des mouvements désordonnés des pieds et des mains, si violents parfois que la malade laissait tomber les objets qu'elle tenait à la main. Ce fut au commencement de novembre de l'année dernière que je la vis pour la première fois et que je lui donnai *Tarentule* 6ᵉ dilution à prendre tous les trois ou quatre jours, et même à de plus longs intervalles à mesure qu'elle se trouverait mieux. Dès les premières doses, il y eut une amélioration notable, et le médicament fut continué à d'assez longs intervalles. A la fin de décembre il n'y avait plus trace des mouvements

(1) *Journal du Dispensaire Hahnemann*, de Bruxelles.

convulsifs, qui ne se sont pas reproduits jusqu'aujourd'hui.

2ᵉ *obs.* Clément G....., enfant d'une constitution
lymphatique, était affecté depuis six mois d'une
chorée nocturne. Plusieurs médecins allopathes
l'avaient traité sans succès : l'un d'eux, supposant
la présence d'ascarides dans le rectum, l'avait soumis durant un mois à l'emploi des vermifuges. Le
20 janvier, sa mère le conduisit au dispensaire et
m'apprit que, dès que l'enfant s'endormait, tous les
muscles volontaires étaient pris de mouvements
convulsifs désordonnés : les bras et les jambes
étaient jetés en tous sens ; les paupières étaient
tantôt contractées convulsivement, tantôt immobiles
durant quelques minutes ; d'autres fois les globes
oculaires exécutaient des mouvements de rotation
dans l orbite. Cet état se prolongeait durant toute
la nuit jusqu'au point du jour, où il cessait complétement. Pendant le jour l'enfant était très-bien, et,
à le voir, on ne pouvait soupçonner l'existence d'une
semblable affection. Cependant il était triste, inquiet et poussait souvent de profonds soupirs. Ce
jour même je lui donnai *Tarentule* 6ᵉ dilution, 3 globules à prendre dans l'après-midi. Dès le troisième
jour il dormit parfaitement paisible, et depuis les
mouvements convulsifs ne sont plus revenus.

3ᵉ *obs.* Martin B....., âgé de 15 ans, était atteint
de chorée depuis plus de six mois. Il suivit durant
quelque temps et sans en obtenir le moindre résultat les traitements prescrits par les chefs de clinique des hôpitaux de Bruxelles. Le 2 juillet, il se

présenta à la consultation du dispensaire : les membres supérieur et inférieur du côté droit étaient seuls affectés ; le bras ne demeurait jamais en repos, il était à chaque instant projeté avec force en dehors, quelquefois en arrière et rarement en avant ; à ces mouvements s'en ajoutaient toujours un autre de torsion du bras sur lui-même ou d'élévation de l'épaule. Le pied était le siége de mouvements moins violents et moins fréquents, mais il était souvent projeté en arrière, ce qui exposait le malade à des chutes réitérées. Toutes les autres fonctions s'accomplissaient d'une manière normale. Je prescrivis une dose de 3 globules de la 6ᵉ dilution de *Tarentule* à prendre en une fois dans l'après-midi. Sept jours après je constatai une amélioration notable, et au bout de quinze jours les mouvements du bras avaient déjà disparu. Je donnai une nouvelle dose de *Tarentule*, mais à la 15ᵉ dilution, à prendre comme la première. Le 2 août, la guérison était complète et ne s'est pas démentie depuis.

Chorée.

Par le Dᵣ Garcia-Lopez (1).

En février 1864, on présenta au dispensaire de la Société hahnemannienne de Madrid un enfant de 9 ans, d'un tempérament lymphatique, d'une constitution faible, qui depuis un an souffrait d'une chorée étendue à tous les muscles volontaires du corps, mais surtout à ceux du visage, du

(1) *El Criterio medico.* Juin 1865.

bras droit et de la jambe gauche. L'enfant était
dans une agitation continuelle ; il faisait mille gestes
et contorsions bizarres, et marchait avec une extrême difficulté : on était obligé de le soutenir par
le bras pour qu'il ne se laissât pas tomber ; il lui
était au contraire très-facile de courir, et, tant qu'il
courait, il n'y avait pas à craindre qu'il tombât. Il
parlait très-difficilement, et sa parole était à peine
intelligible. C'était au lit qu'il se trouvait le mieux,
parce que les convulsions cessaient alors presque
complétement.

Il fut soumis pendant longtemps à divers traitements allopathiques, dans lesquels figurèrent la
valériane, les ferrugineux, le quinquina et les vermifuges.

S'étant adressé enfin à l'homœopathie, il prit
d'abord *Belladona, Cina, Sulfur* et quelques autres
médicaments dont il n'obtint que des améliorations passagères. On lui donna alors la *Tarentule* 12e dilution (6 globules dissous dans 8 cuillerées à bouche d'eau, dont l'enfant prit une cuillerée
à bouche le matin, l'après-midi et le soir). Au bout
de huit jours, l'agitation générale et les mouvements des muscles avaient cessé ; il restait seulement quelques grimaces et une certaine difficulté
dans la parole. On répéta la *Tarentule* à la 200e,
une dose toutes les vingt-quatre heures pendant
trois jours. Quand il se présenta au dispensaire,
quinze jours après avoir commencé l'emploi de la
Tarentule, il était complétement guéri ; seulement
le bras et la jambe, qui avaient été le plus affectés,

conservaient une sorte de faiblesse paralytique qui faisait boiter l'enfant et l'empêchait de rien porter de lourd avec la main droite; il rapportait le sentiment de faiblesse du bras à l'articulation scapulo humérale, et celle du membre pelvien à l'articulation coxo-fémorale. *China* et *Rhus* firent disparaître ces derniers vestiges de la maladie, et, dans les premiers jours du mois de mai, le rétablissement était complet.

Chorée

(Obs. recueillie par le Dr P. Alvarez Gonzalez) (1).

(Bien que cette observation me soit personnelle, je la reproduis ici dans les termes où elle a été publiée par le Dr A. Gonzalez, parce qu'elle emprunte du témoignage de cet honorable praticien une valeur de plus.)

A la fin du mois de mars dernier, le marquis de Nuñez fut consulté pour une petite fille de la Manche qui avait une chorée dont les traitements ordinaires n'avaient pu triompher. L'observation, rédigée par le médecin allopathe qui donnait des soins à l'enfant, exposait en ces termes sa situation :

«Voici vingt ou trente jours que cette enfant est affectée de mouvements désordonnés et irrésistibles qui sont limités à la main et au pied du côté gauche. On a mis en usage pour combattre cette chorée une alimentation substantielle et les différents antispasmodiques appropriés, ainsi que les vermifuges, les bains et affusions d'eau froide. »

(1) *Criterio medico* du 10 juillet 1865.

Le Dr Nuñez envoya une seule dose de *Tarentule* 200e dilution et quelques doses de sucre de lait. Dès le troisième jour après la prise du médicament les mouvements involontaires commencèrent à diminuer, et, au bout de dix jours, ils avaient complétement cessé ; le pied avait repris toute sa force, et la main, qui avait eu pendant toute la durée de l'affection une teinte brunâtre, reprit sa coloration normale.

Chorée

(Obs. par le Dr Dewilde, directeur du dispensaire de Tirlemont).

Le 23 juin de l'année dernière, Marie V....., âgée de 7 ans, d'un tempérament lymphatique nerveux, entra à l'hôpital civil de Tirlemont pour y être traitée d'une violente chorée. Tous les muscles soumis à la volonté étaient affectés de mouvements insolites ; la marche était impossible, et l'on était obligé de maintenir l'enfant constamment dans son lit, où on l'assujettissait avec une camisole de force ; il fallait aussi lui introduire les aliments dans la bouche, et parfois elle avait beaucoup de peine à les avaler. Elle articulait ses paroles d'une manière si confuse qu'il était impossible de la comprendre. Le 24, je lui fis prendre le matin un globule de *Tarentule* 6e dilution dissous dans une cuillerée d'eau, et la même dose fut répétée le 25 et le 26. Le 28, la sœur hospitalière, remarquant un peu d'amélioration dans l'état de la malade, la fit lever et promener quelques minutes dans la salle en la soutenant avec soin. Le 29, je constatai une notable amélioration dans les extrémités supérieures. Le 30, le bras droit obéissait par moments à la volonté, et l'enfant pouvait s'en servir pour faire le signe de la croix ; elle marchait seule et prononçait distinctement quelques paroles. Du 1ᵉʳ au 4 juillet, l'amélioration fit de sensibles progrès dans tout le côté droit du corps, et le 5 l'enfant parlait assez clairement pour se faire comprendre ; elle portait elle-même sa cuiller à la bouche. Le 7, elle mangea seule, put se promener dans la salle, et ses mouvements en général étaient beaucoup moins désordonnés. Le 11, je fis dissoudre un globule de *Tarentule* 6ᵉ dilution dans trois cuillerées à bouche d'eau, dont je ne donnai à l'enfant qu'une seule cuillerée. Dès lors les progrès vers la guérison furent rapides, et elle était complète le 24, jour où l'enfant put sortir de l'hôpital.

Le 12 juillet de la même année, se présenta à mon dispensaire une jeune fille de 15 ans, Blondine D....., d'Hougaerde, de haute taille, de constitution sèche et bilieuse, non encore réglée, et qui était malade depuis trois semaines. Sa mère, qui l'accompagnait, se désolait, la croyant ensorcelée. Le bras et la jambe droite de la jeune fille offraient à la vue des mouvements désordonnés et bizarres. Je lui donnai à prendre une globule de *Tarentule* 6ᵉ dilution pendant trois jours de suite, le matin à jeun. Huit jours après, la mère vint m'apprendre avec joie que sa fille était presque guérie, et au bout de six autres jours elle l'était complétement.

Le 17 juillet, le colon B....., de Kersbeek, vint

me consulter pour sa fille âgée de 13 ans, de tempérament lymphatique nerveux, qui était atteinte depuis quatre mois de mouvements choréiques incessants des extrémités inférieures. Je prescrivis *Tarentule* 6ᵉ à prendre pendant trois jours. Le 23, le père vint très-inquiet m'apprendre que la maladie de sa fille avait pris des proportions extraordinaires. Persuadé qu'il n'y avait là qu'une aggravation produite par le médicament, je me bornai à prescrire du *Sacchar. lact.* Le 31, comme il y avait une notable amélioration, je fis dissoudre une dose de *Tarentule* 6ᵉ dilution dans trois cuillerées d'eau, et donner une seule cuillerée; et le 8 août le père vint m'apprendre que la guérison était complète.

NOTE DU TRADUCTEUR.

Aux faits cliniques rapportés par notre honorable ami le Dʳ Nuñez, nous aurions pu pour notre part en ajouter un assez grand nombre; nous avons préféré nous borner à faire figurer dans la pathogénésie elle-même les groupes de symptômes et les états morbides sur lesquels la *Tarentule* nous avait paru avoir une action curative manifeste, et attribuer à ces données cliniques la même valeur qu'à celles fournies par l'expérimentation pure. Ce procédé n'est pas nouveau en homœopathie; il se fonde sur la certitude que nous avons de la réciprocité du *similia similibus*, qui nous permet d'affirmer qu'à toute action curative d'un médicament correspond une action pathogénétique semblable. Et lorsque le choix du médicament a été déterminé par l'analogie de ses caractères essentiels avec ceux de la maladie, et que l'action curative a été reconnue avec évidence, l'expérimentateur peut enregistrer cette action avec autant d'assurance que les effets purs eux-mêmes. L'induction ici vaut l'observation directe; elle la devance et souvent la supplée, aux limites où l'expérimentation sur l'homme sain ne serait ni permise, ni possible.

C'est en nous appuyant sur cette double induction que nous nous sommes cru autorisé à inscrire dans la pathogénésie de la tarentule des maladies, même des lésions organiques qui ne sauraient s'y expliquer autrement. Sur quelques-unes l'expérience a déjà prononcé; les notes cliniques qui précèdent prouvent que nous ne nous étions pas trop avancé en affirmant la tarentule contre l'érotisme chez l'homme et la femme, l'hypochondrie, l'hystérie, la chorée, et les affections à type intermittent. Nous avons l'assurance qu'il en sera de même pour le diabète, pour l'albuminurie, le rhumatisme goutteux, la néphrite et la cystite calculeuses et inflammatoires, le rachitisme scrofuleux et même syphilitique, et enfin pour quelques lésions organiques, telles que les tumeurs fibreuses de l'utérus et de ses annexes, les lésions du cœur et des gros vaisseaux de nature rhumatismale. Dans

plusieurs de ces inductions nous nous sommes
rencontré avec le Dr Ozanam, ainsi qu'on peut s'en
convaincre en jetant un coup d'œil sur le tableau
qui termine ce travail, et dans lequel notre honorable confrère a inscrit comme nous l'hystérie, la
chorée, l'hypochondrie, les fièvres intermittentes et
l'albuminurie. Cette remarquable concordance dans
nos conclusions *à priori* est à la fois un argument
en faveur de la méthode que nous avons suivie l'un
et l'autre, et une forte présomption en faveur des
applications que nous indiquons. Sur un seul point
nos vues diffèrent : nous ne trouvons pas aussi
bien établie que le Dr Ozanam l'appropriation de la
tarentule à la suette et aux sueurs profuses ; il n'y
a dans les effets purs de ce médicament qu'un très-
petit nombre de symptômes dans lesquels la sueur
soit signalée, et ce sont le plus souvent des accès
intermittents dans lesquels la sueur a figuré comme
un des stades de la fièvre ; quant aux observations de
piqûres par la tarentule, on n'y voit nulle part la
sueur se manifester avant l'intervention de la musique ou des diaphorétiques. Nous nous croyons
donc autorisé à considérer les sueurs abondantes
comme un phénomène critique et non comme un
effet primitif de la tarentule ; telle est aussi l'opinion du Dr Nuñez (v. page 220). Quant aux dia-
phorèses obtenues par les hautes doses de quelques
arachnides, elles s'expliquent également comme
des crises provoquées par la quantité du médicament ingéré et par les moyens auxiliaires mis en
usage pour les seconder.

A l'appui des rapports curatifs qui existent selon nous entre l'action de la tarentule et cette trilogie pathologique le diabète, l'albuminurie et le rhumatisme goutteux, nous invoquerons le beau travail de notre ami le Dr Marchal (de Calvi) sur les accidents diabétiques. On sait que cet éminent confrère rattache le diabète, l'albuminurie et la goutte à un seul principe, la diathèse urique, et que, après avoir rapporté plusieurs observations dans lesquelles l'albuminurie et le diabète se sont combinés ou ont alterné chez le même sujet, il rappelle que ces deux états pathologiques peuvent être provoqués artificiellement par la lésion du plancher du quatrième ventricule. Mais, si les trois formes morbides qui nous occupent dépendent réellement d'un même principe pathologique, un même agent pathogénétique ne pourrait-il aussi les produire? Et le venin de la tarentule, dont l'action sur le cerveau est si évidente, n'en aurait-il pas une toute spéciale sur le plancher du quatrième ventricule? Rien ne défend de l'admettre, et l'observation pure et clinique semble l'affirmer.

Nous ne voulons pas terminer l'étude de ce médicament sans avoir signalé ses analogies avec quelques-uns des principaux médicaments de notre matière médicale, entre autres avec la *Belladone*, le *Mercure soluble*, le *Lachesis*, la *Pulsatille* et la *Cantharide*.

Les rapports de la Tarentule avec la *Belladone* sont frappants dans les spasmes nerveux qu'elles produisent l'une et l'autre ; la faiblesse paralytique des membres, surtout des membres inférieurs ; le délire, les hallucinations avec apparitions effrayantes d'animaux ; la coloration scarlatineuse de la peau ; les douleurs névralgiques ; la céphalalgie congestive ; les troubles de la vision, la photophobie ; l'inflammation, la sécheresse, les spasmes de la gorge : quelques-uns des symptômes utérins, etc.

Les analogies avec le *Mercure* se trouvent dans l'hypochondrie ; la faiblesse de la mémoire ; les douleurs rhumatismales avec gonflement des articulations ; le rachitisme syphilitique ; la faiblesse portée jusqu'aux syncopes ; l'œdème, les hydropisies ; les spasmes toniques et les contractures des muscles ; la polyurie et le diabète sucré (probablement aussi, comme nous l'avons dit, l'albuminurie) ; les ulcères de la bouche et de la gorge ; la prosopalgie ; les névralgies dentaires ; les symptômes gastro-hépatiques, l'ictère ; les symptômes de cystite, d'uréthrite et d'orchite ; les métrorrhagies, etc.

Avec le *Lachesis* les analogies, nombreuses d'ailleurs, sont plus particulièrement dans la périodicité des souffrances ; les hémorrhagies ; l'altération du sang ; la prostration des forces ; les syncopes ; la mélancolie ; les souffrances arthritiques ; les ulcérations de la peau et des muqueuses ; les affections gastro-hépatiques, l'ictère ; la dysménorrhée ; les maladies du cœur et des gros vaisseaux, etc.

La *Pulsatille* et la Tarentule se rencontrent principalement sur le terrain des symptômes féminins ; et l'on peut dire qu'elles sont au premier rang dans ce groupe où la *Sépia*, le *Tartarus emeticus*, le *Lache-*

sis, etc., occupent aussi une place si importante. Toutes deux se montrent parfaitement appropriées aux troubles moraux et physiques qui accompagnent la puberté et la menstruation aux diverses époques de la vie. Plusieurs symptômes généraux comme le besoin de mouvement, l'aggravation le soir et dans la position assise ou couchée, le soulagement au grand air, la disposition frileuse, la sensation comme d'eau froide sur diverses parties du corps, les troubles de la circulation, surtout de celle du système veineux, les souffrances des reins, de la vessie, des testicules, etc., sont autant de points de similitude entre ces deux médicaments.

Quant à la *Cantharide*, il nous suffira pour qu'elle se place naturellement à côté de la Tarentule, de rappeler ses effets sur le système'génito-urinaire et sur le cerveau.

Nous voudrions montrer aussi tous les caractères qui rapprochent de notre médicament le *Rhus*, l'*Acide phosphorique*, le *Seigle ergoté* (1), etc., mais ces comparaisons nous entraîneraient beaucoup au delà des limites que nous devons donner à cette note.

J. PERRY.

(1) Nous trouvons une confirmation de cette analogie dans l'intéressant travail publié par le Dr Ravel sur les indications du *Seigle ergoté* dans le *Diabète sucré* (*Art médical*, juillet 1866). L'analyse que notre confrère donne des symptômes de ce médicament et des diverses applications thérapeutiques qui en ont été faites justifie à la fois la supposition qu'il avance et l'opinion que, de notre côté, nous avons exprimée au sujet de la Tarentule dans le même cas.

INDUCTIONS THÉRAPEUTIQUES (1)

Tirées par le Dʳ Ozanam des effets sur l'homme sain de la morsure
de la Tarentule.

Action périodique.	Fièvres intermittentes rebelles. Affections nerveuses à longues périodes. Hystérie. Hypochondrie. Manie. Délire. Folie périodique.
. Action sudorifique.	Fièvre intermittente sudorale. Suette. Sueurs profuses. Hydropysies ; œdème ; anasar- que. Albuminurie.
Action sur le système nerveux génital.	Satyriasis. Nymphomanié. Cardialgie. Syncope. Affections nerveuses périodi- ques.
Action locale.	Phlegmon. Anthrax.

(1) *Étude sur le Venin des Arachnides*, 1856, p. 81.

FIN

TABLE

Au Lecteur..... 1

PREMIÈRE PARTIE. **Revue historique**..........   9

Chapitre Iᵉʳ. Du Tarentulisme. Origine. Fables inventées
au sujet de ce phénomène. Histoire. Opinions médicales divers s. Descriptions données par les anciens
jusqu'à Baglivi...................................   9

Chapitre II. Résumé des écrits sur la Tarentule jusqu'à
D. Francisco X. Cid, et en particulier de l'œuvre
de Baglivi *de Anatome, morsu et effectibus Tarentulæ*.   20

Chapitre III. Auteurs espagnols. Ouvrage de Cid, *Tarentisme observé en Espagne, et par lequel se prouve celui de la
Pouille*........   29

Chapitre IV. Ouvrages sur le Tarentisme publiés en
Espagne depuis 1787 jusqu'à nos jours. Exposé de
quelques travaux publiés à l'étranger, et en particulier
de ceux de MM. Renzi et Ozanam...........   43

Chapitre V. Critique générale des travaux publiés sur le
Tarentisme. Époque antérieure à Baglivi. Baglivi. Cid.
État actuel de la question. Comment on en pourra
obtenir la complète solution.................   57

DEUXIÈME PARTIE. **Histoire naturelle de la Tarentule**.....   77

Description du genre Lycose, famille des Terrénides et
classe des Tarentules. De la Tarentule d'Espagne : description zoologique, vie et mœurs. Nécessité d'en compléter l'étude zoographique.....................   77

TROISIÈME PARTIE. **Étude médicale du Tarentulisme et du Tarentisme**..... :   93

Chapitre I. Du Tarentulisme et du Tarentisme. Étude
des effets de la piqûre de la Tarentule sur l'homme
sain. Symptômes locaux et généraux............. .   93

Chapitre II. Étude de l'action de la musique sur les
sujets piqués par la Tarentule. Tableau des symptômes qui en résultent. Action de la musique sur

l homme sain et sur l'homme malade; ses effets thérapeutiques. Application que l'on peut faire de cet agent modificateur de l'organisme................... 104

CHAPITRE III. Du Tarentisme nerveux et épidémique. Ses analogies avec d'autres maladies qui ont existé ou qui existent encore. Affections qui ressemblent à celles qui sont produites par la Tarentule........... 118

CHAPITRE IV. Ressemblances et différences entre les effets produits par les diverses espèces de Tarentules. Rapports entre les effets produits par le venin des Tarentules et ceux de divers insectes et reptiles. Poisons animaux en général............ 132

QUATRIÈME PARTIE. **Pathogénésie de la Tarentule**.... 149

CHAPITRE I. Expérimentation pure de la Tarentule. Mode d'expérimentation qui a été suivi. Tableau des symptômes.............................. 149

    I. Symptômes généraux et conditions de leur manifestation.................................. 152
    II. Intelligence, Moral......................... 158
    III. Sommeil................................... 163
    IV. Fièvre.................................... 166
    V. Peau.......... 169
    VI. Tête et face.. 170
    VII. Bouche et Appareil digestif................. 182
    VIII. Appareil génito-urinaire.................. 194
    IX. Appareils de la respiration et de la circulation 203
    X. Tronc et extrémités......................... 210

CHAPITRE II. Coup d'œil rapide sur la sphère d'action du venin de la Tarentule. Caractéristiques. Résumé symptomatologique. Notes cliniques................. 219
Note du traducteur..... 260
Inductions thérapeutiques du Dr Ozanam........... 266

FIN DE LA TABLE.

Paris. — Typ. A. PARENT rue Monsieur-le-Prince, 31.

DES

LIVRES DE MÉDECINE

CHIRURGIE, ANATOMIE, PHYSIOLOGIE,

HISTOIRE NATURELLE MÉDICALE, CHIMIE MÉDICALE,

PHARMACIE, ART VÉTÉRINAIRE,

QUI SE TROUVENT CHEZ

J.-B. BAILLIÈRE et FILS,

LIBRAIRES DE L'ACADÉMIE IMPÉRIALE DE MÉDECINE,

Rue Hautefeuille, 19.

(CI-DEVANT RUE DE L'ÉCOLE-DE-MÉDECINE, 47.)

A PARIS.

———

NOTA. Une correspondance suivie avec l'Angleterre et l'Allemagne permet à MM. J.-B. BAILLIÈRE et FILS d'exécuter dans un bref délai toutes les commissions de librairie qui leur seront confiées. (*Écrire franco.*)

Tous les ouvrages portés dans ce Catalogue sont expédiés par la poste, dans les départements et en Algérie, *franco* et sans augmentation sur les prix désignés.— Prière de joindre à la demande des *timbres-poste* ou un *mandat* sur Paris.

———

Londres, | New-York,
HIPPOLYTE BAILLIÈRE, 219, REGENT STREET; | BAILLIÈRE BROTHERS, 440, BROADWAY;

MADRID, CARLOS BAILLY-BAILLIÈRE, PLAZA DEL PRINCIPE ALFONSO, 16.

———

N° 14.   MAI 1866

Nouveau dictionnaire de médecine et de chirurgie pratiques, illustré de figu intercalées dans le texte, rédigé par BERNUTZ, BOECKEL, BUIGNET, CUSCO, DEM QUAY, DENUCÉ, DESNOS, DESORMEAUX, DEVILLIERS, Alf. FOURNIER, GALLARD, H. G TRAC, GOSSELIN, Alphonse GUÉRIN, A. HARDY, HIRTZ, JACCOUD, JACQUEMET, KOEBER S. LAUGIER, LIEBREICH, P. LORAIN, LUNIER, MARCÉ, A. NÉLATON, ORÉ, PAR PÉAN, V. A. RACLE, RAYNAUD, RICHET, Ph. RICORD, Jules ROCHARD (de Lorie Z. ROUSSIN, SAINT-GERMAIN, Ch. SARAZIN, Germain SÉE, Jules SIMON, SIRED SYOETZ, A. TARDIEU, S. TARNIER, TROUSSEAU, Auguste VOISIN. — Directeur la rédaction : le docteur JACCOUD.

Le *Nouveau Dictionnaire de médecine et de chirurgie pratiques*, illustré de figu intercalées dans le texte, se composera d'environ 15 volumes grand in-8 cavalier 800 pages. Prix de chaque volume de 800 pages, avec figures dans le texte.   10

Le Tome V comprendra 800 pages, avec 90 figures Les principaux articles so BUE, par JACCOUD ; Biliaires (Voies) par LUTON ; Blennorrhagie, par Alfred FOU NIER ; Blépharite, Blépharospasme, par GOSSELIN ; Blessures, par A TARDIE Boissons par HEBERT ; Bouche, par FERNET ; Bourses séreuses, par KOEBERI Bras, par DÉSORMEAUX et ABGER ; Bronches, par ORÉ et GINTRAC ; Bronzée (ma die), par JACCOUD ; Brûlure, par LAUGIER.

Les volumes sont envoyés *franco* par la poste, aussitôt leur publication, a souscripteurs des départements, sans augmentation sur le prix fixé.

Codex medicamentarius. Pharmacopée française publiée par ordre du Gouve nemeut. 1 vol. grand in-8 d'environ 800 pages, cart.

Arsenal de la chirurgie contemporaine française et étrangère. Appareils et i struments en usage pour le diagnostic et la thérapeutique médico-chirurgical par M. GAUJOT, professeur agrégé à l'Ecole impériale de médecine et de pharm cie militaire du Val-de-Grâce. In-8 de 800 pages avec 600 figures.

Leçons sur les tumeurs normales et morbides, professées à la Faculté de médecin de Paris, par M. Ch. ROBIN, professeur à la Faculté de médecine, membre l'Institut. 1 vol in-8 de 500 pages, avec pl. gravées.

Clinique ophthalmologique, par M. A. von GRAEFE, professeur extraordinaire l'Université de Berlin. Edition française, publiée avec le concours de l'auteu par M. le docteur E. Meyer. I. Du traitement de la cataracte. In-8. 150 page avec figures.

Étude médico-légale sur l'empoisonnement. Leçons professées à la Faculté médecine de Paris, par Ambr. TARDIEU, professeur de médecine légale à la Facul de médecine de Paris, 1 vol. in-8 de 600 pages, avec figures et planches.

Physiologie des mouvements, démontrée par l'expérimentation physiologique et pa l'observation clinique, par le docteur G. B. DUCHENNE (de Boulogne), lauréat d l'Institut (Académie des sciences) et de l'Académie de médecine. In-8 d'enviro 600 pages, avec 100 figures.

Traité historique et pratique de la syphilis, par E. LANCEREAUX, chef de cliniqu de la Faculté de médecine de Paris. 1 vol. in-8 de 500 pages, avec figures trois planches.   15 fr

Des hôpitaux et des hospices, des conditions que doivent présenter les établisse ments au point de vue de l'hygiène et des intérêts des populations, par H. JAQUE MET. In-8 d'environ 250 pages, avec figures.

Des couleurs, au point de vue physique et physiologique, par M BRUCKE, profes seur à l'Université de Vienne, traduit de l'allemand par M. Paul Schützenberger professeur agrégé à la Faculté de médecine de Strasbourg. 1 vol. in-18 jésus de 300 pages, avec 30 figures.

Lettres obstétricales, par Ed. Caspar SIEBOLD, professeur à l'Université de Göttingue, traduites de l'allemand, avec une introduction et des notes, par M. Stoltz, pro fesseur à la Faculté de médecine de Strasbourg. 1 vol, in-18 jésus de 300 pages.

Hygiène de la première enfance, comprenant la naissance, l'allaitement, le sevrage, les maladies pouvant amener un changement de nourrice, les maladies et la mor talité des nouveau-nés, l'éducation physique de la seconde enfance, par E. BOU CHUT, professeur agrégé à la Faculté de médecine, médecin de l'Hôpital des enfants malades. *Deuxième édition*, 1 vol. in-18 jésus, 500 pages avec figures.

Odontologie, ou Traité pratique de l'art du dentiste, comprenant l'anatomie, la physiologie, la pathologie, la médecine opératoire, la prothèse dentaire et l'hygiène de la bouche, par le docteur E. MAGITOT. In-8 d'environ 600 p. avec 200 figures.

LIVRES DE FONDS.

CADÉMIE IMPÉRIALE DE MÉDECINE (ANNUAIRE DE L'). Paris, 1862, in-12, 204 pages. 1 fr. 50

Première partie : Ordonnances constitutives de l'Académie impériale de médecine, arrêtés ministériels, réglements, legs faits à l'Académie, prix décernés et à décerner, lauréats de l'Académie, publications, etc. — Deuxième partie : Tableau général des nominations, des promotions et des extinctions qui ont eu lieu dans le sein de l'Académie, depuis sa fondation jusqu'à ce jour. État actuel du personnel de l'Académie.

† **ACADÉMIE IMPÉRIALE DE MÉDECINE (BULLETIN DE L'),** rédigé sous la direction de MM. F. DUBOIS, secrétaire perpétuel, et J. BÉCLARD, secrétaire annuel. — Paraissant régulièrement tous les quinze jours, par cahiers de 3 feuilles (48 pages in-8), et contenant exactement tous les travaux de chaque séance.

Prix de l'abonnement pour un an *franco* pour toute la France : 15 fr.

Collection du 1er octobre 1836 au 30 septembre 1864 : vingt-huit années formant 29 forts volumes in-8 de chacun 1100 pages. 220 fr.

Chaque année séparée in-8 de 1100 pages. 12 fr.

Ce *Bulletin officiel* rend un compte exact et impartial des séances de l'Académie impériale de médecine, et présentant le tableau fidèle de ses travaux, il offre l'ensemble de toutes les questions importantes que les progrès de la médecine peuvent faire naître ; l'Académie étant devenue le centre d'une correspondance presque universelle, c'est par les documents qui lui sont transmis que tous les médecins peuvent suivre les mouvements de la science dans tous les lieux où elle peut être cultivée, en connaître, presque au moment où elles naissent, les inventions et les découvertes. — L'ordre du *Bulletin* est celui des séances ; on inscrit d'abord la correspondance soit officielle, soit manuscrite, soit imprimée ; à côté de chaque pièce, on lit les noms des commissaires chargés d'en rendre compte à la Compagnie. Le rapport est-il lu, approuvé, les rédacteurs le donnent en totalité, quelles que soient son importance et son étendue : est-il suivi de discussion, ils s'appliquent avec la même impartialité à les reproduire dans ce qu'elles offrent d'essentiel, principalement sous le rapport pratique. C'est dans le *Bulletin* seulement que sont reproduites dans tous leurs détails les discussions relatives à l'*Empyème*, l'*Introduction de l'air dans les veines*, au *Système nerveux*, l'*Empoisonnement par l'arsenic*, l'*Organisation de la pharmacie*, la *Ténotomie*, le *Cancer des mamelles*, l'*Ophthalmie*, les *Injections iodées*, la *Peste et les Quarantaines*, la *Taille et la Lithotritie*, les *Fièvres intermittentes*, les *Maladies de la matrice*, le *Crétinisme*, la *Syphilisation*, le *Surdi-mutité*, les *Kystes de l'ovaire*, la *Méthode sous-cutanée*, la *Fièvre puerpérale*, les *Eaux potables*, la *Syphilis vaccinale*, les *Troubles du langage*, la *Thoracentèse*, etc. Ainsi, tout correspondant, tout médecin, tout savant qui transmettra un écrit quelconque à l'Académie, en pourra suivre les discussions et connaître exactement le jugement qui en est porté.

ACADÉMIE IMPÉRIALE DE MÉDECINE (MÉMOIRES DE L'). Tome 1, Paris, 1828. — Tome II, 1832. — Tome III, 1833. — Tome IV, 1835. — Tome V, 1836. — Tome VI, 1837. — Tome VII, 1838. — Tome VIII, 1840. — Tome IX, 1841. — Tome X, 1843. — Tome XI, 1845. — Tome XII, 1846. — Tome XIII, 1848. — Tome XIV, 1849. — Tome XV, 1850. — Tome XVI, 1852. — Tome XVII, 1853. — Tome XVIII, 1854. — Tome XIX, 1855. — Tome XX, 1856. — Tome XXI, 1857. — Tome XXII, 1858. — Tome XXIII, 1859. — Tome XXIV, 1860. — Tome XXV, 1861. — Tome XXVI, 1863. — Tome XXVII, 1865-1866. — 27 forts vol. in-4, avec pl. Prix de la collection complète des 27 *volumes pris ensemble*, au lieu de 540 fr. : 320 fr.

Chaque volume séparément : 20 fr.

Cette nouvelle Collection peut être considérée comme la suite et le complément des *Mémoires de la Société royale de médecine et de l'Académie royale de chirurgie*. Ces deux sociétés célèbres sont représentées dans la nouvelle Académie par ce que la science a de médecins et de chirurgiens distingués, soit à Paris, dans les départements ou à l'étranger. Par cette publication, l'Académie a répondu à l'attente de tous les médecins jaloux de suivre les progrès de la science.

Le tome 1er comprend : Ordonnances et règlements de l'Académie, mémoires de MM. Pariset, Double, Itard, Esquirol, Villermé, Léveillé, Larrey, Dupuytren, Dugès, Vauquelin, Laugier, Virey, Chomel, Orfila, Boullay, Lemaire.

Le tome II contient des mémoires de MM. Pariset, Breschet, Lisfranc, Ricord, Itard, Husson, Duval, Duchesne, P. Dubois, Dubois (d'Amiens), Mélier, Hervez de Chégoin, Prioa, Toulmouche.

Le tome III contient des mémoires de MM. Breschet, Pariset, Marc, Velpeau, Planche, Pravaz, Chevallier, Lisfranc, Bonastre, Caillerier, Soubeiran, Paul Dubois, Reveillé-Parise, Roux, Chomel, Dugès, Dizé, Henry, Villeneuve, Dupuy, Fedéré, Ollivier, André, Goyrand, Sanson, Fleury.

Le tome IV contient des mémoires de MM. Pariset, Bourgeois, Hamont, Girard, Mirault, Lauth, Reynaud, Salmade, Roux, Lepelletier, Pravaz, Ségalas, Civiale, Bouley, Bourdois, Delamotte, Ravin, Silvy, Larrey, P. Dubois, Kœmpfen, Blanchard.

Le tome V contient des mémoires de MM. Pariset, Gérardin, Goyrand, Pinel, Kéraudren, Macartney, Amussat, Stoltz, Martin-Solon, Malgaigne, Henry, Boutron-Charlard, Leroy (d'Étiolles), Breschet, Itard, Dubois (d'Amiens), Bousquet, etc.

Le tome VI contient des Mémoires de MM. Piorry, Trousseau et Belloc. Risueno d'Amador C. Saucerotte, Planche et P. Rayer.

Le tome VII contient des mémoires de MM. Pariset, Husson, Mérat, Piorry, Gaultier de Claubry Montault, Bouvier, Malgaigne, Dupuy, Duval, Gontier Saint-Martin, Leuret, Mirault, Malle, Froriep

Le tome VIII contient des mémoires de MM. Bousquet, Pariset, Prus, Thorstensen, Seuberbielle Cornuel, Baillarger, J. Pelletan, Orfila, J. Sédillot, Lecanu, Jobert.

Le tome IX contient des mémoires de MM. Pariset, Bricheteau, Bégin, Orfila, Jobert, A. Colson Deguise, Gaetani-Bey, Brierre de Boismont, Cerise, Raciborski, Leuret, Foville, Aubert, Gaillard.

Le tome X contient des mémoires par MM. Pariset, Arnal et Martin, Robert, Bégin, Poilroux, Royer-Collard, Mélier, A. Devergie, Raiz, Foville, Parrot, Rollet, Gibert, Michéa, R. Prus, etc.

Le tome XI contient des mémoires de MM. Bousquet, Pariset, Dubois (d'Amiens), Ségalas, Prus, Valleix, Gintrac, Ch. Buron, Brierre de Boismont, Payan, Delafond, H. Larrey.

Le tome XII contient des mémoires de MM. Pariset, Dubois (d'Amiens), de Castelnau et Ducrest, Bally, Michéa, Baillarger, Jobert (de Lamballe), Kéraudren, H. Larrey, Jolly, Mélier, etc.

Le tome XIII contient des mémoires de MM. Bousquet, Fr. Dubois (d'Amiens), Malgaigne, Fauconnean-Dufresne, A. Robert, J. Roux, Fleury, Brierre de Boismont, Trousseau, Mélier, Baillarger.

Le tome XIV contient des mémoires de MM. Fr. Dubois, Gaultier de Claubry, Bally, Royer-Collard, Mauville, Joret, Arnal, Huguier, Lebert, etc.

Le tome XV (1850) contient des mémoires de MM. Fr. Dubois, Gaultier de Claubry, Patissier, Guisard, Second, Piedvache, Germain Sée, Huguier.

Le tome XVI (1852) contient des mémoires de MM. Dubois (d'Amiens), Gibert, Gaultier de Claubry Bouchardat, Henot, H. Larrey, Gosselin, Hutin, Broca.

Le tome XVII (1853) contient des mémoires de MM. Dubois (d'Amiens), Michel Lévy, Gaultier de Claubry, J. Guérin, A. Richet, Bouvier, Lereboullet, Depaul, etc.

Le tome XVIII (1854) contient des mémoires de MM. Dubois, Gibert, Cap, Gaultier de Claubry J. Moreau, Aug. Millet, Patissier, Collineau, Bousquet.

Le tome XIX (1855) contient des mémoires de MM. Dubois, Gibert, Gaultier de Claubry, Notta Peixoto, Aubergier, Carrière, E. Marchand, Delioux, Bach, Hutin, Blache.

Le tome XX (1856) contient des mémoires de MM. Fr. Dubois, Depaul, Guérard, Barth, Imbert Gourbeyre, Jules Rochard, Chapel, Dutroulau, Pinel, Puel, etc.

Le tome XXI (1857) contient des mémoires, de MM. Fr. Dubois, A. Guérard, Barth, Bayle, P. Silbert, d'Aix, Michel, Poterin du Motel, Hecquet.

Lo tome XXII (1858) contient des Mémoires, de MM. Fr. Dubois, A. Trousseau, A. Guérard, Max Simon, Mordret, Dutroulau, Reynal, Gubler, Blondlot, Boris, Zurkowski.

Le tome XXIII (1859) contient des Mémoires de MM. Fr. Dubois, A. Trousseau, Guérard, Laugier, A. Devergie, Banchet, Gaillard, J. Rochard, Sappey, Huguier (avec 15 planches).

Le tome XXIV (1860) contient des Mémoires de MM. Fr. Dubois, A. Trousseau, A. Guérard, Marcé, H. Roger, Duchaussoy, Ch. Robin, Moutard-Martin, Depaul, Jules Roux, avec 6 pl.

Le tome XXV (1861) contient des Mémoires de MM. F. Dubois, Jolly, A. Tardieu, Imbert-Gourbeyre, Ch. Robin, Semelaigne, Bipp. Bourdon, Bourgeois, Léon Lefort.

Le Tome XXVI (1863-1864) contient des mémoires de MM. Fr. Dubois (d'Amiens), J. Béclard, A. Tardieu, P. Jolly, Mélier, J. Lefort, J. Reynal et Lanquetin, A. Chauveau et Marey, J. Béclard, Bouchardat, Kergaradec, Chaivet, A. Ollivier et Ranvier.

Le Tome XXVII (1865-66) contient : Éloge de Delpech, par Jules Béclard; Rapport sur les prix décernés par Dubois (d'Amiens); Rapport sur les eaux minérales, par Bouchardat; Rapport sur les épidémies, par Kergaradec; De la version pelvienne et du forceps, par Joulin; De la gangrène d'une partie de la base du cerveau, par Decaisne; Resultats statistiques des amputations dans les grands hôpitaux de Paris, par U. Trélat; Observations de chirurgie, par L. Legouest; De l'uréthrotomie externe par section collatérale et par excision des tissus pathologiques dans le cas de rétrécissements infranchissables, par E. Bourguet avec 1 pl.; Du traitement des adénites, par V. Legros, avec figures; Éloge de Villermé, par J. Béclard; Rapport sur les prix décernés, par F. Dubois (d'Amiens); Rapport sur les eaux minérales, par Pidoux; Rapport sur les épidémies, par Kergaradec De la régénération osseuse, par Marmy; Du Cancer, par Cornil, etc.

AMETTE. Code médical, ou Recueil des Lois, Décrets et Règlements sur l'étude,
l'enseignement et l'exercice de la médecine civile et militaire en France, par AMÉ-
DÉE AMETTE, secrétaire de la Faculté de médecine de Paris. *Troisième édition*,
augmentée. Paris, 1859. 1 vol. in-12 de 560 pages.   4 fr.
Ouvrage traitant des droits et des devoirs des médecins. Il s'adresse à tous ceux qui étudient, ensei-
gnent ou exercent la médecine, et renferme dans un ordre méthodique toutes les dispositions législa-
tives et réglementaires qui les concernent.

ANGLADA. Traité de la contagion pour servir à l'histoire des maladies contagieuses et
des épidémies, par CHARLES ANGLADA, professeur à la Faculté de médecine de Montpellier. Paris, 1853, 2 vol. in-8.   12 fr.

† ANNALES D'HYGIÈNE PUBLIQUE ET DE MÉDECINE LÉGALE, par MM. AN-
DRAL, BOUDIN, BRIERRE DE BOISMONT, CHEVALLIER, DEVERGIE, FONSSA-
GRIVES, GAULTIER DE CLAUBRY, Michel LÉVY, MÊLIER, DE PIÉTRA-SANTA,
Amb. TARDIEU, VERNOIS, avec une revue des travaux français et étrangers, par
le docteur BEAUGRAND.

Les Annales d'hygiène publique et de médecine légale, dont la seconde série a
commencé avec le cahier de janvier 1854, paraissent régulièrement tous les trois mois
par cahiers de 15 feuilles in-8 (240 pages), avec des planches gravées.

Prix de l'abonnement annuel pour Paris :   18 fr.
Pour les départements : 20 fr. — Pour l'étranger :   24 fr.

Première série, collection complète (1829 à 1853), dont il ne reste que peu
d'exemplaires, 50 vol. in-8, avec figures et planches.   450 fr.
Chacune des dernières années séparément :   18 fr.

Tables alphabétiques par ordre des matières et des noms d'auteurs des Tomes I à L
(1829 à 1853). Paris, 1855, in-8 de 136 pages à 2 colonnes.   3 fr. 50

† ANNUAIRE DE L'ASSOCIATION GÉNÉRALE DE PRÉVOYANCE et de secours mu-
tuels des médecins de France, publié par le conseil général de l'association. Première année, 1858-1861. Paris, 1862. — 2e année, 1862. Paris, 1863. — 3e année, 1863. Paris, 1864. Prix de chaque année formant 1 vol. in-18 jésus de
700 pages.   1 fr.

ANNUAIRE DE CHIMIE, comprenant les applications de cette science à la médecine et
à la pharmacie, ou Répertoire des découvertes et des nouveaux travaux en chimie
faits dans les diverses parties de l'Europe; par MM. E. MILLON, J. REISET, avec
la collaboration de M. le docteur F. HOEFER et de M. NICKLÈS. Paris, 1845-1851,
7 vol. in-8 de chacun 700 à 800 pages.   7 fr.

Les années 1845, 1846, 1847, se vendent chacune séparément 1 fr. 50 le volume.

ANNUAIRE PHARMACEUTIQUE, fondé par O. REVEIL, et L. PARISEL, ou Exposé
analytique des travaux de pharmacie, physique, chimie, histoire naturelle médicale,
thérapeutique, hygiène, toxicologie et pharmacie légale.
— Première année Paris, 1863, 1 vol. in-18 jésus de 400 pages.   1 fr. 50
— Deuxième année. Paris, 1864, 1 vol. in-18 jésus, avec figures.   1 fr. 50
— Troisième année. Paris, 1865, 1 vol. in-18 jésus.   1 fr. 50
— Cinquième année. Paris, 1863, 1 vol. in-18 jésus de 400 pages.   1 fr. 50 c.
— Quatrième année, formant la sixième *Année pharmaceutique*. Paris, 1866, in-18
jésus de 400 pages.   1 fr. 50

† ARCHIVES DE MÉDECINE NAVALE, publiées par ordre de S. E. le ministre de la
marine et des colonies, et rédigées sous la surveillance de l'inspection générale du
service de santé de la marine. Directeur de la rédaction, M. le docteur LEROY DE
MÉRICOURT.

Les *Archives de médecine navale* paraissent depuis le 1er janvier 1864, mensuelle-
ment par numéro de 80 pages, avec planches et figures intercalées dans le texte, et
forment chaque année 2 vol. in-8 de chacun 500 pages. Prix de l'abonnement annuel
pour Paris.   12 fr.
— Pour les départements.   14 fr.
— Pour l'étranger d'après les tarifs de la convention postale.

Les tomes I et II (1864), III et IV (1865) sont en vente.

ARCHIVES ET JOURNAL DE LA MÉDECINE HOMOEOPATHIQUE, publiés par une
société de médecins de Paris. *Collection complète*. Paris, 1834-1837. 6 vol. in-8. 30 fr.

BACHELIER (Jules). **Exposé critique et méthodique de l'hydrothérapie**, ou Tr tement des maladies par l'eau froide, avec la traduction de l'ouvrage allemand a pour titre : *Die Wasserkur zu Græfenberg*, par Jules Frisch. Pont-à-Mouss 1843. in-8, VIII, 254 pages.   3 fr.

BAER. Histoire du développement des animaux, traduit par G. Breschet. P 1826, in-4.   1

BALDOU. Instruction pratique sur l'hydrothérapie, étudiée au point de vue : 1° l'analyse clinique ; 2° de la thérapeutique générale ; 3° de la thérapeutique compar 4° de ses indications et contre-indications. *Nouvelle édition*, Paris, 1857, in-8 691 pages.   5

BAYLE. Bibliothèque de thérapeutique, ou Recueil de mémoires originaux et travaux anciens et modernes sur le traitement des maladies et l'emploi des médi ments, recueillis et publiés par A.-L.-J. Bayle, D. M. P., agrégé et sous-bibl thécaire à la Faculté de médecine. Paris, 1828-1837, 4 forts vol. in-8.   12

BAZIN. Du système nerveux, de la vie animale et de la vie végétative, de le connexions anatomiques et des rapports physiologiques, psychologiques et zool giques qui existent entre eux, par A. Bazin, professeur à la Faculté des sciences Bordeaux, etc. Paris, 1841, in-4, avec 5 planches lithographiées.   3

BEALE. De l'urine, des dépôts urinaires et des calculs, de leur composition c mique, de leurs caractères physiologiques et pathologiques et des indications rapeutiques qu'ils fournissent dans le traitement des maladies, par Lionel Be médecin et professeur au King's College Hospital. Traduit de l'anglais sur la conde édition et annoté par MM. Auguste Ollivier et Georges Bergeron, inte des hôpitaux. Paris, 1865. 1 vol. in-18 jésus, de XXX-540 pages avec 163 figures.

BEAU. Traité expérimental et clinique d'auscultation appliquée à l'étude des m dies du poumon et du cœur, par le docteur J.-H.-S. Beau, médecin de l'hôp de la Charité, professeur agrégé à la Faculté de médecine de Paris. Paris, 18 1 vol. in-8 de XII, 626 pages.   7 fr.

BEAUVAIS. Effets toxiques et pathogénétiques de plusieurs médicaments sur l'é nomie animale dans l'état de santé, par le docteur Beauvais (de Saint-Gratie Paris, 1845, in-8 de 420 pages. Avec huit tableaux in-folio.   7

BEAUVAIS. Clinique homœopathique, ou Recueil de toutes les observations prati publiées jusqu'à nos jours, et traitées par la méthode homœopathique. *Ouvrage co plet*. Paris, 1836-1840, 9 forts vol. in-8.   45

BECQUEREL. Recherches cliniques sur la méningite des enfants, par Alfred Be querel, médecin des hôpitaux. Paris, 1838, in-8, 128 pages.   1

BÉGIN. Études sur le service de santé militaire en France, son passé, son p et son avenir, par le docteur L.-J. Bégin, chirurgien-inspecteur, membre du Co seil de santé des armées. Paris, 1849, in-8 de 370 pages.   4 fr.

BELMAS. Traité de la cystotomie sus-pubienne. Ouvrage basé sur près de cent servations tirées de la pratique du docteur Souberbielle. Paris, 1827, in-8. fig. 2

BERNARD. Leçons de physiologie expérimentale appliquée à la médecine, faites Collège de France, par Cl. Bernard, membre de l'Institut de France, professeur Collège de France, professeur de physiologie générale à la Faculté des scienc Paris, 1855-1856, 2 vol. in-8, avec figures.   14

BERNARD (Cl.). **Leçons sur les effets des substances toxiques et** par Cl. Bernard, membre de l'Institut. Paris, 1857, 1 vol. in-8, avec figures. 7

BERNARD (Cl.). **Leçons sur la physiologie et la pathologie du système nerveux**, Cl. Bernard, membre de l'Institut. Paris, 1858. 2 vol. in-8, avec figures. 14

BERNARD (Cl.). Leçons sur les propriétés physiologiques et les altérations pathologiques des liquides de l'organisme, par CL. BERNARD. Paris, 1859, 2 vol. in-8 avec 32 fig.   14 fr.

BERNARD (Cl.). Introduction à l'étude de la médecine expérimentale, par CLAUDE BERNARD, membre de l'Institut de France (Académie des sciences) et de l'Académie impériale de médecine, professeur de médecine au Collége de France, professeur à la Faculté des sciences, etc. Paris, 1865, in-8, 400 pages.   7 fr.

Cet ouvrage présente le tableau des doctrines et des faits exposés par le professeur dans les Cours du Collège de France et de la Sorbonne, depuis la dernière publication en 1859, jusqu'à la fin du 2e semestre 1865.

BERNARD (Cl.) et **HUETTE.** Précis iconographique de médecine opératoire et d'anatomie chirurgicale, par MM. les docteurs Cl. BERNARD et Ch. HUETTE (de Montargis). Paris, 1866, 1 vol. in-18 jésus, 495 pages, avec 113 pl. figures noires cartonné.   24 fr.

Le même, figures coloriées.   48 fr.

Bibliothèque du médecin praticien, ou Résumé général de tous les ouvrages de clinique médicale et chirurgicale, de toutes les monographies, de tous les mémoires de médecine et de chirurgie pratiques, anciens et modernes, publiés en France et à l'étranger, par une société de médecins, sous la direction du docteur FABRE, rédacteur en chef de la *Gazette des hôpitaux.* — Ouvrage adopté par l'Université, pour les Facultés de médecine et les Écoles préparatoires de médecine et de pharmacie de France ; et par le Ministère de la guerre, sur la proposition du Conseil de santé des armées, pour les hôpitaux d'instruction. Paris, 1843-1851. *Ouvrage complet,* 15 vol. gr. in-8, de chacun 700 p. à deux colonnes. Prix de chaque : 8 fr. 50

Tomes I et II, *maladies des femmes* et commencement des *maladies de l'appareil urinaire ;* tome III, suite des *maladies de l'appareil urinaire;* tome IV, fin des *maladies de l'appareil urinaire* et maladies des organes de la génération chez l'homme ; tomes V et VI, *maladies des enfants* de la naissance à la puberté (médecine et chirurgie) : c'est pour la première fois que la médecine et la chirurgie des enfants se trouvent réunies ; tome VII, *maladies vénériennes;* tome VIII, *maladies de la peau;* tome IX, *maladies du cerveau, maladies nerveuses* et *maladies mentales;* tome X, *maladies des yeux et des oreilles;* tome XI, *maladies des organes respiratoires;* tome XII, *maladies des organes circulatoires;* tome XIII, *maladies de l'appareil locomoteur;* tome XIV, *Traité de thérapeutique et de matière médicale* dans lequel on trouve une juste appréciation des travaux français, italiens, anglais et allemands les plus récents sur l'histoire et l'emploi de substances médicales; tome XV, *Traité de médecine légale et de toxicologie (avec figures)* présentant l'exposé des travaux les plus récents dans leurs applications pratiques.

Conditions de la souscription : La *Bibliothèque du médecin praticien* est complète en 15 volumes grand in-8, sur double colonne, et contenant la matière de 45 vol. in-8.

On peut toujours souscrire en retirant un volume par mois, ou acheter chaque monographie séparément. Prix de chaque volume.   8 fr. 50

BISCHOFF (T. L. G). Traité du développement de l'homme et des mammifères, suivi d'une Histoire du développement de l'œuf du lapin. Paris, 1843, in-8 avec un atlas in-4 de 16 planches.   7 fr. 50

BLANDIN. Anatomie du système dentaire, considérée dans l'homme et les animaux. Paris, 1836, in-8, avec une planche.   2 fr. 50

† **BLONDEL** et **SER.** Rapport sur les hôpitaux civils de la ville de Londres au point de vue de la comparaison de ces établissements avec les hôpitaux de la ville de Paris; par M. BLONDEL, inspecteur principal, et M. L. SER, ingénieur de l'administration de l'assistance publique. Paris, 1862, in-4, 238 pages.   10 fr.

BOENNINGHAUSEN. Manuel de thérapeutique médicale homœopathique, pour servir de guide au lit des malades et à l'étude de la matière médicale pure. Traduit de l'allemand par le docteur D. ROTH. Paris, 1846, in-12 de 600 pages.   7 fr.

BOIVIN. **Mémorial de l'art des accouchements**, ou Principes fondés sur la prati
de l'hospice de la Maternité de Paris, et sur celle des plus célèbres praticiens nat
naux et étrangers, par madame BOIVIN, sage-femme en chef. *Quatrième éditi
augmentée*. Paris, 1836, 2 vol. in-8 avec 143 figures représentant le mécanis
de toutes les espèces d'accouchements.   6 f

*Ouvrage adopté comme classique pour les élèves de l'Ecole d'accouchements
Paris.*

BOIVIN. **Nouvelles recherches sur l'origine, la nature et le traitement de
môle vésiculaire**, ou Grossesse hydatique. Paris, 1827, in-8 avec fig.   50

BOIVIN. **Recherches sur une des causes les plus fréquentes et les moins connu
de l'avortement**, suivies d'un mémoire sur l'intro-pelvimètre, ou mensurateur i
terne du bassin ; par madame BOIVIN. Paris, 1828, in-8, fig.   1

BOIVIN et DUGÈS. **Anatomie pathologique de l'utérus et de ses annexes**, fond
sur un grand nombre d'observations cliniques ; par madame BOIVIN, docte
en médecine, sage-femme en chef de la Maison impériale de santé, et A. DUG
professeur à la Faculté de médecine de Montpellier. Paris, 1866, atlas in-fo
de 41 planches, gravées et coloriées, *représentant les principales altérations
bides des organes génitaux de la femme*, avec explication.   60

BONNAFONT. **Traité pratique des maladies de l'oreille** et des organes de l'auditio
par le docteur BONNAFONT, médecin principal à l'École impériale d'état-majo
Paris, 1860, in-8 de 650 pages, avec 22 figures.   9

BONNET. **Traité des maladies des articulations**, par le docteur A. BONNET, cl
rurgien en chef de l'Hôtel-Dieu de Lyon, professeur de clinique chirurgicale
l'École de médecine. Paris, 1845, 2 vol. in-8, et atlas de 16 pl. in-4.   20

BONNET. **Traité de thérapeutique des maladies articulaires**, par le docteur A. BO
NET. Paris, 1853, 1 vol. de 700 pages, in-8, avec 97 figures.   9

Cet ouvrage doit être considéré comme la suite et le complément du *Traité des maladies des ar
culations*, auquel l'auteur renvoie pour l'étiologie, le diagnostic et l'anatomie pathologique. Consa
exclusivement aux questions thérapeutiques, le nouvel ouvrage de M. Bonnet offre une exposition
plète des méthodes et des nombreux procédés introduits soit par lui-même, soit par les praticie
plus expérimentés dans le traitement des maladies si compliquées des articulations.

BONNET. **Nouvelles méthodes de traitement des maladies articulaires.**
édition, revue et augmentée d'une notice historique, par le docteur GARIN.
decin de l'Hôtel-Dieu de Lyon, accompagnée d'observations sur la rupture de l'a
kylose, par MM. BARBIER, BERNE, PHILIPEAUX et BONNES. Paris, 1860, in-8
356 pages, avec 17 fig.   4 fr.

BOUCHARD. **Du tissu connectif**, par A. Bouchard, professeur agrégé à la Faculté
médecine de Strasbourg, médecin aide-major de 1re classe, Paris, 1866, in-
72 pages.   2

BOUCHUT. **Traité pratique des maladies des nouveau-nés**, des enfants à la
melle et de la seconde enfance, par le docteur E. BOUCHUT, professeur agrégé
Faculté de médecine, médecin de l'hôpital des Enfants malades. *Quatrième*
corrigée et considérablement augmentée. Paris, 1862, 1 vol. in-8 de 1024
avec 46 figures.   11

Ouvrage couronné par l'Institut de France.

Après une longue pratique et plusieurs années d'enseignement clinique à l'hôpital des Enfants
Sainte-Eugénie, M. Bouchut, pour répondre à la faveur publique, a étendu son cadre et complété
œuvre, en y faisant entrer indistinctement toutes les maladies de l'enfance jusqu'à la puberté.
trouvera dans son livre la médecine et la chirurgie du premier âge.

BOUCHUT. **Hygiène de la première enfance**, comprenant la naissance, l'allaiteme
le sevrage, les maladies pouvant amener un changement de nourrices, les malad
et la mortalité des nouveau-nés, l'éducation physique de la seconde enfan
Deuxième édition. Paris, 1866, in-18 de 400 pages, avec figures.   3 fr.

BOUCHUT. La vie et ses attributs, dans leurs rapports avec la philosophie, l'histoire naturelle et la médecine, par E. BOUCHUT. Paris, 1862, in-18 de 350 p. 3 fr. 50

BOUCHUT. Traité des signes de la mort et des moyens de prévenir les enterrements prématurés, par le docteur E. BOUCHUT. Paris, 1849, in-12 de 400 p. 3 fr. 50
Ouvrage couronné par l'Institut de France.

BOUCHUT. Nouveaux éléments de pathologie générale et de sémiologie. Paris, 1857, un beau volume grand in-8 de 1064 pages, avec figures. 11 fr.

BOUCHUT. De l'état nerveux aigu et chronique, ou Nervosisme, appelé névropathie aiguë cérébro-pneumogastrique, diathèse nerveuse, fièvre nerveuse, cachexie nerveuse, névropathie protéiforme, névrospasmie; et confondu avec les vapeurs, la surexcitabilité nerveuse, l'hystéricisme, l'hystérie, l'hypochondrie, l'anémie, la gastralgie, etc., professé à la Faculté de médecine en 1857, et lu à l'Académie impériale de médecine en 1858, par E. BOUCHUT. Paris, 1860. 1 vol. in-8 de 348 p. 5 fr.

BOUDIER. Des champignons, au point de vue de leurs caractères usuels, chimiques et toxicologiques, par ÉMILE BOUDIER, lauréat de l'Académie de médecine. Ouvrage qui a obtenu le prix Orfila en 1864. Paris, 1865, 1 vol. in-8 de 150 p. avec 2 planch. lithog. et color. 3 fr. 50

BOUDIN. Traité de géographie et de statistique médicales, et des maladies endémiques, comprenant la météorologie et la géologie médicales, les lois statistiques de la population et de la mortalité, la distribution géographique des maladies, et la pathologie comparée des races humaines, par le docteur J.-CH.-M. BOUDIN, médecin en chef de l'hôpital militaire Saint-Martin. Paris, 1857, 2 vol. gr. in-8, avec 9 cartes et tableaux. 20 fr.

Dans son rapport à l'Académie des sciences M. Rayer dit : « L'attention de la commission, déjà fixée » par l'intérêt du sujet, l'a été aussi par le mérite du livre. *Sans précédent ni modèle dans la littérature médicale de la France,* cet ouvrage abonde en faits et en renseignements ; tous les documents français ou étrangers qui sont relatif à la distribution géographique des maladies, ont été consultés, examinés, discutés par l'auteur. Plusieurs affections dont le nom figure à peine dans nos Traités de pathologie, sont là décrites avec toute l'exactitude que comporte l'état de la science. »

BOUDIN. Souvenirs de la campagne d'Italie, observations topographiques et médicales. Études nouvelles sur la Pellagre, par le docteur BOUDIN, ex-médecin en chef de l'armée d'occupation en Italie. Paris, 1861, in-8, avec une carte. 2 fr. 50

BOUDIN. Études d'hygiène publique sur l'état sanitaire, les maladies et la mortalité des armées anglaises de terre et de mer en Angleterre et dans les colonies, traduit de l'anglais d'après les documents officiels. Paris, 1846, in-8 de 190 pages. 3 fr.

BOUILLAUD. Traité de nosographie médicale, par J. BOUILLAUD, professeur de clinique médicale à la Faculté de médecine de Paris, médecin de l'hôpital de la Charité. Paris, 1846, 5 vol. in-8 de chacun 700 pages. 35 fr.

BOUILLAUD. Clinique médicale de l'hôpital de la Charité, ou Exposition statistique des diverses maladies traitées à la Clinique de cet hôpital. Paris, 1837, 3 v. in-8. 21 fr.

BOUILLAUD. Traité clinique des maladies du cœur, précédé de recherches nouvelles sur l'anatomie et la physiologie de cet organe; par J. BOUILLAUD. *Deuxième édition augmentée.* Paris, 1841, 2 forts vol. in-8, avec 8 planches gravées. 16 fr.

Ouvrage auquel l'Institut de France a accordé le grand prix de médecine.

BOUILLAUD. Traité clinique du rhumatisme articulaire, et de la loi de coïncidence des inflammations du cœur avec cette maladie. Paris, 1840, in-8. 7 fr. 50
Ouvrage servant de complément au *Traité des maladies du cœur.*

BOUILLAUD. Essai sur la philosophie médicale et sur les généralités de la clin médicale, précédé d'un Résumé philosophique des principaux progrès de la m cine et suivi d'un parallèle des résultats de la formule des saignées coup sur ce avec ceux de l'ancienne méthode dans le traitement des phlegmasies aiguës ; J. Bouillaud. Paris, 1837, in-8.   6

BOUILLAUD. Traité clinique et expérimental des fièvres dites essentielles ; J. Bouillaud. Paris, 1826, in-8.   7

BOUILLAUD. De l'introduction de l'air dans les veines. Rapport à l'Académie im riale de médecine. Paris, 1838, in-8.   2

BOUILLAUD. De la chlorose et de l'anémie. Paris, 1859, in-8.   1

BOUILLAUD. De l'influence des doctrines ou des systèmes pathologiques sur thérapeutique. Paris, 1859, in-8.   1

BOUILLAUD. Discours sur le vitalisme et l'organicisme, et sur les rapports d sciences physiques en général avec la médecine. Paris, 1860, in-8.   1 fr.

BOUILLAUD. De la congestion cérébrale apoplectiforme, dans ses rapports av l'épilepsie. Paris, 1861, in-8.   2

BOUILLIER. Du principe vital et de l'âme pensante, ou Examen des diverses d trines médicales et psychologiques sur les rapports de l'âme et de la vie, F. Bouillier, correspondant de l'Institut, doyen de la Faculté des lettres de Lyo Paris, 1862. 1 vol. in-8, 432 pages.   6

BOUISSON. Traité de la méthode anesthésique appliquée à la chirurgie et aux diff rentes branches de l'art de guérir, par le docteur E.-F. Bouisson, professeur de c nique chirurgicale à la Faculté de médecine de Montpellier, chirurgien en chef l'hôpital Saint-Éloi, etc. Paris, 1850, in-8 de 560 pages.   7 fr.

BOUSQUET. Nouveau traité de la vaccine et des éruptions varioleuses ou varie formes ; par le docteur J.-B. Bousquet, membre de l'Académie impériale de méd cine, chargé des vaccinations gratuites. Paris, 1848, in-8 de 600 pages.   7
   Ouvrage couronné par l'Institut de France.

BOUSQUET. Notice sur le cow-pox, ou petite vérole des vaches, découvert à Pas en 1836, par J.-B. Bousquet. Paris, 1839, in-4, avec une grande planche. 50

BOUVIER. Leçons cliniques sur les maladies chroniques de l'appareil loco professées à l'hôpital des Enfants pendant les années 1855, 1856, 1857, par docteur H. Bouvier, médecin de l'hôpital des Enfants, membre de l'Acadén impériale de médecine. Paris, 1858, 1 vol. in-8 VIII, 532 pages.   7

BOUVIER. Atlas des leçons sur les maladies chroniques de l'appareil l teur, comprenant les Déviations de la colonne vertébrale. Paris, 1858. Atlas 20 planches in-folio.   18

BRAINARD. Mémoire sur le traitement des fractures non réunies et des difformi des os, par Daniel Brainard, professeur de chirurgie au collège médical de l'Il nois. Paris, 1854, grand in-8, 72 pages avec 2 planches comprenant 19 fig. 3

BREMSER. Traité zoologique et physiologique des vers intestinaux de l' par le docteur Bremser ; traduit de l'allemand, par M. Grundler. Revu et augme par M. de Blainville, professeur au Muséum d'histoire naturelle. Paris, 1837, a atlas in-4 de 15 planches.   15

BRESCHET. Mémoires chirurgicaux sur différentes espèces d'anévrysmes, G. Breschet, professeur d'anatomie à la Faculté de Médecine de Paris, chir gien de l'Hôtel-Dieu. Paris, 1834, in-4, avec six planches in-fol.   10

BRESCHET. Recherches anatomiques et physiologiques sur l'Organe de l'ouïe et sur l'Audition dans l'homme et les animaux vertébrés; par G. BRESCHET. Paris, 1836, in-4, *avec 13 planches gravées.* 5 fr.

BRESCHET. Recherches anatomiques et physiologiques sur l'organe de l'Ouïe des poissons; par G. BRESCHET. Paris, 1838, in-4, avec 17 planches gravées. 5 fr.

BRIAND et **CHAUDÉ**. Manuel complet de médecine légale, ou Résumé des meilleurs ouvrages publiés jusqu'à ce jour sur cette matière, et des jugements et arrêts les plus récents, par J. BRIAND, docteur en médecine de la faculté de Paris, et Ernest CHAUDÉ, docteur en droit; et contenant un *Traité de chimie légale,* par H. GAUL-TIER DE CLAUBRY, professeur à l'Ecole de pharmacie de Paris. *Septième édition,* Paris, 1864, 1 vol. gr. in-8 de 1048 pages, avec 8 pl. gravées et 64 fig. 12 fr.

BRIQUET. Traité clinique et thérapeutique de l'Hystérie, par le docteur P. BRI-QUET, médecin de l'hôpital de la Charité, membre de l'Académie impériale de Médecine de Paris. Paris, 1859. 1 vol. in-8 de 624 pages. 8 fr.

BROCHARD. Des bains de mer chez les enfants, par le docteur BROCHARD (de la Rochelle), médecin des bains de mer de la Tramblade, ancien médecin de l'Hôtel-Dieu et de la Prison de Nogent-le-Rotrou, etc. Paris. 1864, in-18 jésus de 268 pages. 3 fr.

BROUSSAIS. De l'irritation et de la folie, ouvrage dans lequel les rapports du physique et du moral sont établis sur les bases de la médecine physiologique. *Deuxième édition.* Paris, 1839, 2 vol. in-8. 2 fr. 50

BROUSSAIS. Cours de phrénologie, professé à la Faculté de médecine de Paris. Paris, 1836, 1 vol. in-8 de 850 pages, avec pl. 4 fr. 50

BROWN-SÉQUARD. Propriétés et fonctions de la moelle épinière. Rapport sur quelques expériences de M. BROWN-SÉQUARD, lu à la Société de biologie par M. PAUL BROCA, professeur agrégé à la Faculté de médecine. Paris, 1856, in-8. 1 fr.

CABANIS. Rapport du physique et du moral de l'homme et lettre sur les causes premières, par P.-J.-G. CABANIS, précédé d'une Table analytique, par DESTUTT DE TRACY, *huitième édition,* augmentée de Notes, et précédée d'une Notice historique et philosophique sur la vie, les travaux et les doctrines de Cabanis, par L. PEISSE, Paris, 1844, in-8 de 780 pages. 6 fr.

La notice biographique, composée sur des renseignements authentiques fournis en partie par la famille même de Cabanis, est à la fois la plus complète et la plus exacte qui ait été publiée. Cette édition est la seule qui contienne la *Lettre sur les causes premières.*

CAILLAULT. Traité pratique des maladies de la peau chez les enfants, par le docteur CH. CAILLAULT, ancien interne des hôpitaux. Paris, 1859, 1 vol. in-18 de 400 pages. 3 fr. 50

CALMEIL. Traité des maladies inflammatoires du cerveau, ou histoire anatomo-pathologique des congestions encéphaliques, du délire aigu, de la paralysie générale ou périencéphalite chronique diffuse à l'état simple ou compliqué, du ramollissement cérébral ou local aigu et chronique, de l'hémorrhagie cérébrale localisée récente ou non récente, par le docteur L.-F. CALMEIL, médecin en chef de la maison impériale de Charenton. Paris, 1859, 2 forts volumes in-8. 17 fr.

Table des matières. — Chap. I. Des attaques de congestion encéphalique. — Chap. II. Du délire aigu.— Chap. III. De la paralysie générale. — Chap. IV. De la paralysie générale complète.—Chap.V. Du ramollissement cérébral local aigu. — Chap. VI. Du ramollissement cérébral à l'état chronique. Chap. VII. De l'hémorrhagie encéphalique. — Chap. VIII. Des foyers hémorrhagiques non récents.— Chap. IX. Du traitement des maladies inflammatoires des centres nerveux encéphaliques.

CALMEIL. De la folie considérée sous le point de vue pathologique, philosophique, historique et judiciaire, depuis la renaissance des sciences en Europe jusqu'au dix-neuvième siècle; description des grandes épidémies de délire simple ou compliqué qui ont atteint les populations d'autrefois et régné dans les monastères; exposé des condamnations auxquelles la folie méconnue a souvent donné lieu, par L. F. CALMEIL. Paris, 1845, 2 vol. in-8. 14 fr.

CALMEIL. De la paralysie considérée chez les aliénés, recherches faites dans service et sous les yeux de MM. *Royer-Collard* et *Esquirol;* par L.-F. CALME médecin de la Maison impériale des aliénés de Charenton. Paris, 1823, in-8. 6 fr.

CAP. Principes de pharmaceutique, ou Exposition du système des connaissan relatives à l'art du pharmacien; par P.-A. CAP, pharmacien, membre de la ciété de pharmacie de Paris. Paris, 1837, in-8.   1 fr.

CARRIÈRE. Le climat de l'Italie, sous le rapport hygiénique et médical, par docteur ED. CARRIÈRE. 1 vol. in-8 de 600 pages. Paris, 1849.   7 fr.
Ouvrage couronné par l'Institut de France.

Cet ouvrage est ainsi divisé : Du climat de l'Italie en général, topographie et géologie, les l'atmosphère, les vents, la température. — *Climatologie de la région méridionale de l'Italie* lerne, Caprée, Massa, Sorrente, Castellamare, Torre del Greco, Resina, Portici, rive orientale du de Naples, climat de Naples; rive septentrionale du golfe de Naples (Pouzzoles et Baïa, Ischia), de Gaete. — *Climatologie de la région moyenne de l'Italie*: Marais-Pontins et Maremmes Toscane : climat de Rome, de Sienne, de Pise, de Florence.— *Climat de la région septentriona* l'Italie : Venise, Milan et les lacs, Gênes, Menton et Villefranche, Nice, Hyères.

CARUS. Traité élémentaire d'anatomie comparée, suivi de Recherches d'ana philosophique ou transcendante sur les parties primaires du système nerveu du squelette intérieur et extérieur; par C.-G. CARUS, D. M., professeur d' tomie comparée; traduit de l'allemand et précédé d'une *esquisse historique et bib graphique de l'Anatomie comparée,* par A.-J.-L. JOURDAN. Paris, 1835. 3 fo volumes in-8 *accompagnés d'un bel Atlas de 31 planches gr. in-4 gravées.*   10

CASTELNAU et DUCREST. Recherches sur les abcès multiples, comparés sous le différents rapports, par H. DE CASTELNAU et J.-F. DUCREST, anciens internes hôpitaux. Paris, 1846, in-4.   1
Mémoire couronné par l'Académie de médecine.

CAZAUVIEILH. Du suicide, de l'aliénation mentale et des crimes contre les per nes, comparés dans leurs rapports réciproques. Recherches sur ce premier pench chez les habitants des campagnes, par J.-B. CAZAUVIEILH, médecin de l'hospice Liancourt, ancien interne de l'hospice de la Salpêtrière. Paris, 1840, in-8. 2 fr.

CAZENAVE. Traité des maladies du cuir chevelu, suivi de conseils hygiéniques s les soins à donner à la chevelure, par le docteur A. CAZENAVE, médecin de l'hôpi Saint-Louis, etc. Paris, 1850, 1 vol. in-8, avec 8 planches dessinées d'après nat gravées et coloriées avec le plus grand soin.   8
Table des matières. — Introduction. Coup d'œil historique sur la chevelure. — Première pa Considérations anatomiques et physiologiques sur les cheveux. — Deuxième partie. Pathologie du chevelu. — Troisième partie. Hygiène.

CELSE (A.-C.). De re medica libri octo, editio nova, curantibus P. FOUQUIER, in Fac tate Parisiensi professore, et F.-S. RATIER, D. M. Parisiis, 1823, in-18.   1 fr.

CHAILLY. Traité pratique de l'art des accouchements, par CHAILLY-HONOR membre de l'Académie impériale de médecine, ancien chef de clinique de la C nique d'accouchements à la Faculté de médecine de Paris. *Quatrième édit* revue et corrigée. Paris, 1861, 1 vol. in-8 de 1068 pages, avec 282 figures. 10
Ouvrage adopté par le conseil de l'instruction publique pour les facultés de cine, les écoles préparatoires et les cours départementaux institués pour les s femmes.

CHAMBERT. Des effets physiologiques et thérapeutiques des éthers, par le docte H. CHAMBERT. Paris, 1848, in-8 de 260 pages.   75 ce

CHARPENTIER. Des accidents fébriles qui surviennent chez les nouvelles accouch' par L.-A. Alph. CHARPENTIER, interne des hôpitaux, lauréat de la Faculté. Pa 1863, gr. in-8.   1 fr.

CHAUFFARD. Essai sur les doctrines médicales, suivi de quelques considérations les fièvres, par le docteur P.-E. CHAUFFARD, professeur agrégé à la Faculté médecine de Paris. Paris, 1846, in-8 de 130 pages.   1

CHAUSIT. Traité élémentaire des maladies de la peau, par M. le docteur CHAU-SIT, ancien interne de l'hôpital Saint-Louis, d'après l'enseignement théorique et les leçons cliniques de M. le docteur A. Cazenave, médecin de l'hôpital Saint-Louis, Paris, 1853, 1 vol. in-8, XII, 448 pages. 3 fr.

CHAUVEAU. Traité d'anatomie comparée des animaux domestiques, par A. CHAU-VEAU, professeur à l'École impériale vétérinaire de Lyon. Paris, 1857, un beau volume grand in-8 de 838 pages, avec 207 figures dessinées d'après nature. 14 fr.

C'est le scalpel à la main que l'auteur, pour la composition de cet ouvrage, a interrogé la nature, ce guide sûr et infaillible. M. Chauveau a mis largement à profit les immenses ressources dont sa posi-tion de chef de travaux anatomiques de l'école vétérinaire de Lyon lui permettait de disposer. Les sujets de toute espèce ne lui ont pas manqué; c'est ainsi qu'il a pu étudier successivement les dif-férences qui caractérisent la même série d'organes chez les animaux domestiques, qu'ils appartiennent à la classe des Mammifères ou à celle des Oiseaux. Parmi les *mammifères* domestiques, on trouve le Cheval, l'Ane, le Mulet, le Bœuf, le Mouton, la Chèvre, le Chien, le Chat, le Dindon, le Lapin, le Porc, etc.; parmi les *oiseaux* de basse-cour, le Coq, la Pintade, le Dindon, le Pigeon, les Oies, les Canards.

CHURCHILL (Fleetwood). **Traité pratique des maladies des femmes,** hors l'état de grossesse, pendant la grossesse et après l'accouchement, par Fleetwood CHURCHILL, professeur d'accouchements, de maladies des femmes et des enfants à l'Univer-sité de Dublin. Traduit de l'anglais sur la *Cinquième édition*, par MM. Alexandre WIELAND et Jules DUBRISAY, anciens internes des hôpitaux, et contenant l'Exposé des travaux français et étrangers les plus récents. Paris, 1866, 1 vol. grand in-8, XVI, 1227 pages avec 291 figures. 18 fr.

CIVIALE. Traité pratique et historique de la lithotritie, par le docteur CIVIALE, membre de l'Institut, de l'Académie impériale de médecine. Paris, 1847, 1 vol. in-8, de 600 pages avec 8 planches. 8 fr.

Après trente années de travaux assidus sur une découverte chirurgicale qui a parcouru les princi-pales phases de son développement, l'art de broyer la pierre s'est assez perfectionné pour qu'il soit permis de l'envisager sous le triple point de vue de la doctrine, de l'application et du résultat.

CIVIALE. De l'uréthrotomie ou de quelques procédés peu usités de traiter les rétré-cissements de l'urèthre. Paris, 1849, in-8 de 124 pages avec une planche. 2 fr. 50

CIVIALE. Traité pratique sur les maladies des organes génito-urinaires, par le doc-teur CIVIALE, membre de l'Institut, de l'Académie impériale de médecine. *Troisième édition*, considérablement augmentée. Paris, 1858-1860, 3 vol. in-8 avec figures intercalées dans le texte. 24 fr.

Cet ouvrage, le plus pratique et le plus complet sur la matière, est ainsi divisé : TOME I. Maladies de l'urèthre. TOME II. Maladies du col de la vessie et de la prostate. TOME III. Maladies du corps de la vessie.

CIVIALE. Parallèles des divers moyens de traiter les calculeux, contenant l'examen comparatif de la lithotritie et de la cystotomie, sous le rapport de leurs divers procédés, de leurs modes d'application, de leurs avantages ou inconvénients respec-tifs; par le docteur CIVIALE. Paris, 1836, in-8, fig. 8 fr.

CODEX MEDICAMENTARIUS. Pharmacopée française, publiée par ordre du gouverne-ment. Paris, 1866, 1 vol. grand in-8 d'environ 800 pages, cartonné.

COLIN (G.). Traité de physiologie comparée des animaux domestiques, par M. G.-C. COLIN, professeur à l'École impériale vétérinaire d'Alfort. Paris, 1855-1856. 2 vol. grand in-8 de chacun 700 pages, avec 114 fig. 18 fr.

COLLADON. Histoire naturelle et médicale des casses, et particulièrement de la casse et des sénés employés en médecine. Montpellier, 1816. In-4, avec 19 pl. 6 fr.

COLLINEAU. Analyse physiologique de l'entendement humain, d'après l'ordre dans lequel se manifestent, se développent et s'opèrent les mouvements sensitifs, intel-lectuels, affectifs et moraux; suivie d'exercices sur divers sujets de philosophie. Paris, 1843, in-8. 1 fr. 50

COMTE. Cours de philosophie positive, par Auguste COMTE, répétiteur d'anal transcendante et de mécanique rationnelle à l'École polytechnique. *Deuxième tion*, augmentée d'une préface par E. LITTRÉ, et d'une table alphabétique des tières. Paris, 1864, 6 vol. in-8.   45

Tome I. Préliminaires généraux et philosophie mathématique. — Tome II. Philosophie astro mique et philosophie physique. — Tome III. Philosophie chimique et philosophie biologique Tome IV. Philosophie sociale (partie dogmatique). — Tome V. Philosophie sociale (partie h rique : état théologique et état métaphysique). — Tome VI. Philosophie sociale (complément d partie historique) et conclusions générales.

Congrès médico-chirurgical de France. Première session, tenue à ROUEN, du septembre au 3 octobre 1863. Paris, 1863, in-8 de 412 pag. avec planches.   5

Congrès médical de France. Deuxième session, tenue à LYON, du 26 septembre 1er octobre 1864. Paris, 1865, in-8 de 688 pages avec planches.   9

COOPER (ASTLEY). Œuvres chirurgicales complètes, traduites de l'anglais, avec notes par E. CHASSAIGNAC et G. RICHELOT. Paris, 1837, gr. in-8.   4 fr.

CORNARO. De la sobriété, *voyez* École de Salerne, p. 16.

CORNILLIAC. Études sur la fièvre jaune à la Martinique de 1669 à nos jours, le docteur J. CORNILLIAC, chirurgien de deuxième classe de la marine impéri Paris, 1864, in-8 de 270 pages.   5

CRUVEILHIER. Anatomie pathologique du corps humain, ou Descriptions, a figures lithographiées et coloriées, des diverses altérations morbides dont le co humain est susceptible ; par J. CRUVEILHIER, professeur d'anatomie pathologiqu la Faculté de médecine de Paris, médecin de l'hôpital de la Charité, président pétuel de la Société anatomique, etc. Paris, 1830-1842. 2 vol. in-folio, a 230 planches coloriées.   456
Demi-reliure des 2 vol. grand in-folio, dos de maroquin, non rognés,   24

Ce bel *ouvrage est complet* ; il a été publié en 44 livraisons, chacune contenant 6 feuilles de t in-folio grand-raisin vélin, caractère neuf de F. Didot, avec 5 planches coloriées avec le plus g soin, et 6 planches lorsqu'il n'y a que quatre planches de coloriées. Chaque livraison est de   t

CRUVEILHIER. Traité d'Anatomie pathologique générale, par J. CRUVEILHI professeur d'anatomie pathologique à la Faculté de médecine de Paris. *Ouv complet.* Paris, 1849-1864. 5 vol. in-8.   35
Tome V et dernier, Dégénérations aréolaires et gélatiniformes, dégénérat cancéreuses proprement dites par J. CRUVEILHIER ; pseudo-cancers et tables al bétiques par CH. HOUEL. Paris, 1864. 1 vol. in-8 de 420 pages.

Cet ouvrage est l'exposition du Cours d'anatomie pathologique que M. Cruveilhier fait à la F. de médecine de Paris. Comme son enseignement, il est divisé en XVIII classes, savoir : tome I, 1 tions de continuité ; 2° adhésions ; 3° luxations ; 4° invaginations ; 5° hernies ; 6° deviations ; — to 7° corps étrangers ; 8° rétrécissements et oblitérations ; 9° lésions de canalisation par commun accidentelle ; 10° dilatations ; — tome III, 11° hypertrophies ; 12° atrophies ; 13° métamorphoses et ductions organiques analogues ; — tome IV, 14° hydropisies et flux ; 15° hémorrhagies ; 16° gangr 17° inflammations ou phlegmasies ; 18° lésions strumeuses, et lésions carcinomateuses ; — tome V, 19° nérations organiques.

CZERMAK. Du laryngoscope et de son emploi en physiologie et en médecine, docteur J.-N. CZERMAK, professeur de physiologie à l'université de Pesth. 1860, in-8 avec deux planches gravées et 31 figures.   3 fr

DAGONET (H.). Traité élémentaire et pratique des maladies mentales, suiv considérations sur l'administration des asiles d'aliénés. Paris, 1862, in-8 de 81 avec une carte.   10

DARCET. Recherches sur les abcès multiples et sur les accidents qu'amène la sence du pus dans le système vasculaire, suivies de remarques sur les altération sang, par le docteur F. DARCET. Paris, 1845. In-4 de 88 pages.   7

DAREMBERG. Glossulæ quatuor magistrorum super chirurgiam Rogerii et Rol et de Secretis mulierum, de chirurgia, de modo medendi libri septem, poema n cum ; nunc primum ad fidem codicis Mazarinei, edidit doctor CH. DAREMB. Napoli, 1854. In-8 de 64-228-178 pages.

DAREMBERG. Notices et extraits des manuscrits médicaux grecs, latins et français des principales bibliothèques de l'Europe, par le docteur Ch. DAREMBERG, bibliothécaire de la bibliothèque Mazarine, professeur au collége de France. Première partie : Manuscrits grecs d'Angleterre, suivis d'un fragment inédit de Gilles de Corbeil, et de scolies inédites sur Hippocrate. Paris, 1853, in-8, 243 pages. 7 fr.

DAVAINE. Traité des entozoaires et des maladies vermineuses de l'homme et des animaux domestiques, par le docteur C. DAVAINE, membre de la Société de Biologie, lauréat de l'Institut. Paris, 1860, 1 fort vol. in-8 de 950 pages, avec 88 figures. 12 fr.
Ouvrage couronné par l'Institut de France.

DAVASSE. La Syphilis, ses formes et son unité, par J. DAVASSE, ancien interne des hôpitaux de Paris. Paris, 1865. 1 vol. in-8 de 570 pages. 8 fr.

DE LA RIVE. Traité d'électricité théorique et appliquée; par A. DE LA RIVE, membre correspondant de l'Institut de France, professeur émérite de l'Académie de Genève. Paris, 1854-58, 3 vol. in-8, avec 447 figures. 27 fr.
Séparément, tomes II et III. Prix de chaque volume. 9 fr.

DELPECH. De la ladrerie du porc au point de vue de l'hygiène privée et publique. Mémoire lu à l'Académie impériale de médecine, par le docteur A. DELPECH, professeur agrégé à la Faculté de médecine de Paris, médecin de l'hôpital Necker, membre de l'Académie impériale de médecine. Paris, 1864, in-8 de 107 pages. 2 fr. 50

DELPECH. Nouvelles recherches sur l'intoxication spéciale que détermine le sulfate de carbone. L'industrie du caoutchouc soufflé, par A. DELPECH, professeur agrégé à la Faculté de médecine de Paris, médecin de l'hôpital Necker, membre de l'Académie de médecine. Paris, 1863, in-8 de 128 pages. 2 fr. 50

DEMARQUAY. Essai de pneumatologie médicale. Recherches physiologiques, cliniques et thérapeutiques sur les gaz, par J. N. DEMARQUAY, chirurgien de la Maison municipale de santé. Paris, 1866, in-8, XVI, 861 pages avec figures. 9 fr.

DESAIVRE. Études sur les maladies des ouvriers de la manufacture d'armes de Chatellerault. Paris, 1856, in-8 de 116 pages. 2 fr. 50

DESLANDES. De l'onanisme et des autres abus vénériens considérés dans leurs rapports avec la santé, par le docteur L. DESLANDES. Paris, 1835. In-8. 7 fr.

DESORMEAUX. De l'endoscope, de ses applications au diagnostic et au traitement des affections de l'urèthre et de la vessie, leçons à l'hôpital Necker, par A. J. DESORMEAUX, chirurgien de l'hôpital Necker. Paris, 1865, in-8 de 190 pages avec 3 pl. chromolithographiées et 10 figures. 4 fr. 50

DEZEIMERIS. Dictionnaire historique de la médecine. Paris, 1828-1836, 4 vol. en 7 parties, in-8. 10 fr.

DICTIONNAIRE (NOUVEAU) DE MÉDECINE ET DE CHIRURGIE PRATIQUES, illustré de figures intercalées dans le texte, rédigé par BERNUTZ, BOECKEL, BUIGNET, CUSCO, DEMARQUAY, DENUCÉ, DESNOS, DESORMEAUX, DEVILLIERS, Alfr. FOURNIER, GALLARD, H. GINTRAC, GOSSELIN, Alphonse GUÉRIN, A. HARDY, HIRTZ, JACCOUD, JACQUEMET, KOEBERLÉ, S. LAUGIER, LIEBREICH, P. LORAIN, MARCÉ, A. NÉLATON, ORÉ, PANAS, PEAN, V. A. RACLE, Maurice RAYNAUD, RICHET, Ph. RICORD, Jules ROCHARD (de Lorient), Z. ROUSSIN, SAINT-GERMAIN, Ch. SARAZIN, Germain SÉE, Jules SIMON, SIREDEY, STOLTZ, A. TARDIEU, S. TARNIER, TROUSSEAU, Aug. VOISIN. Directeur de la rédaction, le docteur JACCOUD.

Le *Nouveau dictionnaire de médecine et de chirurgie pratiques,* illustré de figures intercalées dans le texte, se composera d'environ 15 volumes grand in-8 cavalier de 800 pages. Il sera publié trois volumes par an.

Prix de chaque volume de 800 pages avec figures intercalées dans le texte. 10 fr.

Les volumes seront envoyés *franco* par la poste, aussitôt leur publication, aux souscripteurs des départements, sans augmentation sur le prix fixé.

Les tomes I à IV sont en vente. Le tome I comprend 812 pages, avec 36 figures. Les principaux articles sont : **Introduction,** par JACCOUD; **Abcès,** par LAUGIER; **Abdomen,** par DENUCÉ et BERNUTZ; **Absorption,** par BERT; **Acclimatement,** par

Jules ROCHARD; **Accommodation**, par LIEBREICH; **Accouchement**, par STOLTZ
LORAIN; **Acné**, par A. HARDY; **Adhérence**, par Alfr. FOURNIER; **Ages**, par LORAIN; **Agglutinatif**, par GOSSELIN; **Agonie**, par JACCOUD; **Air**, par BUIGNET, A. TARDIEU
J. ROCHARD; **Albuminurie**, par JACCOUD; **Alcoolisme**, par A. FOURNIER; **Aliment**
par ORÉ; **Alopécie**, par HARDY; **Amaurose, Amblyopie**, par LIEBREICH; **Ambula**
par Ch. SARAZIN, etc.

Le tome II, 800 pages avec 60 figures, comprend les articles suivants : **Aménorrhée**, par BERNUTZ; **Amputations**, par A. GUÉRIN; **Amyloïde** (dégénérescen
par JACCOUD; **Anatomie pathologique** et **Anatomie médico-chirurgicale**,
BOECKEL; **Anémie**, par LORAIN; **Anesthésiques**, par GIBALDÈS; **Anévrysmes**,
RICHET; **Angines**, par DESNOS; **Angine de poitrine**, par JACCOUD; **Ankylose**,
DENUCÉ; **Anthrax**, par A. GUÉRIN; **Antimoine**, par HIRTZ; **Anus**, par GOSSELIN,
BALDÈS et LADOIER; **Aorte**, par LUTON, etc.

Le Tome III, 828 pages avec 92 figures, comprend : **Appareils**, par Ch. SARAZI
Argent, par BUIGNET, OLLIVIER et G. BERGERON; **Arsenic**, par ROUSSIN, HIRTZ et Ta
DIEU; **Artères**, par NÉLATON et Maurice RAYNAUD; **Articulation**, par PANAS; **Ascl**
par Henri GINTRAC; **Asiles**, par PAIN; **Asphyxie**, par BERT et TARDIEU; **Asthénop**
Astigmatisme, par LIEBREICH, **Asthme**, par GERMAIN SÉE; **Ataxie locomotrice**, p
TROUSSEAU; **Atloïdienne** (région), par DENUCÉ, etc.

Le Tome IV, 786 pages avec 127 figures, comprend : **Atrophie**, par Ch. SARAZI
Atrophie musculaire progressive, par Jules SIMON; **Auscultation**, par LUTO
Autopsie, par A. TARDIEU; **Avant-bras**, par DEMARQUAY; **Avortement**, par DEV
LIERS; **Avortement**, (medecine légale), par A. TARDIEU; **Axillaires (vaisseaux)**, p
BOECKEL; **Bain**, par ORÉ; **Balanite, Balano-posthite**, par A. FOURNIER; **Banda**
par Ch. SARAZIN; **Bassin**, par E. BAILLY; **Bec-de-lièvre**, par DEMARQUAY; **Belladé**
par MARCHAND et HIRTZ, etc.

DICTIONNAIRE GÉNÉRAL DES EAUX MINÉRALES ET D'HYDROLOGIE MÉDICA
comprenant la géographie et les stations thermales, la pathologie thérapeutique,
chimie analytique, l'histoire naturelle, l'aménagement des sources, l'administrati
thermale, etc., par MM. DURAND-FARDEL, inspecteur des sources d'Hauteriv
Vichy, E. LE BRET, inspecteur des eaux minérales de Barèges, J. LEFORT, phar
cien, avec la collaboration de M. JULES FRANÇOIS, ingénieur en chef des mines, p
les applications de la science de l'Ingénieur à l'hydrologie médicale. Paris, 18
2 forts volumes in-8 de chacun 750 pages.   20
Ouvrage couronné par l'Académie de médecine.

Ce n'est pas une compilation de tout ce qui a été publié sur la matière depuis cinquante
soixante ans : un esprit fécond de doctrine et de critique domine ce livre, et tout en profitant des
vœux d'hydrologie médicale publiés en France, en Angleterre, en Allemagne, en Suisse, en Italie, e
les auteurs ont su trouver dans leurs études personnelles et dans leur pratique journalière, le s
d'observations nouvelles et de découvertes originales.

DICTIONNAIRE UNIVERSEL DE MATIÈRE MÉDICALE ET DE THÉRAPEUTIQ
GÉNÉRALE, contenant l'indication, la description et l'emploi de tous les médicame
connus dans les diverses parties du globe; par F.-V. MÉRAT et A.-J. DELE
membres de l'Académie impériale de médecine. *Ouvrage complet.* Paris, 18
1846. 7 vol. in-8, y compris le **Supplément**.   20

Le *Tome VII* ou *Supplément*, Paris, 1846, 1 vol. in-8 de 800 pages, ne se v
pas séparément. — Les tomes I à VI, séparément.   12

DICTIONNAIRE DE MÉDECINE, DE CHIRURGIE, DE PHARMACIE ET D
SCIENCES ACCESSOIRES, Publié par J. B. Baillière et fils. *Douzième édi*
entièrement refondue, par E. LITTRÉ, membre de l'Institut de France, et
ROBIN, professeur à la Faculté de médecine de Paris; ouvrage contenant la s
nymie *grecque, latine, anglaise, allemande, italienne et espagnole*, et le Gloss
de ces diverses langues. Paris, 1865, 1 beau volume grand in-8 de 1800 p
à deux colonnes, avec 531 figures intercalées dans le texte.   18

    Demi-reliure maroquin, plats en toile.   3

    Demi-reliure maroquin à nerfs, plats en toile, très-soignée.   4

Il y aura bientôt soixante ans que parut pour la première fois cet ouvrage longtemps connu le nom de *Dictionnaire de médecine de Nysten* et devenu classique par un succès de onze éditions. Les progrès incessants de la science rendaient nécessaires, pour cette *douzième édition*, de nombreuses additions, une révision générale de l'ouvrage, et plus d'unité dans l'ensemble des mots consacrés aux théories nouvelles et aux faits nouveaux que l'emploi du microscope, les progrès de l'anatomie générale, normale et pathologique, de la physiologie, de la pathologie, de l'art vétérinaire, etc., ont créés. M. Littré, connu par sa vaste érudition et par son savoir étendu dans la littérature médicale, nationale et étrangère, et M. le professeur Ch. Robin, que de récents travaux ont placé si haut dans la science, se sont chargés de cette tâche importante. Une addition importante, qui sera justement appréciée, c'est la Synonymie *grecque, latine, anglaise, allemande, italienne, espagnole*, qui est ajoutée à cette *douzième édition*, et qui, avec les vocabulaires, en fait un Dictionnaire polyglotte.

DIDAY. Exposition critique et pratique des nouvelles doctrines sur la syphilis, suivie d'un Essai sur de nouveaux moyens préservatifs des maladies vénériennes, par le docteur P. DIDAY, ex-chirurgien en chef de l'Antiquaille, secrétaire général de la Société de médecine de Lyon. Paris, 1858. 1 vol. in-18 jésus de 560 pages. 4 fr.

DONNÉ. Conseils aux familles sur la manière d'élever les enfants, suivis d'un précis d'hygiène applicable aux différentes saisons de l'année, par Al. DONNÉ, recteur de l'Académie de Montpellier. Paris, 1864, in-12, 332 pages.   3 fr.

DONNÉ. Cours de microscopie complémentaire des études médicales : Anatomie microscopique et physiologie des fluides de l'économie ; par le docteur A. DONNÉ, recteur de l'Académie de Montpellier, ancien chef de clinique à la Faculté de médecine de Paris, professeur de microscopie. Paris, 1844. In-8 de 500 pages. 7 fr. 50

DONNÉ. Atlas du Cours de microscopie, exécuté d'après nature au microscope-daguerréotype, par le docteur A. DONNÉ et L. FOUCAULT. Paris, 1846. In-folio de 20 planches, contenant 80 figures gravées avec le plus grand soin, avec un texte descriptif.   30 fr.

DUBOIS. Histoire philosophique de l'hypochondrie et de l'hystérie, par F. DUBOIS (d'Amiens), secrétaire perpétuel de l'Académie impériale de médecine. Paris, 1837. In-8.   2 fr.

DUBOIS. Préleçons de pathologie expérimentale. Observations et expériences sur l'hyperhémie capillaire, par Frédéric DUBOIS (d'Amiens). Paris, 1841, in-8, avec 3 planches.   1 fr. 50

DUBOIS et BURDIN. Histoire académique du magnétisme animal, accompagnée de notes et de remarques critiques sur toutes les observations et expériences faites jusqu'à ce jour, par C. BURDIN et F. DUBOIS (d'Amiens), membres de l'Académie impériale de médecine. Paris, 1841. In-8 de 700 pages.   3 fr.

DUBRUEIL. Des anomalies artérielles considérées dans leur rapport avec la pathologie et les opérations chirurgicales, par le docteur J. DUBREUIL, professeur d'anatomie à la Faculté de médecine de Montpellier. Paris, 1847. 1 vol. in-8 et atlas in-4 de 17 planches coloriées.   5 fr.

DUCHENNE. De l'électrisation localisée et de son application à la pathologie et à la thérapeutique ; par le docteur DUCHENNE (de Boulogne), lauréat de l'Institut de France. *Deuxième édition*, entièrement refondue. Paris, 1861, 1 fort vol. in-8 avec 179 figures et une planche coloriée.   14 fr.

DUCHENNE. Album de photographies pathologiques, complémentaire de l'ouvrage ci-dessus. Paris, 1862, in-4 de 17 pl., avec 20 pages de texte descriptif explicatif, cartonné.   25 fr.

DUGAT. Études sur le traité de médecine d'Aboudjafar Ah'Mad, intitulé : *Zad Al Mocaßr*, « la Provision du voyageur, » par G. DUGAT, membre de la Société asiatique. Paris, 1853, in-8 de 64 pages.   1 fr.

DUPUYTREN. Mémoire sur une nouvelle manière de pratiquer l'opération de la pierre; par le baron G. DUPUYTREN, terminé et publié par M. L.-J. SANSON, chirurgien de l'Hôtel-Dieu, et L.-J. BÉGIN. Paris, 1836. 1 vol. grand in-folio, accompagné de 10 belles planches lithographiées, représentant l'anatomie chirurgicale des diverses régions intéressées dans cette opération.   10 fr.

DURAND-FARDEL, LE BRET, LEFORT. Voyez **Dictionnaire des eaux minérales.**

DUTROULAU. Traité des maladies des Européens dans les pays chauds (régi tropicales), climatologie, maladies endémiques, par le docteur A.-F. DUTROULA premier médecin en chef de la marine. Paris, 1861, in-8, 608 pages. 8

ÉCOLE DE SALERNE (L'). Traduction en vers français, par CH. MEAUX SAINT-MARC, av le texte latin en regard (1870 vers), précédée d'une introduction par M. le docte Ch. Daremberg.—De la sobriété, conseils pour vivre longtemps, par L. CORNAR traduction nouvelle. Paris, 1861, 1 joli vol. in-18 jésus de LXXII-344 pages, a 5 vignettes.   3 fr.

ENCYCLOPÉDIE ANATOMIQUE, comprenant l'Anatomie descriptive, l'Anatomie gé rale, l'Anatomie pathologique, l'histoire du Développement, par G.-T. Bischo J. Henle, E. Huschke, T.-G. Sœmmerring, F.-G. Theile, G. Valentin, J. Vog G. et E. Weber; traduit de l'allemand, par A.-J.-L. JOURDAN, membre de l'Acadé impériale de médecine. Paris, 1843-1847. 8 forts vol. in-8, avec deux atlas in-Prix, en prenant tout l'ouvrage.   32

On peut se procurer chaque Traité séparément, savoir :

1° **Ostéologie et syndesmologie**, par S.-T. SŒMMERRING. — Mécanique des organ de la locomotion chez l'homme, par G. et E. WEBER. in-8, Atlas in-4 de 17 pla ches.   •   6

2° **Traité de myologie et d'angéiologie**, par F.-G. THEILE. 1 vol. in-8.   4

3° **Traité de névrologie**, par G. VALENTIN. 1 vol. in-8, avec figures.   8

4° **Traité de splanchnologie des organes des sens**, par E. HUSCHKE. Paris, 184 In-8 de 850 pages, avec 5 planches gravées.   5

5° **Traité d'anatomie générale**, ou Histoire des tissus de la composition chimique corps humain, par HENLE. 2 vol. in-8, avec 5 planches gravées.   8

6° **Traité du développement de l'homme** et des mammifères, suivi d'une *Histoire développement de l'œuf du lapin*, par le docteur T.-L.-G. BISCHOFF. 1 vol. in-avec atlas in-4 de 16 planches.   7 fr.

7° **Anatomie pathologique générale**, par J. VOGEL. Paris, 1846. 1 vol. in-8.   4

Cette *Encyclopédie anatomique*, réunie au *Manuel de physiologie* de J. MULLE forme un ensemble complet des deux sciences sur lesquelles repose l'édifice entier de médecine.

ESPANET (A.). Traité méthodique et pratique de matière médicale et de peutique, basé sur la loi des semblables. Paris, 1861, in-8 de 808 pages.   9

ESQUIROL. Des maladies mentales, considérées sous les rapports médical, hyg nique et médico-légal, par E. ESQUIROL, médecin en chef de la Maison des alié de Charenton, Paris, 1838, 2 vol. in-8, avec un atlas de 27 planches gravées. 20

FABRE. Bibliothèque du médecin praticien, Voyez *Bibliothèque*, page 7.

FALRET. Des maladies mentales et des asiles d'aliénés. Leçons cliniques et cons dérations générales par J. P. FALRET, médecin de l'hospice de la Salpêtrière, memb de l'Académie impériale de médecine. Paris, 1864. In-8, LXX, 800 pages, 1 planche.   12

FAU. Anatomie artistique élémentaire du corps humain, par le docteur J. FA Paris, 1865, in-8 avec 17 pl. figures noires.   4
— Le même, figures coloriées.   10

FEUCHTERSLEBEN. Hygiène de l'âme, par E. DE FEUCHTERSLEBEN, professe à la Faculté de médecine de Vienne, sous-secrétaire d'État au ministère de l' struction publique en Autriche, traduit de l'allemand, sur la *vingtième édition*, le docteur *Schlesinger-Rahier*. DEUXIÈME ÉDITION, précédée d'une étude biographiqu et littéraire. Paris, 1860. 1 vol. in-18 de 260 pages.   2

L'auteur a voulu, par une alliance de la morale et de l'hygiène, étudier, au point de vue pratiqu l'influence de l'âme sur le corps humain et ses maladies. Exposé avec ordre et clarté, et empruint cette douce philosophie morale qui caractérise les œuvres des penseurs allemands, cet ouvrage n pas d'analogue en France; il sera lu et médité par toutes les classes de la société.

FIÉVÉE. Mémoires de médecine pratique, comprenant : 1° De la fièvre typhoïde et de son traitement ; 2° De la saignée chez les vieillards comme condition de santé ; 3° Considérations étiologiques et thérapeutiques sur les maladies de l'utérus ; 4° De la goutte et de son traitement spécifique par les préparations de colchique. Par le docteur FIÉVÉE (de Jeumont). Paris, 1845, in-8.   50 cent.

FIÈVRE PUERPÉRALE (De la), de sa nature et de son traitement. Communications à l'Académie impériale de médecine, par MM. GUÉRARD, DEPAUL, BEAU, PIORRY, HERVEZ DE CHÉGOIN, TROUSSEAU, P. DUBOIS, CRUVEILHIER, CAZEAUX, DANYAU, BOUILLAUD, VELPEAU. J. GUÉRIN, etc., précédées de l'indication bibliographique des principaux écrits publiés sur la fièvre puerpérale. Paris, 1858. In-8 de 464 p. 6 fr.

FLOURENS (P.). Recherches sur les fonctions et les propriétés du système nerveux dans les animaux vertébrés, par P. FLOURENS, professeur au Muséum d'histoire naturelle et au Collège de France, secrétaire perpétuel de l'Académie des sciences, etc. *Deuxième édition augmentée*. Paris, 1842, in-8.   3 fr.

FLOURENS. Cours de physiologie comparée. De l'ontologie ou étude des êtres. Leçons professées au Muséum d'histoire naturelle par P. FLOURENS, recueillies et rédigées par CH. ROUX, et revues par le professeur. Paris, 1856, in-8.   1 fr. 50

FLOURENS. Mémoires d'anatomie et de physiologie comparées, contenant des recherches sur 1° les lois de la symétrie dans le règne animal ; 2° le mécanisme de la rumination ; 3° le mécanisme de la respiration des poissons ; 4° les rapports des extrémités antérieures et postérieures dans l'homme, les quadrupèdes et les oiseaux. Paris, 1844 ; grand in-4, avec 8 planches gravées et coloriées.   9 fr.

FLOURENS. Théorie expérimentale de la formation des os, par P. FLOURENS. Paris, 1847, in-8, avec 7 planches gravées.   3 fr.

FOISSAC. Hygiène philosophique de l'ame, par le docteur P. FOISSAC. *Deuxième édition*, revue et augmentée. Paris, 1863, in-8.   7 fr. 50

FONSSAGRIVES. Traité d'hygiène navale, ou de l'influence des conditions physiques et morales dans lesquelles l'homme de mer est appelé à vivre, et des moyens de conserver sa santé, par le docteur J.-B. FONSSAGRIVES, médecin en chef de la marine. Paris, 1856, in-8 de 800 pages, avec 57 fig.   10 fr.

FONSSAGRIVES. Hygiène alimentaire des malades, des convalescents et des valétudinaires, ou du Régime envisagé comme moyen thérapeutique, par le docteur J.-B. FONSSAGRIVES, professeur à la Faculté de Montpellier, etc. Paris, 1861, 1 vol. in-8 de 660 pages.   8 fr.

FONSSAGRIVES. Thérapeutique de la phthisie pulmonaire, basée sur les indications, ou l'art de prolonger la vie des phthisiques, par les ressources combinées de l'hygiène et de la matière médicale. Paris, 1866, in-8, XXXVI, 423 pages.   7 fr.

FORGET. Traité de l'entérite folliculeuse (fièvre typhoïde), par le docteur C.-P. FORGET, professeur de clinique médicale à la Faculté de médecine de Strasbourg, etc. Paris, 1841, in-8 de 856 pages.   3 fr.

FOURNET. Recherches cliniques sur l'auscultation des organes respiratoires et sur la première période de la phthisie pulmonaire, faites dans le service de M. le professeur ANDRAL, par le docteur J. FOURNET, chef de clinique de la Faculté de médecine de Paris, etc. Paris, 1839. 2 vol. in-8.   3 fr.

FRANK. Traité de médecine pratique de J.-P. FRANK, traduit du latin par J.-M.-C. GOUDAREAU, docteur en médecine ; *deuxième édition revue, augmentée* des Observations et Réflexions pratiques contenues dans l'INTERPRETATIONES CLINICÆ. accompagné d'une *Introduction* par M. le docteur DOUBLE, membre de l'Institut. Paris, 1842, 2 forts volumes grand in-8 à deux colonnes.   24 fr.

Le Traité de médecine pratique de J.-P. Frank, résultat de cinquante années d'observations et d'enseignement public dans les chaires de clinique des Universités de Pavie, Vienne et Wilna, a été composé, pour ainsi dire, au lit du malade. Dès son apparition, il a pris rang parmi les livres qui doivent composer la bibliothèque du médecin praticien, à côté des œuvres de Sydenham, de Baillou, de Van Swieten, de Stoll, de De Haen, de Cullen, de Borsieri, etc.

FRÉDAULT. **Des rapports de la doctrine médicale homœopathique** avec le passé
la thérapeutique, par le docteur FRÉDAULT, ancien interne lauréat des hôpitaux civ
de Paris, 1852, in-8 de 84 pages.   1 fr.

FRÉDAULT. **Physiologie générale. Traité d'Anthropologie** physiologique et phil
sophique, par le docteur F. FRÉDAULT. Paris, 1863. Un volume in-8, de xv
854 pages.   11

FRÉGIER. **Des classes dangereuses de la population dans les grandes villes** et d
moyens de les rendre meilleures; ouvrage récompensé en 1838 par l'Institut de Fran
(Académie des sciences morales et politiques); par A. FRÉGIER, chef de bureau
la préfecture de la Seine. Paris, 1840, 2 beaux vol. in-8.   14

FRERICHS. **Traité pratique des maladies du foie et des voies biliaires**, par F
Th. FRERICHS, professeur de clinique médicale à l'Université de Berlin, traduit
l'allemand par les docteurs Louis DUMENIL ET PELLAGOT. *Deuxième édit*
revue et corrigée avec des additions nouvelles de l'auteur. Paris, 1866, 1 vol. in
de 900 pages avec 138 figures.   12 f
Ouvrage couronné par l'Institut de France.

FURNARI. **Traité pratique des maladies des yeux**, contenant : 1° l'histoire de l'op
thalmologie ; 2° l'exposition et le traitement raisonné de toutes les maladies de l'œil
de ses annexes ; 3° l'indication des moyens hygiéniques pour préserver l'œil de l'a
tion nuisible des agents physiques et chimiques mis en usage dans les diverses pr
fessions ; les nouveaux procédés et les instruments pour la guérison du strabism
des instructions pour l'emploi des lunettes et l'application de l'œil artificiel ; suivi
conseils hygiéniques et thérapeutiques sur les maladies des yeux, qui affectent
ticulièrement les hommes d'État, les gens de lettres et tous ceux qui s'occupent
travaux de cabinet et de bureau. Paris, 1841, in-8, avec pl.   6

GALIEN. **Œuvres anatomiques, physiologiques et médicales de Galien**, tradui
sur les textes imprimés et manuscrits ; accompagnées de sommaires, de notes,
planches, par le docteur CH. DAREMBERG, chargé de cours au Collége de Fran
bibliothécaire à la bibliothèque Mazarine. Paris, 1854-1857. 2 vol. grand in-8
800 pages.   20

—Séparément, le tome II.   10

Cette importante publication comprend: 1o Que le bon médecin est philosophe; 2o Exhortation
l'étude des arts; 3o Que les mœurs de l'âme sont la conséquence des tempéraments du cor
4o des Habitudes; 5o De l'utilité des parties du corps humain; 6o des Facultés naturelles; 7°
Mouvement des muscles; 8o des Sectes, aux étudiants; 9o De la meilleure secte, à Thrasybule; 10°
Lieux affectés; 11o de la Méthode thérapeutique, à Glaucon.

GALISSET et MIGNON. **Nouveau traité des vices rédhibitoires, ou Jurisprude
vétérinaire**, contenant la législation et la garantie dans les ventes et échang
d'animaux domestiques, d'après les principes du Code Napoléon et la loi mo
ficatrice du 20 mai 1838, la procédure à suivre, la description des vices rédhi
toires, le formulaire des expertises, procès-verbaux et rapports judiciaires, et
précis des législations étrangères, par Ch. M. GALISSET, ancien avocat au Cons
d'Etat et à la Cour de cassation, et J. MIGNON, ex-chef du service à l'Ecole im
riale vétérinaire d'Alfort, chirurgien de l'Hôtel-Dieu d'Orléans. *Troisième éditi*
mise au courant de la jurisprudence et augmentée d'un appendice sur les ép
zooties et l'exercice de la médecine vétérinaire. Paris, 1864, in-18 jésus d
542 pages.   6 f

Les auteurs de cet ouvrage pensent avoir fait une chose utile en mettant en commun leurs conna
sances spéciales, et en se réunissant pour donner un commentaire complet de la loi du 20 mai 1
Ce commentaire est en quelque sorte l'ouvrage d'un jurisconsulte-vétérinaire.

GALL. **Sur les fonctions du cerveau** et sur celles de chacune de ses parties, avec d
observations sur la possibilité de reconnaître les instincts, les penchants, les talen
ou les dispositions morales et intellectuelles des hommes et des animaux, par la co
figuration de leur cerveau et de leur tête. Paris, 1825, 6 vol. in-8.   42

GALL et SPURZHEIM. Anatomie et physiologie du système nerveux en général et du cerveau en particulier, par F. GALL et SPURZHEIM. Paris, 1810-1819, 4 vol. in-folio de texte et atlas in-folio de 100 planches gravées, cartonnés. 150 fr.
Le même, 4 vol. in-4 et atlas in-folio de 100 planches gravées. 120 fr.

Il ne reste que très-peu d'exemplaires de cet important ouvrage que nous offrons avec une réduction des trois quarts sur le prix de publication.

GALTIER. Traité de pharmacologie et de l'art de formuler, par C.-P. GALTIER, docteur en médecine de la Faculté de Paris, professeur de pharmacologie, de matière médicale et de toxicologie, etc. Paris, 1841, in-8. 4 fr. 50

GAULTIER DE CLAUBRY. De l'identité du typhus et de la fièvre typhoïde. Paris, 1844, in-8 de 500 pages. 1 fr. 25

GEOFFROY SAINT-HILAIRE. Histoire générale et particulière des **Anomalies de l'organisation chez l'homme et les animaux,** ouvrage comprenant des recherches sur les caractères, la classification, l'influence physiologique et pathologique, les rapports généraux, les lois et causes des **Monstruosités,** des variétés et vices de conformation ou *Traité de tératologie;* par Isid. GEOFFROY SAINT-HILAIRE, D. M. P., membre de l'Institut, professeur au Muséum d'histoire naturelle. Paris, 1832-1836. 3 vol. in-8 et atlas de 20 planches lithog. 27 fr.
— Séparément les tomes II et III. 16 fr.

GEORGET. Discussion médico-légale sur la folie ou Aliénation mentale, suivie de l'Examen du procès criminel de Henriette Cornier et de plusieurs autres procès dans lesquels cette maladie a été alléguée comme moyen de défense. Paris, 1826, in-8. 1 fr.

GERDY. Traité des bandages, des pansements et de leurs appareils, par le docteur P.-N. GERDY, professeur de chirurgie à la Faculté de médecine de Paris, etc. Paris, 1837-1839. 2 vol. in-8 et atlas de 20 planches in-4. 6 fr.

GERVAIS et VAN BENEDEN. Zoologie médicale. Exposé méthodique du règne animal basé sur l'anatomie, l'embryogénie et la paléontologie, comprenant la description des espèces employées en médecine, de celles qui sont venimeuses et de celles qui sont parasites de l'homme et des animaux, par PAUL GERVAIS, professeur à la Faculté des sciences de Paris, et J. VAN BENEDEN, professeur de l'Université de Louvain. Paris, 1859, 2 vol. in-8, avec 198 figures. 15 fr.

GIRARD. Considérations physiologiques et pathologiques sur les **affections nerveuses,** dites *hystériques,* par le docteur H. GIRARD DE CAILLEUX, inspecteur des hospices d'aliénés, etc. Paris, 1841, in-8. 50 c.

GIRARD. Études pratiques sur les maladies nerveuses et mentales, accompagnées de tableaux statistiques, suivies du rapport à M. le sénateur préfet de la Seine sur les aliénés traités dans les asiles de Bicêtre et de la Salpêtrière, et de considérations générales sur l'ensemble du service des aliénés du département de la Seine, par le docteur H. GIRARD DE CAILLEUX, inspecteur général du service des aliénés de la Seine. Paris, 1863. 1 vol. grand in-8 de 234 pages. 12 fr.

GIBAUD-TEULON. Leçons sur le strabisme et la diplopie, pathogénie et thérapeutique, par le docteur FELIX GIRAUD-TEULON. Paris, 1863. In-8, x, 220 pages, avec 5 figures. 4 fr.

GODDE. Manuel pratique des maladies vénériennes des hommes, des femmes et des enfants, suivi d'une pharmacopée syphilitique, par GODDE, de Liancourt, D. M. Paris, 1834, in-18. 1 fr.

GOFFRES. Précis iconographique de bandages, pansements et appareils, par M. le docteur GOFFRES, médecin principal des armées. Paris, 1866, in-18 jésus, 596 p. avec 81 pl. dessinées d'après nature et gravées sur acier, fig. noires; cartonné. 18 fr.
— Le même, figures coloriées, cartonné. 36 fr.

GRANIER (MICHEL). Des homœopathes et de leurs droits. Paris, 1860, in-8, 1 pages.   2 fr.

GRANIER (MICHEL). Conférences sur l'homœopathie. Paris, 1858, 524 pages. 5

GRATIOLET. Anatomie comparée du système nerveux. Voyez LEURET et GRATI LET, page 31.

GRIESSELICH. Manuel pour servir à l'étude critique de l'homœopathie, par docteur GRIESSELICH, traduit de l'allemand, par le docteur SCHLESINGER. Pa 1849. 1 vol. in-12.   3

GRISOLLE. Traité de la pneumonie, par A. GRISOLLE, professeur à la Faculté médecine de Paris, médecin de l'Hôtel-Dieu, etc. *Deuxième édition*, refondue considérablement augmentée. Paris, 1864, in-8, XIV, 744 pages.   9

Ouvrage couronné par l'Académie des sciences et l'Académie de médecine (Itard).

GUARDIA (J. M.). La médecine à travers les siècles. Histoire et philosophie, p J. M. GUARDIA, docteur en médecine et docteur ès lettres, bibliothécaire adjoi de l'Académie de médecine. 1 vol. in-8 de 800 pages.   10 f

Table des matières. — HISTOIRE. La tradition médicale; la medecine grecque avant Hippocrat la légende hippocratique; classification des écrits hippocratiques; documents pour servir à l'histoi de l'art. — PHILOSOPHIE. Questions de philosophie médicale; evolution de la science des systèm philosophiques; nos philosophes naturalistes; sciences anthropologiques; Buffon; la phil positive et ses représentants; la métaphysique médicale; Asclépiade fondateur du méthodis esquisse des progrès de la physiologie cérébrale; de l'enseignement de l'anatomie générale; thode expérimentale de la physiologie; les vivisections à l'Académie de médecine; les misères animaux; abcès de la méthode expérimentale; philosophie sociale.

GUERRY. Statistique morale de l'Angleterre comparée avec la statistique morale la France, d'après les comptes de l'administration de la justice criminelle en Ang terre et en France, les comptes de la police de Londres, de Liverpool, de Manche ter, etc., les procès-verbaux de la cour criminelle centrale et divers autres doc ments administratifs et judiciaires, par A. M. GUERRY, correspondant de l'Institu membre honoraire de la Société de statistique de Londres, etc. Ouvrage couron par l'Académie des sciences. Paris, 1864, in-folio, 66 pages avec 17 planches i primées en couleur.   100

Ce volume contient : Atlas, cartes et constructions graphiques représentant les résultats généraux taldes numériques, avec une introduction contenant l'histoire de l'application des nombres aux scien moral s.

GUIBOURT. Histoire naturelle des drogues simples, ou Cours d'histoire nature professé à l'École de pharmacie de Paris, par J.-B. GUIBOURT, professeur à l'Éc de pharmacie, membre de l'Académie impériale de médecine. *Quatrième édit'* corrigée et considérablement augmentée. Paris, 1849-1851. 4 forts volumes in avec 800 figures intercalées dans le texte.   30

GUIBOURT. Pharmacopée raisonnée, ou Traité de pharmacie pratique et théoriqu par N.-E. HENRY et J.-B. GUIBOURT; *troisième édition*, revue et considérableme augmentée, par J.-B. GUIBOURT, professeur à l'École de pharmacie, membre l'Académie impériale de médecine. Paris, 1847, in-8 de 800 pages à deux colonne avec 22 planches.   8

GUIBOURT. Manuel légal des pharmaciens et des élèves en pharmacie, ou Re des lois, arrêtés, règlements et instructions concernant l'enseignement, les études l'exercice de la pharmacie, et comprenant le Programme des cours de l'Ecole pharmacie de Paris, par N.-J.-B.-G. GUIBOURT, professeur secrétaire de l'Éc de pharmacie de Paris, etc. Paris, 1852. 1 vol. in-12 de 230 pages.   2

' Cet ouvrage est divisé en deux parties: la *première* pour les lois et règlements qui ont trait à l' ministration des ecoles de pharmacie, aux rapports des ecoles avec les élèves et les pharmaciens ex çants; là se trouve naturellement le *Programme des cours de l'École de pharmacie de Paris,* sous le titre de *Bibliothèque du Pharmacien,* l'indication des meilleurs ouvrages à consulter; puis qui a rapport au service de santé des hôpitaux et à l'Académie impériale de médecine; la *se partie* pour les lois et règlements qui se rapportent exclusivement à l'exercice de la pharmacie tout accompagné de notes explicatives et de commentaires dont une longue expérience dans la tique et dans l'enseignement a fait sentir l'utilité. Dans une *troisième partie* se trouvent résumés I desidarata, ou les améliorations généralement réclamées pour une nouvelle organisation de la ph macie.

GUILLOT. **Exposition anatomique de l'organisation du centre nerveux** dans les quatre classes d'animaux vertébrés, par le docteur Nat. GUILLOT, médecin de l'hôpital de la Charité, professeur à la Faculté de médecine de Paris. Paris, 1844, in-4 de x, 370 pages avec 18 planches, contenant 224 figures.   6 fr.
Ouvrage couronné par l'Académie royale des sciences de Bruxelles.

GUIPON. **Traité de la dyspepsie** fondé sur l'étude physiologique et clinique, par J. J. GUIPON, médecin des hospices et épidémies à Laon. Paris, 1864, in-8, xii, 456 pages.   7 fr.

GUNTHER. **Nouveau manuel de médecine vétérinaire homœopathique,** ou Traitement homœopathique des maladies du cheval, du bœuf, de la brebis, du porc, de la chèvre et du chien, à l'usage des vétérinaires, des propriétaires ruraux, des fermiers, des officiers de cavalerie et de toutes les personnes chargées du soin des animaux domestiques, par F.-A. GUNTHER. Traduit de l'allemand sur la troisième édition, par P.-J. MARTIN, médecin vétérinaire, ancien élève des écoles vétérinaires. Paris, 1846, in-8.   6 fr.

HAAS. **Mémorial du médecin homœopathe,** ou Répertoire alphabétique de traitements et d'expériences homœopathiques, pour servir de guide dans l'application de l'homœopathie au lit du malade, par le docteur HAAS. Traduit de l'allemand par A.-J.-L. JOURDAN. *Deuxième édit.,* revue et augmentée. Paris, 1850, in-18.   3 fr.

HAHNEMANN. **Exposition de la doctrine médicale homœopathique,** ou Organon de l'art de guérir, par S. HAHNEMANN; traduit de l'allemand, sur la dernière édition, par le docteur A.-J.-L. JOURDAN. *Quatrième édition,* augmentée de Commentaires, et précédée d'une notice sur la vie, les travaux et la doctrine de l'auteur, par le docteur LÉON SIMON, avec le portrait de S. Hahnemann, gravé sur acier. Paris, 1856. 1 vol. in-8 de 568 pages.   8 fr.

HAHNEMANN. **Doctrine et traitement homœopathique des maladies chroniques,** par S. HAHNEMANN; traduit de l'allemand sur la dernière édition, par A.-J.-L. JOURDAN. *Deuxième édition* entièrement refondue. Paris, 1846. 3 vol. in-8. 23 fr.

HAHNEMANN. **Études de médecine homœopathique,** par le docteur HAHNEMANN. Opuscules servant de complément à ses œuvres. Paris, 1855. 2 séries publiées chacune en 1 vol. in-8 de 600 pages. Prix de chaque.   7 fr.
Les ouvrages qui composent la PREMIÈRE SÉRIE sont : 1° Traité de la maladie vénérienne; 2° Esprit de la doctrine homœopathique; 3° La médecine de l'expérience; 4° L'observateur en médecine; 5° Esculape dans la balance; 6° Lettres à un médecin de haut rang sur l'urgence d'une réforme en médecine; 7° Valeur des systèmes en médecine, considérés surtout eu égard à la pratique qui en découle; 8° Conseils à un aspirant au doctorat; 9° L'allopathie, un mot d'avertissement aux malades; 10° Réflexions sur les trois méthodes accréditées de traiter les maladies; 11° Les obstacles à la certitude; 12° Examen des sources de la matière médicale ordinaire; 13° Des formules en médecine; 14° Comment se peut-il que de faibles doses de médicaments aussi étendus que ceux dont se sert l'homœopathie aient encore de la force, beaucoup de force? 15° Sur la répétition d'un médicament homœopathique; 16° Quelques exemples de traitements homœopathiques; 17° La belladone, préservatif de la scarlatine; 18° Des effets du café.
DEUXIÈME SÉRIE. — Du choix du médecin. — Essai sur un nouveau principe pour découvrir la vertu curative des substances médicinales. — Antidotes de quelques substances végétales héroïques. — Des fièvres continues et rémittentes. — Les maladies périodiques à types hebdomadaires. — De la préparation et de la dispensation des médicaments par les médecins homœopathes. — Essai historique et médical sur l'ellébore et l'elléborisme. — Un cas de folie. — Traitement du choléra. — Une chambre d'enfants. — De la satisfaction de nos besoins matériels. — Lettres et discours. — Études cliniques, par le docteur HARTUNG, recueil de 116 observations, fruit de vingt-cinq ans d'une grande pratique.

HARTMANN. **Thérapeutique homœopathique des maladies des enfants,** par le docteur F. HARTMANN, traduit de l'allemand par le docteur LÉON SIMON fils, membre de la Société médicale homœopathique de France. Paris, 1853. 1 vol. in-8 de 600 pages.   8 fr.

MATIN. Petit traité de médecine opératoire et Recueil de formules à l'usage sages-femmes. *Deuxième édition*, augmentée. Paris, 1837, in-18, fig.   2 fr.

HAUFF. Mémoire sur l'usage des pompes dans la pratique médicale et chirurgical par le docteur HAUFF, professeur à l'Université de Gand. Paris, 1836. in-8.   1

HAUSSMANN. Des substances de la France, du blutage et du rendement des fari et de la composition du pain de munition; par N.-V. HAUSSMANN, intendant m taire. Paris, 1848, in-8 de 76 pages.   75

HEIDENHAIN et EHRENBERG. Exposition des méthodes hydriatiques de Priestr dans les diverses espèces de maladies, considérées en elles-mêmes et comparées a celles de la médecine allopathique. Paris, 1842, in-18.   1 fr.

HENLE (J.). Traité d'anatomie générale, ou Histoire des tissus et de la compositi chimique du corps humain. Paris, 1843, 2 vol. in-8 avec 5 pl. gravées.   8

HENOT. Mémoire sur la désarticulation coxo-fémorale, à l'occasion d'une opérati de ce genre pratiquée avec succès, le sujet étant soumis à l'éthérisation, par HÉNO chirurgien principal de 1re classe. Paris, 1851, in-4, 64 pag. avec 2 pl.   75

HÉRING. Médecine homœopathique domestique, par le docteur C. HÉRING. *trième édition française* traduite sur la sixième édition américaine récemment bliée par l'auteur lui-même, revue, corrigée et augmentée d'un grand nombre d' ditions tirées de la onzième édition allemande, et précédée d'indications général d'hygiène et de prophylaxie des maladies héréditaires, par le docteur LÉON MA CHANT. Paris, 1860, in-12 de 700 pages.   6

HERPIN (Th.). Du pronostic et du traitement curatif de l'épilepsie, par le docte TH. HERPIN, docteur en médecine de la Faculté de Paris et de Genève, lauréat la Faculté de médecine de Paris, ancien vice-président de la Faculté de médecine du Conseil de santé de Genève, etc. *Ouvrage couronné par l'Institut de Fran* Paris, 1852. 1 vol. in-8 de 650 pages.   7 fr.

HERPIN (J. Ch.). De l'acide carbonique, de ses propriétés physiques, chimiques physiologiques, de ses applications thérapeutiques comme anesthésique, désinfectai cicatrisant, résolutif, etc., dans les plaies et ulcérations; dans les maladies des o nes de la digestion, de la respiration, de l'innervation, de la génération, et spéci lement de l'utérus, de la vessie, etc., par J. Ch. HERPIN (de Metz), docteur médecine, lauréat de l'Institut de France, de l'Académie impériale de médecin Paris, 1864, in-8 de 564 pages.   6 f

HERPIN (J. Ch.). Du raisin et de ses applications thérapeutiques, Études sur médication par les raisins connue sous le nom de cure aux raisins ou Ampélothér pie, par J. Ch. HERPIN (de Metz). Paris, 1865, in-18 jésus de 364 pages.   3 fr.

HEYFELDER. Traité des résections, par le docteur O. HEYFELDER, médecin maj au service de Russie, traduit de l'allemand, avec additions et notes, par le docte Eug. Bœckel, professeur agrégé et chef des travaux anatomiques de la Faculté Strasbourg. Strasbourg, 1863, in-8, 310 pages, avec 8 planches.   7

HIFFELSHEIM. Des applications médicales de la pile de Volta, précédées d'un posé critique des différentes méthodes d'électrisation, par le docteur HIFFELSHEI lauréat de l'Institut, membre de la Société de biologie. Paris, 1861, in-8 152 p.   3

HIPPOCRATE. Œuvres complètes, traduction nouvelle, *avec le texte grec en rega* collationné sur les manuscrits et toutes les éditions; accompagnée d'une introdi tion, de commentaires médicaux, de variantes et de notes philologiques; sui d'une table des matières, par E. LITTRÉ, membre de l'Institut de France.—Ou comples, Paris, 1839-1861. 10 forts vol. in-8, de 700 pages chacun.   100

Séparément les derniers volumes. Prix de chaque.   10

Il a été tiré quelques exemplaires sur jésus vélin. Prix de chaque volume.   20

T. I. Préface (16 pag.). — Introduction (554 p.). —De l'ancienne médecine (83 p.).

T. II. Avertissement (56 pages). — Traité des airs, des eaux et des lieux (93 p.). — Le pronostic (100 pages). — Du régime dans les maladies aiguës (337 pages). — Des épidémies, livre I (190 pages).

T. III. Avertissement (46 pages). — Des épidémies, livre III (149 pages). — Des plaies de tête (211 pages). — De l'officine du médecin (76 pages). — Des fractures (224 pages).

T. IV. Des articulations (327 pages). — Le mochlique (66 pages). — Aphorismes (150 pages). — Le serment (20 pages). — La loi (20 pages).

T. V. Des épidémies, livres II, IV, V, VI, VII (469 pages). — Des humeurs (35 p.). — Les Prorrhétiques, livre I (71 pages). — Prénotions coaques (161 pages).

T. VI. de l'art (28 pages). — De la nature de l'homme (31 pages). — Du régime salutaire (27 pages). — Des vents (29 pages). — De l'usage des liquides (22 pages). Des maladies (68 pages).—Des affections(67 pag.). — Des lieux dans l'homme (40 pag.).

Tome VII. Des maladies, livres II, III (162 pages). — Des affections internes (140 pages). — De la nature de la femme (50 pages). — Du fœtus à 7, 8 et 9 mois. De la génération. De la nature de l'enfant (80 pages). — Des maladies, livre IV (76 pages), etc.

Tome VIII. Maladies des femmes, des jeunes filles, de la superfétation, de l'anatomie, de la dentition, des glandes, des chairs, des semaines, etc.

Tome IX. Prorrhétiques, livre II (75 pages).— Du cœur (18 pages).— De l'aliment (28 pages).—De la vision (40 pages).—De la nature des os (20 pages). — Du médecin (24 pages). — De la bienséance (24 pages). — Préceptes (28 pages) — Des crises. — Des jours critiques. — Lettres, décrets et harangues. — Appendice.

Tome X et dernier. Dernier coup d'œil et dernières remarques. — Appendices. — Table alphabétique des matières, des noms propres et des noms de lieux (400 pages).

HIPPOCRATE. Aphorismes, traduction nouvelle *avec le texte grec en regard*, collationnée sur les manuscrits et toutes les éditions, précédée d'un argument interprétatif, par E. LITTRÉ, membre de l'Institut de France. Paris, 1844, gr. in-18. 3 fr.

HIRSCHEL. Guide du médecin homœopathe au lit du malade, et Répertoire de thérapeutique homœopathique, par le docteur HIRSCHEL, traduit de l'allemand par le docteur LÉON SIMON, fils. Paris, 1858. 1 vol. in-18 jésus de 344 pages.   3 fr. 50

HOFFBAUER. Médecine légale relative aux aliénés, aux sourds-muets, ou les lois appliquées aux désordres de l'intelligence ; par HOFFBAUER ; traduit de l'allemand, par CHAMBEYRON, D.-M.-P., avec des notes par ESQUIROL et ITARD. Paris, 1827, in-8. .   2 fr. 50

HOUDART (M. S.). Histoire de la médecine grecque, depuis Esculape jusqu'à Hippocrate exclusivement. Paris, 1856, in-8 de 230 pages.   3 fr.

HUBERT-VALLEROUX. Mémoire sur le catarrhe de l'oreille moyenne et sur la surdité qui en est la suite, avec l'indication d'un nouveau mode de traitement, appuyé d'observations pratiques. *Deuxième édition* augmentée. Paris, 1845, in-8.   1 fr.

HUGUIER. De l'hystérométrie et du cathétérisme utérin, de leurs applications au diagnostic et au traitement des maladies de l'utérus et de ses annexes et de leur emploi en obstétrique ; leçons professées à l'hôpital Beaujon, par P. C. HUGUIER, chirurgien honoraire des hôpitaux et hospices civils de Páris, professeur agrégé à la Faculté de médecine, membre de l'Académie impériale de médecine. Paris, 1865, in-8º de 400 pages avec 4 planches lithographiées.   6 fr.

HUGUIER. Mémoires sur les allongements hypertrophiques du col de l'utérus dans les affections désignées sous les noms de *descente*, de *précipitation de cet organe*, et sur leur traitement par la résection ou l'amputation de la totalité du col suivant la variété de cette maladie, par P. C. HUGUIER, membre de l'Académie impériale de médecine, de la Société impériale de chirurgie, chirurgien de l'hôpital Beaujon. Paris, 1860, in-4, 231 pages, avec 13 planches lithographiées.   15 fr.

HUMBERT. Traité des difformités du système osseux, ou de l'emploi des moy
mécaniques et gymnastiques dans le traitement de ces affections. Paris, 1838, 4
in-8, et atlas de 174 pl. in-4.　　　　　　　　　　　　　　　　　　　　**20**

HUMBERT et JACQUIER. Essai et observations sur la manière de réduire les
sions spontanées ou symptomatiques de l'articulation ilio-fémorale, méthode a
cable aux luxations congénitales et aux luxations anciennes par causes extern
Bar-le-Duc, 1835, in-8, atlas de 20 planches in-4.　　　　　　　　　　　**6**

HUNTER (J.). Œuvres complètes, traduites de l'anglais sur l'édition de J. Pal
par le docteur G. RICHELOT. Paris, 1843. 4 forts vol. in-8, avec atlas in-4
64 planches.　　　　　　　　　　　　　　　　　　　　　　　　　　　　**40**

Cet ouvrage comprend : T. I. Vie de Hunter ; Leçons de chirurgie. — T. II. Tra
des dents avec notes par Ch. Bell et J. Oudet ; Traité de la syphilis, annoté par
docteur Ph. Ricord. — T. III. Traité du sang, de l'inflammation et des plaies par l
armes à feu ; phlébite, anévrysmes. — T. IV. Observations sur certaines parties
l'économie animale ; Mémoires d'anatomie, de physiologie, d'anatomie comparée et
zoologie, annotés par R. Owen.

HUNTER. Traité de la maladie vénérienne, par J. HUNTER, traduit de l'anglais p
G. RICHELOT, avec des notes et des additions par le docteur Ph. RICORD, chirurgi
de l'hospice des Vénériens. *Troisième édition*, corrigée et augmentée. Paris, 185
in-8 de 800 pages, avec 9 planches.　　　　　　　　　　　　　　　　　**9**

Parmi les nombreuses additions de M. Ricord, nous citerons seulement les suivantes ;
traitent de :
L'inoculation de la syphilis. — Différence d'identité entre la blennorrhagie et le chancre. —
affections des testicules à la suite de la blennorrhagie. — De la blennorrhagie chez la femme. —
traitement de la gonorrhée et de l'épididymite. — Des écoulements à l'état chronique. — Des
cissements de l'urethre comme effet de la gonorrhee. — De la cauterisation. — Des bougies. —
fausses routes de l'urethre. — Des fistules urinaires. — De l'ulcère syphilitique primitif et du chan
— Traitement du chancre, de son mode de pansement. — Du phimosis. — Des ulcères phagedéniq
— Des végétations syphilitiques. — Du bubon et de son traitement. — Sur les affections vénérien
de la gorge. — De la syphilis constitutionnelle. — Sur les accidents tertiaires et secondaires de
syphilis. — Des eruptions syphilitiques, de leurs formes, de leurs varietés et de leur traitement.
De la prophylaxie de la syphilis.

HUSCHKE (E.). Traité de splanchnologie et des organes des sens. Paris, 1845,
de 870 pages, avec 5 planches.　　　　　　　　　　　　　　　　　　　**5**

†**HUSSON. Étude sur les hôpitaux** considérés sous le rapport de la construction, de
distribution de leurs bâtiments, de l'ameublement, de l'hygiène et du service d
malades, par M. Armand HUSSON, directeur de l'assistance publique, membre
l'Institut (Académie des sciences morales). Paris, 1863, in-4, 609 pag., avec 24 pl
tableaux et figures.　　　　　　　　　　　　　　　　　　　　　　　**25 f**

Publication de l'administration de l'assistance publique.
Table des matières : I. Bâtiments II. Aération et ventilation des salles. III. Système de latrines et
vidanges. IV. Materiel hospitalier. V. Installation des salles de malades. VI. Mode d'admission et
sures générales d'ordre et de police dans les hôpitaux VII. Hôpitaux spéciaux et salles pour la con
lescence. VIII. Personnel employé au service direct des malades. IX. Personnel médical des établis
ments. X. Regime alimentaire des malades. XI. Statistique medicale des hôpitaux.
Appendices (p 277 à 576). I. Hospices et maisons de retraite. II Maison municipale de sa
HI. Hôpital Larboisière. IV Hôpitaux dependant des administrations de la guerre et de la m
V. Hôpitaux étrangers : Notions sommaires et générales (Italie, Espagne, Russie, Amérique). mon
graphies (Blackburn, Rotterdam, Zurich, Berlin, Hambourg, Brême, Milan, Malte). VI. Hotel-Die
Paris au moyen âge. VII. Origines et sources de la fortune des hôpitaux et hospices de Paris. VIII.
tion financier. IX. Etablissements et services divers, dépendant de l'administration générale de l
sistance publique.

ITARD. Traité des maladies de l'oreille et de l'audition, par J.-M. ITARD, médecin
l'institution des Sourds-Muets de Paris. *Deuxième édition*, augmentée et publiée p
les soins de l'Académie de médecine. Paris, 1842. 2 vol. in-8 avec 3 planches.　**14**

JAHR. Principes et règles qui doivent guider dans la pratique de l'homœopathi
Exposition raisonnée des points essentiels de la doctrine médicale de HAHNEMAN
Paris, 1857, in-8 de 528 pages.　　　　　　　　　　　　　　　　　　**7**

JAHR. Du traitement homœopathique des maladies des organes de la di
comprenant un précis d'hygiène générale et suivi d'un répertoire diététique
l'usage de tous ceux qui veulent suivre le régime rationnel de la méthode Hahnema
Paris, 1859, 1 vol. in-18 jésus de 520 pages.　　　　　　　　　　　　**6**

JAHR. Du traitement homœopathique des maladies des femmes, par le docteur G.-H.-G. JAHR. Paris, 1856, 1 vol. in-12, VII, 496 pages. 6 fr.

JAHR. Du traitement homœopathique des affections nerveuses et des maladies mentales. Paris, 1854, 1 vol. in-12 de 600 pages. 6 fr.

JAHR. Du traitement homœopathique des maladies de la peau et des lésions extérieures en général, par G.-H.-G. JAHR. Paris, 1850, 1 vol. in-8 de 608 pages. 8 fr.
Cet ouvrage est divisé en trois parties: 1° Thérapeutique des maladies de la peau; 2° Matière médicale: 3° Répertoire symptomatique.

JAHR. Du traitement homœopathique du choléra, avec l'indication des moyens de s'en préserver, pouvant servir de conseils aux familles en l'absence du médecin, par le docteur G.-H.-G. JAHR. Paris, 1848, 1 vol. in-12. 1 fr. 50

JAHR. Nouveau Manuel de médecine homœopathique, divisé en deux parties : 1° Manuel de matière médicale, ou Résumé des principaux effets des médicaments homœopathiques, avec indication des observations cliniques; 2° Répertoire thérapeutique et symptomatologique, ou Table alphabétique des principaux symptômes des médicaments homœopathiques, avec des avis cliniques, par le docteur G.-H.-G. JAHR. Septième édition revue et augmentée. Paris, 1862. 4 vol. gr. in-12. 18 fr.

JAHR. Notions élémentaires d'homœopathie. Manière de la pratiquer, avec les effets les plus importants de dix des principaux remèdes homœopathiques, à l'usage de tous les hommes de bonne foi qui veulent se convaincre par des essais de la vérité de cette doctrine, par G.-H.-G. JAHR. Quatrième édition, corrigée et augmentée. Paris, 1861, in-18 de 144 pages. 1 fr. 25

JAHR et CATELLAN. Nouvelle pharmacopée homœopathique, ou Histoire naturelle, Préparation et Posologie ou administration des doses des médicaments homœopathiques, par le docteur G.-H.-G. JAHR et MM. CATELLAN frères, pharmaciens homœopathes. Troisième édition, revue et augmentée. Paris, 1862, in-12 de 430 p. avec 144 fig. 7 fr.

JOBERT. De la réunion en chirurgie, par A. J. JOBERT (de Lamballe), chirurgien de l'Hôtel-Dieu, professeur de clinique chirurgicale à la Faculté de médecine de Paris, membre de l'Institut. Paris, 1864, 1 vol. in-8 avec 7 planches col. 12 fr.
Les planches, qui ont été dessinées d'après nature, représentent l'autoplastie du con et de la face, les résultats obtenus par la section du tendon d'Achille chez l'homme, les cheveux et les chiens. La castration et la périnéoplastie y figurent, et, enfin, les corps etrangers articulaires se trouvent représentés dans les dernières planches, ainsi que le mode opératoire destiné à déloger le corps etranger et à le placer dans un nouveau domicile jusqu'à l'époque de son extraction définitive.

JOBERT. Traité de chirurgie plastique, par le docteur JOBERT (de Lamballe), professeur de clinique chirurgicale à la Faculté de médecine de Paris, chirurgien de l'Hôtel-Dieu, membre de l'Institut de France, de l'Académie de médecine, Paris, 1849. 2 vol. in-8 et atlas de 18 planches in-fol. grav. et color. d'après nature. 50 fr.

JOBERT. Traité des fistules vésico-utérines, vésico-utéro-vaginales, entéro-vaginales et recto-vaginales; par le docteur JOBERT (de Lamballe), chirurgien de l'Hôtel-Dieu. Paris, 1852, in-8 avec 10 figures intercalées dans le texte. 7 fr. 50
Ouvrage faisant suite et servant de Complément au TRAITÉ DE CHIRURGIE PLASTIQUE.

JOURDAN. Pharmacopée universelle, ou Conspectus des pharmacopées d'Amsterdam, Anvers, Dublin, Edimbourg, Ferrare, Genève, Grèce, Hambourg, Londres, Oldenbourg, Parme, Sleswig, Strasbourg, Turin, Würtzbourg; américaine, autrichienne, batave, belge, danoise, espagnole, finlandaise, française, hanovrienne, hessoise, polonaise, portugaise, prussienne, russe, sarde, saxonne, suédoise et wurtembergeoise; des dispensaires de Brunswick, de Fulde, de la Lippe et du Palatinat; des pharmacopées militaires de Danemark, de France, de Prusse et de Würtzbourg; des formulaires et pharmacopées d'Ammon, Augustin, Béral, Bories, Brera, Bragnatelli, Cadet de Gassicourt, Cottereau, Cox, Ellis, Foy, Giordano, Guibourt, Hufeland, Magendie, Phœbus, Piderit, Pierquin, Radius, Ratier, Saunders, Schubarth, Sainte-Marie, Soubeiran, Spielmann, Swediaur, Taddei et Van Mons ; ouvrage contenant les caractères essentiels et la synonymie de toutes les substances citées dans ces recueils, avec l'indication, à chaque préparation, de ceux qui l'ont adoptée, des procédés divers recommandés pour l'exécution, des variantes qu'elle présente dans les différents

formulaires, des noms officinaux sous lesquels on la désigne dans divers pays, e
doses auxquelles on l'administre ; par A.-J.-L. JOURDAN, membre de l'Acad
impériale de médecine. *Deuxième édition entièrement refondue* et considérable
augmentée, *précédée de Tableaux présentant la concordance des divers poids
cinaux de l'Europe entre eux et avec le système décimal.* Paris, 1840. 2 fc
volumes in-8 de chacun près de 800 pages, à deux colonnes.   15

JOURDANET. Le Mexique et l'Amérique tropicale, climats, hygiène et maladies,
D. JOURDANET, docteur en médecine des Facultés de Paris et de Mexico. Pa
1864, 1 vol. in-18 jésus, 460 pages, avec une carte du Mexique.   4

JOURNAL DES CONNAISSANCES MÉDICALES PRATIQUES ET DE PHARMACOLOG
par MM. P. L. COFFE, E. BEAUGRAND et L. BOUTEREAU. Paraît les 10, 20 et 30
chaque mois. Abonnement annuel pour Paris et les départements   10
Pour l'étranger, le port postal en plus.
— La trente-troisième année est en cours de publication.

KOEBERLE. De l'ovariotomie, par E. KOEBERLÉ, professeur agrégé à la Facul
de médecine de Strasbourg. Paris, 1864. Deux parties, in-8 avec 6 pl. lithogr
phiées.   7 fr.

LACASSIN. Guide-pratique du vétérinaire ou mémento thérapeutique, par M. J.
LACASSIN, médecin vétérinaire. Paris, 1865, in-18 de 472 pages.   4

LACAUCHIE. Études hydrotomiques et micrographiques. Paris, 1844, in-8 av
4 planches.   1

LACAUCHIE. Traité d'hydrotomie, ou des Injections d'eau continues dans les reche
ches anatomiques, par le docteur LACAUCHIE, ancien professeur d'anatomie à l'h
pital du Val-de-Grâce. Paris, 1853, in-8, avec 6 planches.   1 fr.

LALLEMAND. Des pertes séminales involontaires, par F. LALLEMAND, professeu
la Faculté de médecine de Montpellier, membre de l'Institut. Paris, 1836-184
3 vol. in-8, publiés en 5 parties.   25
On peut se procurer séparément le Tome II, en deux parties.   9
— Le Tome III, 1842, in-8.   7

LANCEREAUX. Traité historique et pratique de la syphilis, par le docteur E. LA
CEREAUX, chef de clinique de la Faculté de médecine de Paris. Paris, 1866, 1 v
in-8 de 800 pages avec 3 planches gravées et coloriées.   15

LANGLEBERT. Guide pratique, scientifique et administratif de l'étudiant en méd
cine, ou Conseils aux élèves sur la direction qu'ils doivent donner à leurs étude
suivi des règlements universitaires, relatifs à l'enseignement de la médecine dans l
facultés, les écoles préparatoires, et des conditions d'admission dans le service
santé de l'armée et de la marine : *2e édition, corrigée et entièrement refondue ;*
le docteur ED. LANGLEBERT. Paris, 1852. Un beau vol. in-18 de 340 pag. 2 fr.

LA POMMERAIS. Cours d'homœopathie, par le docteur Edm. COUTY de la POMMERAI
Paris, 1863, in-8, 555 pages.   (7 fr.) 4

LEBERT. Physiologie pathologique, ou Recherches cliniques, expérimentales et
croscopiques sur l'inflammation, la tuberculisation, les tumeurs, la formation
cal, etc., par le docteur H. LEBERT, professeur à l'Université de Breslau. Pa
1845. 2 vol. in-8, avec atlas de 22 planches gravées.   23

LEBERT. Traité pratique des maladies scrofuleuses et tuberculeuses, par le docte
H. LEBERT. Paris, 1849, 1 vol. in-8 de 820 pages.   9
    Ouvrage couronné par l'Académie impériale de médecine.

LEBERT. Traité pratique des maladies cancéreuses et des affections curables co
fondues avec le cancer, par le docteur H. LEBERT. Paris, 1851. 1 vol. in-8
892 pages.   9

LEBERT. Traité d'anatomie pathologique générale et spéciale, ou Description et iconographie pathologique des affections morbides, tant liquides que solides, observées dans le corps humain, par le docteur H. LEBERT, professeur de clinique médicale à l'Université de Breslau, membre des Sociétés anatomique, de biologie, de chirurgie et médicale d'observation de Paris. *Ouvrage complet.* Paris, 1855-1861. 2 vol. in-fol. de texte, et 2 vol. in-fol. comprenant 200 planches dessinées d'après nature, gravées et coloriées.   615 fr.

Le tome Ier (livraisons 1 à XX) comprend, texte, 760 pages, et planches 1 à 94. Le tome II (livraisons XXI à XLI) comprend, texte 734 pages, et planches 95 à 200. On peut toujours souscrire en retirant régulièrement plusieurs livraisons.

Chaque livraison est composée de 30 à 40 pages de texte, sur beau papier vélin, et de 5 planches in-folio gravées et coloriées. Prix de la livraison :   15 fr.

Cet ouvrage est le fruit de plus de douze années d'observations dans les nombreux hôpitaux de Paris. Aidé du bienveillant concours des médecins et des chirurgiens de ces établissements, trouvant aussi des matériaux précieux et une source féconde dans les communications et les discussions des Sociétés anatomique, de biologie, de chirurgie et médicale d'observation, M. Lebert réunissait tous les éléments pour entreprendre un travail aussi considérable. Placé n aintenant à la tête du service médical d'un grand hôpital à Breslau, dans les salles duquel il a constamment cent malades, l'auteur continue à recueillir des faits pour cet ouvrage, vérifie et contrôle les résultats de son observation dans les hôpitaux de Paris par celle des faits nouveaux à mesure qu'ils se produisent sous ses yeux.

Cet ouvrage se compose de deux parties.

Après avoir dans une INTRODUCTION rapide présenté l'histoire de l'anatomie pathologique depuis le XVIe siècle jusqu'à nos jours, M. Lebert embrasse dans la *première partie* l'ANATOMIE PATHOLOGIQUE GÉNÉRALE. Il passe successivement en revue l'Hyperémie et l'Inflammation, l'Ulceration et la Gangrène, l'Hémorrhagie, l'Atrophie, l'Hypertrophie en général et l'Hypertrophie glandulaire en particulier, les TUMEURS (qu'il divise en productions Hypertrophiques, Homœomorphes hétérotopiques, Hétéromorphes et Parasitiques), enfin les modifications congénitales de conformation. Cette première partie comprend du page 1 à 426 du tome Ier, et les planches 1 à 61.

La *deuxième partie*, sous le nom d'ANATOMIE PATHOLOGIQUE SPÉCIALE, traite des lésions considérées dans chaque organe en particulier. M. Lebert étudie successivement dans le livre I (pages 427 à 581, et planches 62 à 78) les maladies du Cœur, des Vaisseaux sanguins et lymphatiques.

Dans le livre II, les maladies du Larynx et de la Trachée, des Bronches, de la Plèvre, de la Glande thyroïde et du Thymus (pages 582 à 753 et planches 79 à 94). Telles sont les matières décrites dans le 1er volume du texte et figurées dans le tome 1er de l'atlas.

Avec le tome II commence le livre III, qui comprend (pages 1 à 132 et planches 95 à 104) les maladies du Système nerveux, de l'Encéphale et de ses membranes, de la Moelle épinière et de ses enveloppes, des Nerfs, etc.

Le livre IV (pages 133 à 327 et planches 105 à 135) est consacré aux maladies du tube digestif et de ses annexes (maladies du Foie et de la Rate, du Pancréas, du Péritoine, altérations qui frappent le Tissu cellulaire rétro-péritonéal, Hémorrhoïdes).

Le livre V (pages 328 à 381 et planches 136 à 142) traite des maladies des Voies urinaires (maladies des Reins, des Capsules surrénales, altérations de la Vessie, altérations de l'Urèthre).

Le livre VI (page 382 à 484 et planches 143 à 164), sous le titre de Maladies des organes génitaux, comprend deux sections : 1o Altérations anatomiques des Organes génitaux de l'homme (altérations du Pénis et du Scrotum, maladies de la Prostate, maladies des Glandes de Méry et des Vésicules séminales, altérations du Testicule et de ses enveloppes); 2o Maladies des Organes génitaux de la femme (maladies de la Vulve et du Vagin, etc.).

Le livre VII (pages 485 à 604 et planches 165 à 182) traite des maladies des Os et des Articulations.

Le livre VIII (pages 605 à 658, et planches 183 à 196). Anatomie pathologique de la peau.

Livre IX (pages 662 à 696 et planches 197 à 200). Changements moléculaires que les maladies produisent dans les tissus et les organes du corps humain. — TABLE GÉNÉRALE ALPHABÉTIQUE, 58 pages.

Après l'examen des planches de M. Lebert, un des professeurs les plus compétents et les plus illustres de la Faculté de Paris écrivait : « J'ai admiré l'exactitude, la beauté, la nouveauté des planches qui composent la majeure partie de cet ouvrage; j'ai été frappé de l'immensité des recherches originales et toutes propres à l'auteur qu'il a dû exiger. *Cet ouvrage n'a pas d'analogue en France ni dans aucun pays.* »

LEBLANC et TROUSSEAU. Anatomie chirurgicale des principaux animaux domestiques, ou Recueil de 30 planches représentant : 1o l'anatomie des régions du cheval, du bœuf, du mouton, etc., sur lesquelles on pratique les opérations les plus graves; 2o les divers états des dents du cheval, du bœuf, du mouton, du chien, indiquant l'âge de ces animaux; 3o les instruments de chirurgie vétérinaire; 4o un texte explicatif; par U. LEBLANC, médecin vétérinaire, ancien répétiteur à l'École vétérinaire d'Alfort, et A. TROUSSEAU, professeur à la Faculté de Paris. Paris, 1828, grand in-fol. composé de 30 planches gravées et coloriées avec soin.   42 fr.

Cet atlas est dessiné par Chazal, sur des pièces anatomiques originales, et gravé par Ambr. Tardieu

LECONTE. Études chimiques et physiques sur les eaux thermales de Luxeuil. Description de l'établissement et des sources, par M. le docteur LECONTE, professe agrégé de la Faculté de médecine de Paris. Paris, 1860, in-8, 184 pages.   3 fr. 5

LEFÈVRE. Recherches sur les causes de la colique sèche observée sur les navires de guerre français, particulièrement dans les régions équatoriales et sur les moyens d'en prévenir le développement, par M. A. LEFÈVRE, directeur du service de santé de la marine au port de Brest. Paris, 1859, in-8 de 312 pages.   4 fr. 50

LE GENDRE. De la chute de l'utérus. Paris, 1860, in-8, avec 8 planches dessinées d'après nature.   3 fr. 50

LE GENDRE. Anatomie chirurgicale homalographique, ou Description et figures des principales régions du corps humain représentées de grandeur naturelle et d'après des sections planes faites sur des cadavres congelés, par le docteur E.-Q. LE GENDRE, prosecteur de l'amphithéâtre des hôpitaux, lauréat de l'Institut de France. Paris, 1858, 1 vol. in-fol. de 23 planches dessinées et lithographiées par l'auteur, avec un texte descriptif et raisonné.   20 fr.

LEGOUEST. Traité de chirurgie d'armée, par L. LEGOUEST, médecin principal de l'armée, professeur de clinique chirurgicale à l'Ecole impériale d'application de la médecine et de la pharmacie militaires (Val-de-Grâce). Paris, 1863. 1 fort vol. in-8 de 1000 pages, avec 128 figures.   12 fr.

Ce livre est le résultat d'une expérience acquise par une pratique de vingt ans dans l'armée et par dix années de campagnes en Afrique en Orient et en Italie. Il se termine par de nombreux documents inédits sur le mode de fonctionnement du service de santé en campagne, sur le service dont il dispose en personnel, en moyens chirurgicaux, en matériel, en moyens de transport pour les blessés.

LÉLUT. L'Amulette de Pascal, pour servir à l'histoire des hallucinations, par le docteur F. LÉLUT, membre de l'Institut. Paris, 1846, in-8.   6 fr.

LÉLUT. Du démon de Socrate, spécimen d'une application de la science psychologique à celle de l'histoire, par le docteur L.-F. LÉLUT, membre de l'Institut, et de l'Académie de médecine. *Nouvelle édition* revue, corrigée et augmentée d'une préface. Paris, 1856, in-18 de 348 pages.   3 fr. 50

LÉLUT. Qu'est-ce que la phrénologie? ou Essai sur la signification et la valeur des Systèmes de psychologie en général, et de celui de GALL en particulier, par F. LÉLUT, médecin de l'hospice de la Salpêtrière. Paris, 1836, in-8.   1 fr.

LÉLUT. De l'organe phrénologique de la destruction chez les animaux, ou Examen de cette question : Les animaux carnassiers ou féroces ont-ils, à l'endroit des tempes, le cerveau et par suite le crâne plus large proportionnellement à sa longueur que ne l'ont les animaux d'une nature opposée? par F. LÉLUT. Paris, 1838, in-8, avec une planche.   50 c.

LEMOINE. Du sommeil, au point de vue physiologique et psychologique, par ALBERT LEMOINE, maître de conférences à l'Ecole normale. Paris, 1855, in-12 de 410 p.
                                                                3 fr. 50

  Ouvrage couronné par l'Institut de France (Académie des sciences morales et politiques).

LEROY. Médecine maternelle, ou l'Art d'élever et de conserver les enfants, par Alphonse LEROY, professeur de la Faculté de médecine de Paris. *Seconde édition.* Paris, 1830, in-8.   6 fr.

LEROY (D'ETIOLLES). Exposé des divers procédés employés jusqu'à ce jour pour guérir de la pierre sans avoir recours à l'opération de la taille ; par J. LEROY (d'Etiolles), docteur en chirurgie de la Faculté de Paris. Paris, 1825, in-8 avec 5 planches.   4 fr.

LEROY (D'ETIOLLES). Des paralysies des membres inférieurs ou paraplégies. Recherches sur leur nature, leur forme et leur traitement, par le docteur R. LEROY (d'Etiolles) fils, lauréat de l'Académie et de la Faculté de médecine. Première partie. Paris, 1856, in-8, 325 pages. — Deuxième partie, fascicule I. Paris, 1857, in-8, 128 pages.   5 fr. 75

  Ouvrage couronné par l'Académie impériale de médecine.

LEROY (D'ETIOLLES). Traité pratique de la gravelle et des calculs urinaires, par le docteur R. Leroy (d'Etiolles) fils. 1 vol. in-8 d'environ 500 pag., avec 120 gravures dans le texte. En vente, 1re et 2e parties. Paris, 1864. in-8, 144 pag.   5 fr.

LEROY DE MÉRICOURT. Mémoire sur la chromhidrose ou chromocrinie cutanée, par le docteur Leroy de Méricourt, professeur aux Ecoles de médecine navale, rédacteur en chef des *Archives de médecine navale*, suivi de l'étude microscopique et chimique de la substance colorante de la chromhidrose, par Ch. Robin, professeur à la Faculté de médecine, et d'une note sur le même sujet, par le docteur. Ordonez. Paris, 1864, in-8, 179 pages.   3 fr.

LEURET. Du traitement moral de la folie, par F. Leuret, médecin en chef de l'hospice de Bicêtre. Paris, 1840, in-8.   6 fr.

LEURET et GRATIOLET. Anatomie comparée du système nerveux considéré dans ses rapports avec l'intelligence, par Fr. Leuret, médecin de l'hospice de Bicêtre, et P. Gratiolet, aide-naturaliste au Muséum d'histoire naturelle, professeur à la Faculté des sciences de Paris. Paris, 1839-1857. Ouvrage complet. 2 vol. in-8 et atlas de 32 planches in-fol., dessinées d'après nature et gravées avec le plus grand soin. Figures noires.   48 fr.
Le même, figures coloriées.   96 fr.

Tome I, par Leuret, comprend la description de l'encéphale et de la moelle rachidienne, le volume, le poids, la structure de ces organes chez les animaux vertébrés, l'histoire du système ganglionnaire des animaux articulés et des mollusques, et l'exposé de la relation qui existe entre la perfection progressive de ces centres nerveux et l'état des facultés instinctives, intellectuelles et morales.

Tome II, par Gratiolet, comprend l'anatomie du cerveau de l'homme et des singes, des recherches nouvelles sur le développement du crâne et du cerveau, et une analyse comparée des fonctions de l'intelligence humaine.

Séparément le tome II. Paris, 1857, in-8 de 692 pages, avec atlas de 16 planches dessinées d'après nature, gravées. Figures noires.   24 fr.
Figures coloriées.   48 fr.

LEVY. Traité d'hygiène publique et privée, par le docteur Michel Lévy, directeur de l'Ecole impériale de médecine et de pharmacie militaires du Val-de-Grâce, membre de l'Académie impériale de médecine. *Quatrième édition*, revue, corrigée et augmentée. Paris, 1862. 2 vol. in-8. Ensemble, 1900 pages.   18 fr.

LEVY. Rapport sur le traitement de la gale, adressé au ministre de la guerre par le Conseil de santé des armées, M. Lévy, *rapporteur*. Paris, 1852, in-8.   1 fr. 25

LIND. Essais sur les maladies des Européens dans les pays chauds, et les moyens d'en prévenir les suites. Traduit de l'anglais par Thion de la Chaume. Paris, 1785. 2 vol. in-12.   6 fr.

LITTRÉ et ROBIN. Voyez **Dictionnaire de médecine,** *douzième édition*, page 16.

LORAIN. De l'albuminurie, par Paul Lorain, professeur agrégé de la Faculté de médecine, médecin des hôpitaux. Paris, 1860, in-8.   2 fr. 50

LORAIN. Voyez Valleix, *Guide du médecin praticien,* page 46.

LOUIS. Éloges lus dans les séances publiques de l'Académie royale de chirurgie de 1750 à 1792, par A. Louis, recueillis et publiés pour la première fois, au nom de l'Académie impériale de médecine, et d'après les manuscrits originaux, avec une introduction, des notes et des éclaircissements, par Fréd. Dubois (d'Amiens), secrétaire perpétuel de l'Académie impériale de médecine. Paris, 1859, 1 vol. in-8 de 548 pages.   7 fr. 50

Cet ouvrage contient : Introduction historique par M. Dubois, 76 pages; Eloges de J.-L. Petit, Bassuel, Malaval, Verdier, Rœderer, Molinelli, Bertrandi, Faubert, Lecat, Ledran, Pibrac, Benomont, Morand, Van Swieten, Quesnay, Haller, Flurent, Willius, Lamartinière, Houstet, de la Faye, Bordenave, David, Faure, Caqué, Fagner, Camper, Hevin, Pipelet, et l'éloge de Louis, par Sue. Embrassant tout un demi-siècle et renfermant outre les détails historiques et biographiques, des appréciations et des jugements sur les faits, cette collection forme une véritable histoire de la chirurgie française au XVIIIe siècle.

LOUIS. Examen de l'examen de M. Broussais, relativement à la phthisie et aux affections typhoïdes ; par P.-Ch. Louis. Paris, 1834, in-8.   1 fr.

LOUIS. Recherches anatomiques, pathologiques et thérapeutiques sur les malad
connues sous les noms de Fièvre Typhoïde ; Putride, Adynamique, Ataxique,
lieuse, Muqueuse, Entérite folliculeuse, Gastro-Entérite, Dothiénentérite, etc., con
dérée dans ses rapports avec les autres affections aiguës ; par P.-Ch. Lou
membre de l'Académie impériale de médecine. *Deuxième édition augmentée.* Par
1841. 2 vol. in-8.   . 13

LOUIS. Recherches sur les effets de la saignée dans quelques maladies inflamm
toires, et sur l'action de l'émétique et des vésicatoires dans la pneumonie ;
P.-Ch. Louis. Paris, 1835, in-8.   1

LOUIS. Recherches anatomiques, physiologiques et thérapeutiques sur la phthis
par P.-Ch. Louis. 2ᵉ édit. *considérablement augmentée.* Paris, 1843, in-8.   8

LUCAS. Traité physiologique et philosophique de l'hérédité naturelle dans les é
de santé et de maladie du système nerveux, avec l'application méthodique des l
de la procréation au traitement général des affections dont elle est le principe.
Ouvrage où la question est considérée dans ses rapports avec les lois primordiale
les théories de la génération, les causes déterminantes de la sexualité, les modificatio
acquises de la nature originelle des êtres et les diverses formes de névropathie
d'aliénation mentale ; par le docteur Pr. Lucas, médecin de l'hospice de Bicêtr
Paris, 1847-1850. 2 forts volumes in-8.   16
   Le tome II et dernier, Paris, 1850, in-8 de 936 pages.   8 fr.

LUYS. Recherches sur le système nerveux cérébro-spinal, sa structure, ses fonctio
et ses maladies, par le docteur J. B. Luys, médecin des hôpitaux de Paris. Paris, 186
1 vol. gr. in-8, d'environ 700 pages, avec atlas gr. in-8 de 40 planches lithogr
phiées et texte explicatif. Figures noires.   35 f
— Figures coloriées.   70 f
   Comprenant qu'une bonne anatomie est et sera toujours le point de départ indispensable de to
diagnostic précis, et de toute description exacte du système nerveux, l'auteur a entrepris, à l'ai
d'une anatomie plus minutieuse qu'elle ne l'était jusqu'alors et aussi rigoureuse que possible, de p
nétrer plus avant dans le domaine encore si peu connu de la pathologie nerveuse. Honoré des enco
ragements de l'Académie des sciences, l'auteur a consacré six années d'études à compléter et à perf
tionner ses observations et ses recherches.

MAGENDIE. Phénomènes physiques de la vie, Leçons professées au Collége de Fran
par M. Magendie, membre de l'Institut. Paris, 1842. 4 vol. in-8.   5

MAGNE. Hygiène de la vue, par le docteur A. Magne. *Quatrième édition* revue et a
mentée. Paris, 1866, in-18 jésus de 350 pages avec 30 figures.   3

MAILLOT. Traité des fièvres ou irritations cérébro-spinales intermittentes, d'ap
des observations recueillies en France, en Corse et en Afrique ; par F.-C. Maillo
membre du Conseil de santé des armées, ancien médecin en chef de l'hôpital
Bône. Paris, 1836, in-8.   6 fr.

✝ **MALGAIGNE. Traité des fractures et des luxations,** par J.-F. Malgaigne, profe
seur à la Faculté de médecine de Paris, membre de l'Académie impériale de méd
cine. Paris, 1847-1855. 2 beaux vol. in-8, et atlas de 30 planches in-folio. 40 f
   Au milieu de tant de travaux éminents sur plusieurs points de la chirurgie, il y avait lieu
s'étonner que les fractures et les luxations n'eussent pas fixé l'attention des chirurgiens ; il y av
pourtant urgence de sortir du cadre étroit des traités généraux : tel est le but du nouvel ouvrage
M. Malgaigne, et son livre présente ce caractère, qu'au point de vue historique il a cherché à pré
senter l'ensemble de toutes les doctrines, de toutes les idées, depuis l'origine de l'art jusqu'à nos jours
en recourant autant qu'il l'a pu aux sources originales. Au point de vue dogmatique, il n'a rien affirme
qui ne fût appuyé par des faits, soit de sa propre expérience, soit de l'expérience des autres. Là où
l'observation clinique faisait défaut, il a cherché à y suppléer par des expériences, soit sur le cadavre
de l'homme, soit sur les animaux vivants ; mais par-dessus tout il a tenu à jeter sur une foule de que
tions controversées le jour décisif de l'anatomie pathologique, et c'est là l'objet de son bel atlas.

MALGAIGNE. Traité d'anatomie chirurgicale et de chirurgie expérimentale, par
J.-F. Malgaigne, professeur de médecine opératoire à la Faculté de médecine de
Paris, membre de l'Académie de médecine. *Deuxième édition revue et consid-
rablement augmentée.* Paris, 1859, 2 forts vol. in-8.   18 fr.

MALLE. Clinique chirurgicale de l'hôpital militaire d'instruction de Strasbourg, par le
docteur P. Malle, professeur de cet hôpital. Paris, 1838. 1 vol. in-8 de 700 pages. 3 fr.

MANDL. Anatomie microscopique, par le docteur L. MANDL, professeur de microscopie. Paris, 1838-1857, *ouvrage complet.* 2 vol. in-folio, avec 92 planches. 276 fr.

Le tome Ier, comprenant l'HISTOLOGIE, et divisé en deux séries : *Tissus et organes,*

— *Liquides organiques,* est complet en XXVI livraisons, accompagnées de 52 planches lithographiées. Prix de chaque livraison, composée de 5 feuilles de texte et 2 planches lithographiées. 6 fr.

Le tome IIe, comprenant l'HISTOGÉNÈSE ou Recherches sur le Développement, l'accroissement et la reproduction des éléments microscopiques, des tissus et des liquides organiques dans l'œuf, l'embryon et les animaux adultes, est complet en XX livraisons, accompagnées de 40 planches lithographiées. Prix de chaque livraison. 6 fr.

MANEC. Anatomie analytique, Tableau représentant l'axe cérébro-spinal chez l'homme, avec l'origine et les premières divisions des nerfs qui en partent, par M. MANEC, chirurgien des hôpitaux de Paris. Une feuille très-grand in-folio. 2 fr.

MARC. De la folie considérée dans ses rapports avec les questions médico-judiciaires, par C.-C.-H. MARC, médecin près les tribunaux. Paris, 1840. 2 vol. in-8. 5 fr.

MARCÉ. Traité pratique des maladies mentales, par le docteur L.-V. MARCÉ, professeur agrégé à la Faculté de médecine de Paris, médecin des aliénés de Bicêtre. Paris, 1862, in-8 de 670 pages. 8 fr.

MARCÉ. Des altérations de la sensibilité, par le docteur L.-V. MARCÉ, professeur agrégé de la Faculté de médecine de Paris, etc. Paris, 1860, in-8. 2 fr. 50

MARCÉ. Traité de la folie des femmes enceintes, des nouvelles accouchées et des nourrices, et considérations médico-légales qui se rattachent à ce sujet, par le docteur L.-V. MARCÉ. Paris, 1858, 1 vol. in-8 de 400 pages. 6 fr.

MARCÉ. Recherches cliniques et anatomo-pathologiques sur la démence sénile et sur les différences qui la séparent de la paralysie générale. Paris, 1861, gr. in-8°, 72 p. 1 fr. 50

MARCÉ. De l'état mental dans la chorée. Paris, 1860, in-4, 38 p. 1 fr. 50

MARCHANT (LÉON). **Etude sur les maladies épidémiques,** avec une réponse aux quelques réflexions sur le mémoire de l'angine épidémique. *Seconde édition,* corrigée et augmentée. Paris, 1861, in-12, 92 pages. 1 fr.

MARTIN. Traité médical pratique des yeux, contenant l'exposition des affections des organes de la vue et les formules médicinales applicables à leur traitement, par le docteur Emile MARTIN, médecin oculiste des bureaux de bienfaisance de Marseille. Paris, 1863, 1 vol. in-18 jésus, 312 pages avec 2 planches et 17 figures. 5 fr.

MARTIN (Émile). **Atlas d'ophthalmoscopie** accompagné de considérations générales sur les altérations profondes de l'œil, visibles à l'ophthalmoscope, de tableaux synoptiques résumés, d'une échelle typographique et d'une table logarithmique pour la mesure des angles visuels. Paris, 1866, in-4 avec 40 figures dessinées et coloriées d'après nature. 12 fr.

MARTINEAU. De la maladie d'Addison, par Louis MARTINEAU, docteur en médecine. Paris, 1864, in-8, 134 pages, avec 3 planches coloriées. 5 fr.

MASSE. Petit atlas complet d'anatomie descriptive du corps humain, par J. N. MASSE, docteur en médecine, professeur d'anatomie. *Cinquième édition,* augmentée des tableaux synoptiques d'anatomie descriptive. Paris, 1866, in-18 jésus avec 113 pl. dessinées d'après nature et gravées sur acier, figures noires, cart. 2. fr.
—Le même, figures coloriées, cart. 36 fr.

MASSE. Traité pratique d'anatomie descriptive, mis en rapport avec l'Atlas d'anatomie, et lui servant de complément, par le docteur J.-N. MASSE, professeur d'anatomie. Paris, 1858, 1 vol. in-12 de 700 pages, cartonné à l'anglaise. 7 fr.

L'accueil fait au *Petit atlas d'anatomie descriptive*, tant en France que dans les diverses Écoles de médecine de l'Europe, a prouvé à l'auteur que son livre répondait à un besoin, et cependant ces planches ne sont accompagnées que d'un texte explicatif insuffisant pour l'étude. C'est pourquoi M. Masse, cédant aux demandes qui lui en ont été faites, publie le *Traité pratique d'anatomie descriptive*, suivant l'ordre des planches de l'atlas. C'est un complément indispensable qui servira dans l'amphithéâtre et dans le cabinet à l'interprétation des figures.

MAYER. Des rapports conjugaux, considérés sous le triple point de vue de la popul
tion, de la santé et de la morale publique, par le docteur ALEX. MAYER, médec
de l'inspection générale de salubrité et de l'hospice impérial des Quinze-Vingts
Quatrième édition, corrigée et augmentée. Paris, 1860, in-18 jésus de 422 pages. 3 fr

MELIER. Relation de la fièvre jaune, survenue à Saint-Nazaire en 1861, lue à l'Aca
démie en avril 1862, suivie d'une réponse aux discours prononcés dans le cours de l
discussion et de la loi anglaise sur les quarantaines, par F. MELIER, inspecteur géné
ral des services sanitaires, membre de l'Académie de médecine et du Comité consul
tatif d'hygiène publique de France. Paris, 1863, in-4, 276 p., avec 3 cartes. 10 fr

MENVILLE. Histoire philosophique et médicale de la femme considérée dans toute
les époques principales de la vie, avec ses diverses fonctions, avec les changemen
qui surviennent dans son physique et son moral, avec l'hygiène applicable à so
sexe et toutes les maladies qui peuvent l'atteindre aux différents âges. *Seconde édi
tion*, revue, corrigée et augmentée. Paris, 1858, 3 vol. in-8 de 600 pages. 10 fr

MÉRAT. Du Tænia, ou Ver solitaire, et de sa cure radicale par l'écorce de racine d
grenadier, précédé de la description du Tænia et du Bothriocéphale ; avec l'indicatio
des anciens traitements employés contre ces vers, par F.-V. MÉRAT, membr
de l'Académie de médecine. Paris, 1832, in-8. 1 fr

MÉRAT et DELENS. *Voyez* Dictionnaire de matière médicale, p. 15.

MILCENT. De la scrofule, de ses formes, des affections diverses qui la caractérisent
de ses causes, de sa nature et de son traitement, par le docteur A. MILCENT, ancie
interne des hôpitaux civils. Paris, 1846, in-8. 6 fr

MILLON et REISET. *Voyez* Annuaire de chimie, p. 3.

MOITESSIER. La photographie appliquée aux recherches micrographiques, pa
A. MOITESSIER, professeur agrégé à la Faculté de médecine de Montpellier. 1 vol.
in-18 jésus, 340 pages avec 30 figures et 3 pl. photographiées. 7 fr

MOQUIN-TANDON. Éléments de botanique médicale, contenant la description de
végétaux utiles à la médecine et des espèces nuisibles à l'homme, vénéneuses o
parasites, précédés de considérations générales sur l'organisation et la classificatio
des végétaux, par MOQUIN-TANDON, professeur d'histoire naturelle médicale à l
Faculté de médecine de Paris, membre de l'Institut. *Deuxième édition.* Paris
1866, 1 vol. in-18 jésus, avec 128 figures. 6 fr

MOQUIN-TANDON. Éléments de zoologie médicale, comprenant la description
végétaux utiles à la médecine et des espèces nuisibles à l'homme, particulièremen
des venimeuses et des parasites, précédés de considérations sur l'organisation et l
classification des animaux et d'un résumé sur l'histoire naturelle de l'homme, etc
Deuxième édition, augmentée. Paris, 1862, 1 vol. in-18, avec 150 fig. 6 fr

MOQUIN-TANDON. Monographie de la famille des Hirudinées, *Deuxième édition*
considérablement augmentée. Paris, 1846, in-8 de 450 pages, avec atlas d
14 planches gravées et coloriées. 15 fr

MOREJON. Étude médico-psychologique sur l'histoire de don Quichotte, tradui
et annotée par J.-M. GUARDIA. Paris, 1858, in-8. 1 fr

MOREL. Traité des dégénérescences physiques, intellectuelles et morales de l'es
pèce humaine et des causes qui produisent ces variétés maladives, par le docteu
B.-A. MOREL, médecin en chef de l'Asile des aliénés de Saint-Yon (Seine-Infé
rieure), lauréat de l'Institut (Académie des sciences). Paris, 1857, 1 vol. in-8 d
700 pages avec un atlas de XII planches lithographiées in-4. 12 fr

MOREL. Traité élémentaire d'histologie humaine, précédé d'un exposé des moyen
d'observer au microscope, par C. MOREL, professeur agrégé à la Faculté de méd
cine de Strasbourg. Paris, 1864. 1 vol. in-8 de 200 pages, avec un atlas de 34 p
dessinées d'après nature par le docteur A. VILLEMIN, professeur agrégé à l'Éco
d'application de médecine militaire du Val-de-Grâce. 12 fr

L'auteur a laissé de côté les discussions et les théories : il s'est attaché aux faits et s'est appliqué à décrire ce qui est visible et indiscutable : il a écrit un *Traité élémentaire d'histologie pratiques.* Quant aux planches dessinées d'après nature, elles sont l'expression exacte de la vérité, et pourront par cela même être d'un grand secours pour les personnes qui commencent l'étude difficile de la pratique du microscope.

Table des matières. — Introduction. De l'emploi du microscope, des préparations micrographiques et de leur conservation. — Chapitre Ier. Cellules et épithéliums. — Chap. II. Eléments du tissu conjonctif et tissu conjonctif. — Chap. III. Cartilages. — Chap. IV. Eléments contractiles et tissu musculaire. — Chap. V. Eléments nerveux et tissu nerveux. — Chap. VI. Vaisseaux. — Chap. VII. Glandes. — Chap. VIII. Peau et annexes. — Chap. IX. Muqueuse du canal digestif. — Chap. X. Organes des sens.

MOTET. Les aliénés devant la loi, par le docteur A. Motet. Paris, 1866, in-8, 48 p.
1 fr. 25

MOTTET. Nouvel essai d'une thérapeutique indigène, ou Études analytiques et comparatives de phytologie médicale indigène et de phytologie médicale exotique, etc. Paris, 1851, 1 vol. in-8, 800 pages.
1 fr. 50

MULDER. De la bière, sa composition chimique, sa fabrication, son emploi comme boisson, etc., par G.-J. Mulder, professeur à l'université d'Utrecht, traduit du hollandais avec le concours de l'auteur, par M. A. Delondre. Paris, 1861, in-18 jésus de VIII-444 pages.
5 fr.

MULLER. Manuel de physiologie, par J. Muller, professeur d'anatomie et de physiologie de l'Université de Berlin, etc. ; traduit de l'allemand sur la dernière édition, avec des additions, par A.-J.-L. Jourdan, membre de l'Académie impériale de médecine. *Deuxième édition revue et annotée* par E. Littré, membre de l'Institut. Paris, 1851. 2 beaux vol. grand in-8, de chacun 800 p. avec 320 figures.	20 fr.

Les additions importantes faites à cette édition par M. Littré, et dans lesquelles il expose et analyse les derniers travaux publiés en physiologie, feront rechercher particulièrement cette *deuxième édition*, qui devient le *seul livre de physiologie complet* représentant bien l'état actuel de la science.

MULLER. Physiologie du système nerveux, ou recherches et expériences sur les diverses classes d'appareils nerveux, les mouvements, la voix, la parole, les sens et les facultés intellectuelles, par J. Muller, traduit de l'allemand par A.-J.-L. Jourdan. Paris, 1840, 2 vol. in-8 avec fig. intercalées dans le texte et 4 pl.	12 fr.

MUNDE. Hydrothérapeutique, ou l'Art de prévenir et de guérir les maladies du corps humain sans le secours des médicaments, par le régime, l'eau, la sueur, le bon air, l'exercice et un genre de vie rationnel ; par Ch. Munde. Paris, 1842. 1 vol. in-18. 2 fr.

MURE. Doctrine de l'école de Rio-Janeiro et Pathogénésie brésilienne, contenant une exposition méthodique de l'homœopathie, la loi fondamentale du dynamisme vital, la théorie des doses et des maladies chroniques, les machines pharmaceutiques, l'algèbre symptomatologique, etc. Paris, 1849, in-12 de 400 pages avec fig.	7 fr. 50

NAEGELE. Des principaux vices de conformation du bassin, et spécialement du rétrécissement oblique, par F.-Ch. Naegele, professeur d'accouchements à l'Université de Heidelberg; traduit de l'allemand, avec des additions nombreuses par A.-C. Danyau, chirurgien de l'hospice de la Maternité. Paris, 1840. 1 vol. grand in-8, avec 16 planches.	8 fr.

NYSTEN. Dictionnaire de médecine, *Voyez* Dictionnaire de médecine, *douzième édition*, par E. Littré et Ch. Robin, page 16.

ORIARD (T.). L'homœopathie mise à la portée de tout le monde. *Troisième édition,* Paris, 1863, in-18 jésus, 370 pages.	4 fr.

† **ORIBASE.** Œuvres, texte grec, en grande partie inédit, collationné sur les manuscrits, traduit pour la première fois en français, avec une introduction, des notes, des tables et des planches, par les docteurs Bussemaker et Daremberg. Paris, 1851 à 1862, tomes I à IV, in-8 de 700 pages chacun. Prix de chaque vol.	12 fr.

Les tomes V et VI sont sous presse, et comprendront la *synopsis*, en neuf livres; le *traité des médicaments*, en quatre livres; l'introduction générale et les tables.

OUDET. Recherches anatomiques, physiologiques et microscopiques sur les dents et sur leurs maladies comprenant : 1° Mémoire sur l'altération des dents désignée sous le nom de carie; 2° sur l'odontogénie; 3° sur les dents à couronnes; 4° de l'accroissement continu des dents incisives chez les rongeurs, par le docteur J.-I GUDET, membre de l'Académie impériale de médecine, etc. Paris, 1862, in-8 av une planche.   4

OULMONT. Des oblitérations de la veine cave supérieure, par le docteur OULMO médecin des hôpitaux. Paris, 1855, in-8 avec une planche lithogr.   2

PALLAS. Réflexions sur l'intermittence considérée chez l'homme dans l'état de san et dans l'état de maladie. Paris, 1830, in-8.   1

PARCHAPPE. Recherches sur l'encéphale, sa structure, ses fonctions et ses maladie Paris, 1836-1842, 2 parties in-8.   3 fr.
     La 1re partie comprend: *Du volume de la tête et de l'encéphale chez l'homme;* 2e partie : *Des altérations de l'encéphale dans l'aliénation mentale.*

PARÉ. Œuvres complètes d'Ambroise Paré, revues et collationnées sur toutes l éditions, avec les variantes; ornées de 217 pl. et du portrait de l'auteur; accompagn de notes historiques et critiques, et précédées d'une introduction sur l'origine et progrès de la chirurgie en Occident du VIe au XVIe siècle et sur la vie et les ouvra d'Ambroise Paré, par J.-F. MALGAIGNE, chirurgien de l'hôpital de la Charité, p fesseur à la Faculté de médecine de Paris, etc. Paris, 1840, 3 vol. grand in-8 à de colonnes, avec figures intercalées dans le texte. *Ouvrage complet.*   36

PARENT-DUCHATELET. De la prostitution dans la ville de Paris, considérée sous rapport de l'hygiène publique, de la morale et de l'administration ; ouvrage appu de documents statistiques puisés dans les archives de la préfecture de police, p A.-J.-B. PARENT-DUCHATELET, membre du Conseil de salubrité de la ville Paris. *Troisième édition complétée par des documents nouveaux et des notes,* MM. A. TREBUCHET et POIRAT-DUVAL, chefs de bureau à la préfecture de polic suivie d'un *Précis* HYGIÉNIQUE, STATISTIQUE ET ADMINISTRATIF SUR LA PROSTITUTI DANS LES PRINCIPALES VILLES DE L'EUROPE. Paris, 1857, 2 forts volumes in-8 chacun 750 pages avec cartes et tableaux.   18 f
     Le *Précis hygiénique, statistique et administratif sur la Prostitution dans les principal villes de l'Europe* comprend pour la FRANCE: Bordeaux, Brest, Lyon, Marseille, Nantes, Strasbour l'Algérie; pour l'ÉTRANGER : l'Angleterre et l'Écosse, Berlin, Berne, Bruxelles, Christiania, Copenhagu l'Espagne, Hambourg, la Hollande, Rome, Turin.

PARISEL. Voyez *Annuaire pharmaceutique,* page 5.

PARISET. Histoire des membres de l'Académie royale de médecine, ou Recueil Éloges lus dans les séances publiques, par E. PARISET, secrétaire perpétuel l'Académie nationale de médecine, etc.; *édition complète,* précédée de l'éloge Pariset, publiée sous les auspices de l'Académie, par F. Dubois (d'Amiens), secr taire perpétuel de l'Académie de médecine. Paris, 1850. 2 beaux vol. in-12.   7 f
     Cet ouvrage comprend : — Discours d'ouverture de l'Académie impériale de médecine. — Éloges Corvisart, — Cadet de Gassicourt, — Berthollet, — Pinel, — Beauchêne, — Bourru, — Percy, — Va quelin, — G. Cuvier, — Portal, — Chaussier, — Dupuytren, — Scarpa, — Desgenettes, — Laennec, Tessier, — Huzard, — Marc, — Lodibert, — Bourdois de la Motte, — Esquirol, — Larrey, — Chevreu — Lerminier, — A. Dubois, — Alibert, — Rubiquet, — Double, — Geoffroy Saint-Hilaire, — Ollivi (d'Angers), — Breschet, — Lisfranc, — A. Paré, — Broussais, — Bichat.

PARISET. Mémoire sur les causes de la peste et sur les moyens de la détruire, p E. PARISET. Paris, 1837, in-18.   3 f

PARISET. Éloge du baron G. Dupuytren. Paris, 1836, in-8, avec portrait.   50

PARSEVAL (LUD.). Observations pratiques de SAMUEL HAHNEMANN, et Classification c ses recherches sur les propriétés caractéristiques des médicaments. Paris, 185 1860, in-8 de 400 pages.   6

PATIN (GUI). Lettres. Nouvelle édition augmentée de lettres inédites, précédée d' notice biographique, accompagnée de remarques scientifiques, historiques, philo phiques et littéraires, par REVEILLÉ-PARISE, membre de l'Académie impér. de méd cine. Paris, 1846, 3 vol. in-8, avec le *portrait* et le fac-simile de GUI PATIN. 21
     Les lettres de Gui Patin sont de ces livres qui ne vieillissent jamais, et quand on les a lues on conçoit aussitôt la raison. Ces lettres sont, en effet, l'expression la plus pittoresque, la plus vraie, plus énergique, non-seulement de l'époque où elles ont été écrites, mais du cœur humain, des sen ments et des passions qui l'agitent. Tout à la fois savantes, érudites, spirituelles, profondes, enjou

elles parlent de tout, mouvements des sciences, hommes et choses, passions sociales et individuelles, révolutions politiques, etc. C'est donc un livre qui s'adresse aux savants, aux médecins, aux érudits, aux gens de lettres, aux moralistes, etc.

PATISSIER. Traité des maladies des artisans et de celles qui résultent des diverses professions, d'après Ramazzini ; ouvrage dans lequel on indique les précautions que doivent prendre, sous le rapport de la salubrité publique et particulière, les fabricants, les manufacturiers, les chefs d'ateliers, les artistes, et toutes les personnes qui exercent des professions insalubres ; par Ph. PATISSIER, membre de l'Académie impériale de médecine, etc. Paris, 1822, in-8, LX, 433 pages. 3 fr.

PATISSIER. Rapport sur le service médical des établissements thermaux en France, fait au nom d'une commission de l'Académie impériale de médecine, par Ph. PATISSIER, membre de l'Académie de médecine. Paris, 1852, in-4 de 205 pages. 4 fr. 50

PEISSE. La médecine et les médecins, philosophie, doctrines, institutions, critiques, mœurs et biographies médicales, par Louis PEISSE. Paris, 1857. 2 vol. in-18 jésus. 7 fr.

Cet ouvrage comprend : Esprit, marche et développement des sciences médicales. — Découvertes et découvreurs. — Sciences exactes et sciences non exactes. — Vulgarisation de la médecine. — La méthode numérique. — Le microscope et les microscopistes. — Methodologie et doctrines. — Comme on pense et ce qu'on fait en médecine à Montpellier. — L'encyclopédisme et le spécialisme en médecine. — Mission sociale de la médecine et du médecin. — Philosophie des sciences naturelles. — La philosophie et les philosophes par-devant les médecins. — L'aliénation mentale et les aliénistes. — Phrénologie, bonnes et mauvaises têtes, grands hommes et grands scélérats. — De l'esprit des bêtes. — La feuilleton. — L'Académie de médecine. — L'éloquence et l'art à l'Académie de médecine. — Charlatanisme et charlatans. — Influence du théâtre sur la santé. — Médecins poetes. — Biographie.

PELLETAN. Mémoire statistique sur la Pleuropneumonie aiguë, par J. PELLETAN, médecin des hôpitaux civils de Paris. Paris, 1840, in-4. 1 fr.

PENARD. Guide pratique de l'accoucheur et de la sage-femme, par LUCIEN PENARD, chirurgien principal de la marine, professeur d'accouchements à l'École de médecine de Rochefort. *Deuxième édition, revue et augmentée.* Paris, 1865, XXIV-528 pag. avec 112 fig. dont 63 ont été dessinées par Chailly-Honoré et extraites de la quatrième édition de son *Traité pratique de l'art des accouchements.* 4 fr.

PERRÈVE. Traité des rétrécissements organiques de l'urètre. Emploi méthodique des dilatateurs mécaniques dans le traitement de ces maladies, par le docteur Victor PERRÈVE. Ouvrage placé au premier rang pour le prix d'Argenteuil, sur le rapport d'une commission de l'Académie de médecine. Paris, 1847. 1 vol. in-8 de 340 pag., avec 3 pl. et 32 figures. 2 fr.

PHARMACOPÉE DE LONDRES, publiée par ordre du gouvernement, *latin-français.* Paris, 1837, in-18. 1 fr.

PHILIPEAUX. Traité pratique de la cautérisation, d'après l'enseignement clinique de M. le professeur A. Bonnet (de Lyon), par le docteur R. PHILIPEAUX, ancien interne des hôpitaux civils de Lyon. Paris, 1856, in-8 de 630 pages, avec 67 fig. 8 fr.

PHILLIPS. De la ténotomie sous-cutanée, ou des opérations qui se pratiquent pour la guérison des pieds bots, du torticolis, de la contracture de la main et des doigts, des fausses ankyloses angulaires du genou, du strabisme, de la myopie, du bégaiement, etc., par le docteur CH. PHILLIPS. Paris, 1841, in-8 avec 12 planches. 3 fr.

PIETRA-SANTA. Les Eaux-Bonnes (Basses-Pyrénées). Voyage, topographie, climatologie, hygiène des valétudinaires, valeur thérapeutique des eaux, promenades, renseignements, par le docteur P. de PIETRA-SANTA, médecin consultant aux Eaux-Bonnes. Paris, 1862, in-18 jésus, 324 p. avec 2 cartes. 2 fr. 50

PIETRA-SANTA. Essai de climatologie théorique et pratique, par P. de PIETRA-SANTA, médecin par quartier de l'Empereur. Paris, 1865, in-8, 370 p. avec 47 p. 7 fr.

PIETRA-SANTA. La Trichina spiralis d'Owen. Histoire naturelle, pathologie, médecine légale, hygiène publique, police médicale. Paris, 1866, in-8, 24 pages avec figures. 1 fr. 25

PIESSE. Des odeurs, des parfums et des cosmétiques, histoire naturelle, com
tion chimique, préparation, recettes, industrie, effets physiologiques et hygièn
poudres, vinaigres, dentifrices, pommades, fards, savons, eaux aromatiques, e
ces, infusions, teintures, alcoolats, sachets, etc., par S. PIESSE, chimiste
fumeur à Londres, édition française publiée avec le consentement et le conco
de l'auteur, par O. REVEIL, professeur agrégé à l'Ecole de pharmacie. Paris, 18
in–18 jésus de 527 pages, avec 86 figures.   7

POGGIALE. Traité d'analyse chimique par la méthode des volumes, compren
l'analyse des Gaz, la Chlorométrie, la Sulfhydrométrie, l'Acidimétrie, l'Al
métrie, l'Analyse des métaux, la Saccharimétrie, etc., par le docteur POGGI,
professeur de chimie à l'Ecole impériale de médecine et de pharmacie mil'
(Val-de-Grâce), membre de l'Académie impériale de médecine. Paris, 1858, 1 vol. i
de 610 pages, avec 171 figures intercalées dans le texte.   9

Les dosages volumétriques appliqués à l'analyse chimique offrent des avantages incontestables,
quelquefois ils fournissent des résultats plus rigoureux que la balance. Ainsi, l'analyse de la plupa
des gaz ou des mélanges gazeux ne peut être effectuée que par cette méthode. Le dosage du carbona
de potasse et du carbonate de soude, du chlore contenu dans les chlorures décolorants de l'argen
du sucre, de l'acide sulphydrique et des sulfures, des manganèses, du fer, du cuivre, etc., ne peut
faire exactement et rapidement que par l'emploi des liqueurs normales. Il n'est pas nécessaire, po
la plupart de ces essais, que l'opérateur soit initié aux procédés de la chimie analytique, et, dans
mêmes, tout le monde aujourd'hui sait les faire.

POILROUX. Manuel de médecine légale criminelle à l'usage des médecins et des m
gistrats chargés de poursuivre ou d'instruire les procédures criminelles. *Seconde éd*
tion. Paris, 1837. In-8.   4

PORGES. Carlsbad, ses eaux thermales. Analyse physiologique de leurs proprié
curatives et de leur action spécifique sur le corps humain, par le docteur G. PORGE
médecin praticien à Carlsbad. Paris, 1858, in-8, XXXII, 244 pages.   4 f

POUCHET. Théorie positive de l'ovulation spontanée et de la fécondation dans l'e
pèce humaine et les mammifères, basée sur l'observation de toute la série animal
par le docteur F.-A. POUCHET, professeur de zoologie au Musée d'histoire naturel
de Rouen. Paris, 1847. 1 vol. in-8 de 600 pages, avec atlas in-4 de 20 planch
renfermant 250 figures dessinées d'après nature, gravées et coloriées.   36 fr
Ouvrage qui a obtenu le grand prix de physiologie à l'Institut de France.

POUCHET. Hétérogénie ou Traité de la génération spontanée, basé sur de nouvelle
expériences, par F.-A. POUCHET. Paris, 1859, 1 vol. in-8 de 672 pages, ave
3 planches gravées.   9 fr

POUCHET. Recherches et expériences sur les animaux ressuscitants, faites a
Muséum d'histoire naturelle de Rouen, par F.-A. POUCHET. Paris, 1859. 1 vol. in
de 94 pages, avec 3 figures.   2 f

PROST-LACUZON. Formulaire pathogénétique usuel, ou Guide homœopathique po
traiter soi-même les maladies. *Troisième édition*, corrigée et augmentée. Par
1866, in-18 de 583 pages.   6 f

PROST-LACUZON et **BERGER**. Dictionnaire vétérinaire homœopathique ou gu
homœopathique pour traiter soi-même les maladies des animaux domestiques,
J. PROST-LACUZON, membre correspondant de la Société homœopathique de Fran
et H. BERGER, élève des Ecoles vétérinaires, ancien vétérinaire de l'armée. P
1865, in-18 jésus de 486 pages.   4 fr.

PRUS. Recherches nouvelles sur la nature et le traitement du cancer de l'estom
par le docteur RENÉ PRUS. Paris, 1828, in-8.   2 f

RACLE. Traité de diagnostic médical, ou Guide clinique pour l'étude des signes ca
ractéristiques des maladies, par le docteur V.-A. RACLE, médecin des hôpitau
professeur agrégé à la Faculté de médecine de Paris. *Troisième édition*, revue, au
mentée et contenant un Précis des procédés physiques et chimiques applicables
l'exploration clinique. Paris, 1864. 1 vol. in-18 de 684 pages, avec 17 fig. 6 f

La troisième édition a reçu de nombreuses et importantes additions. Nous signalerons en premiè
ligne des considérations d'ensemble sur le diagnostic des maladies générales et des fièvres, travail qu

nous croyons éminemment utile au point de vue clinique, et qu'on chercherait vainement ailleurs.
Nous mentionnerons encore d'une manière speciale un livre tout nouveau sur quelques procédés et recherches physiques et cliniques, faciles à appliquer en clinique.
Nous ne parlerons pas des modifications de détail qui nous permettent de présenter notre livre comme le résumé des travaux les plus récents sur le diagnostic. (Extrait de la préface de l'auteur.)

RACLE. De l'alcoolisme, par le docteur RACLE. Paris, 1860, in-8.   2 fr. 50

RAPOU. De la fièvre typhoïde et de son traitement homœopathique, par le docteur A. RAPOU, médecin à Lyon. Paris, 1851, in-8.   3 fr.

Rapport à l'Académie impériale de médecine SUR LA PESTE ET LES QUARAN- TAINES, fait au nom d'une commission, par le docteur R. PRUS, accompagné de pièces et documents, et suivi de la discussion dans le sein de l'Académie. Paris, 1846. 1 vol. in-8 de 1050 pages.   2 fr. 50

RATIER. Nouvelle médecine domestique, contenant : 1° Traité d'hygiène générale ; 2° Traité des erreurs populaires ; 3° Manuel des premiers secours dans le cas d'accidents pressants ; 4° Traité de médecine pratique générale et spéciale ; 5° Formulaire pour la préparation et l'administration des médicaments ; 6° Vocabulaire des termes techniques de médecine. Paris, 1825. 2 vol. in-8.   7 fr. 50

RAU. Nouvel organe de la médication spécifique, ou Exposition de l'état actuel de la méthode homœopathique, par le docteur J.-L. RAU ; suivi de nouvelles expériences sur les doses dans la pratique de l'homœopathie, par le docteur G. GROSS. Traduit de l'allemand par D.-R. Paris, 1845, in-8.   5 fr.

RAYER. Cours de médecine comparée, introduction, par P. RAYER, membre de l'Institut (Académie des sciences) et de l'Académie impériale de médecine, médecin ordinaire de l'Empereur, etc. Paris, 1863. In-8.   1 fr. 50

RAYER. Atlas du traité des maladies des reins, comprenant l'*Anatomie pathologique* des reins, de la vessie, de la prostate, des uretères, de l'urèthre, etc., ouvrage magnifique contenant 300 figures en 60 planches grand in-folio, dessinées d'après nature, gravées, imprimées en couleur et retouchées au pinceau avec le plus grand soin, avec un texte descriptif. Ce bel ouvrage *est complet ;* il se compose d'un volume grand in-folio de 60 planches. Prix :   192 fr.

CET OUVRAGE EST AINSI DIVISÉ :

1. — Néphrite simple, Néphrite rhumatismale, Néphrite par poison morbide. — Pl. 1, 2, 3, 4, 5.
2. — Néphrite albumineuse (maladie de Bright). — Pl. 6, 7, 8, 9, 10.
3. — Pyélite (inflammation du bassinet et des calices). — Pl. 11, 12, 13, 14, 15.
4. — Pyélo-néphrite, Périnéphrite, Fistules rénales. — Pl. 16, 17, 18, 19, 20.
5. — Hydronéphrose, Kystes urinaires — Pl. 21, 22, 23, 24, 25.
6. — Kystes séreux, Kystes acéphalocystiques, Vers. — Pl. 26, 27, 28, 29, 30.
7. — Anémie, Hypérémie, Atrophie, Hypertrophie

des reins et de la vessie. — Pl. 31, 32, 33, 34, 35.
8. — Hypertrophie, Vices de conformation des reins et des uretères. — Pl. 36, 37, 38, 39, 40.
9. — Tubercules, Mélanose des reins. — Pl. 41, 42, 43, 44, 45.
10. — Cancer des reins, Maladies des veines rénales. — Pl. 46, 47, 48, 49, 50.
11. — Maladies des tissus élémentaires des reins et de leurs conduits excréteurs. — Pl. 51, 52, 53, 54, 55.
12. — Maladies des capsules surrénales. — Pl. 56, 57, 58, 59, 60.

RAYER. De la morve et du farcin chez l'homme, par P. RAYER, doyen de la Faculté de médecine. Paris, 1837, in-4, figures coloriées.   6 fr.

RAYER. Traité théorique et pratique des maladies de la peau, par P. RAYER, *deuxième édition entièrement refondue.* Paris, 1835. 3 forts vol. in-8, accompagnés d'un bel atlas de 26 planches grand in-4, gravées et coloriées avec le plus grand soin, représentant, en 400 figures, les différentes maladies de la peau et leurs variétés.
Prix du texte seul, 3 vol. in-8.   23 fr.
L'atlas seul, avec explication raisonnée, grand in-4 cartonné.   70 fr.
L'ouvrage complet, 3 vol. in-8 et atlas in-4, cartonné.   88 fr.

L'auteur a réuni, dans un *atlas pratique* entièrement neuf, la généralité des maladies de la peau ; il les a groupées dans un ordre systématique pour en faciliter le diagnostic ; et leurs diverses formes y ont été représentées avec une fidélité, une exactitude et une perfection qu'on n'avait pas encore atteintes.

RAYER. Traité des maladies des reins, et des altérations de la sécrétion urin
étudiées en elles-mêmes et dans leurs rapports avec les maladies des uretères, de
vessie, de la prostate, de l'urèthre, etc., par P. RAYER, membre de l'Institut
de l'Académie impériale de médecine, etc. Paris, 1839-1841. 3 forts vol. in-
24 f

RAYNAUD. De la révulsion. Thèse pour le concours de l'agrégation, par Mauri
RAYNAUD, professeur agrégé à la Faculté de médecine de Paris, médecin des H
pitaux. Paris, 1866, in-8, 168 pages.   3 f

REGNAULT (ELIAS). **Du degré de compétence des médecins** dans les questions judi
ciaires relatives à l'aliénation mentale et des théories physiologiques sur la monoma
nie homicide, suivie de nouvelles réflexions sur le suicide, la liberté morale, et
Paris, 1830, in-8.   2 f

REMAK. Galvanothérapie, ou de l'application du courant galvanique constant i
traitement des maladies nerveuses et musculaires, par ROB. REMAK, professe
extraordinaire à la Faculté de médecine de l'université de Berlin. Traduit de l'al
lemand par le docteur Alphonse MORPAIN, avec les additions de l'auteur. Paris
1860. 1 vol. in-8 de 467 pages.   7 fr

RENOUARD. Histoire de la médecine depuis son origine jusqu'au XIXᵉ siècle, par le docte
P.-V. RENOUARD, membre de plusieurs sociétés savantes. Paris, 1846, 2 vol. in-8. 12 fi

Cet ouvrage est divisé en *huit périodes* qui comprennent : I. PÉRIODE PRIMITIVE o
d'instinct, finissant à la ruine de Troie, l'an 1184 avant J.-C. ; II. PÉRIODE SACRÉE o
mystique, finissant à la dispersion de la Société pythagoricienne, 500 ans avant J.-C.
III. PÉRIODE PHILOSOPHIQUE, finissant à la fondation de la bibliothèque d'Alexandrie
320 ans avant J.-C. ; IV. PÉRIODE ANATOMIQUE, finissant à la mort de Galien, l'an 20
de l'ère chrétienne ; V. PÉRIODE GRECQUE, finissant à l'incendie de la bibliothèqu
d'Alexandrie, l'an 640 ; VI. PÉRIODE ARABIQUE, finissant à la renaissance des lettres e
Europe, l'an 1400 ; VII. PÉRIODE ÉRUDITE, comprenant le xvᵉ et le xviᵉ siècle ; VIII. P
RIODE RÉFORMATRICE, comprenant les xviiᵉ et xviiiᵉ siècles.

RENOUARD. Lettres philosophiques et historiques sur la médecine au XIXᵉ siècle, p
le Dʳ P.-V. RENOUARD. *Troisième édition*, corrigée et considérablement augmentée
Paris, 1861, in-8 de 240 pages.   3 fr. 5

RENOUARD. De l'empirisme. Lettre à M. le docteur Sales-Girons à l'occasion des con
férences de M. le prof. Trousseau, par M. le docteur V. RENOUARD. In-8 de 26 p. 1 fi

**REVEIL. Formulaire raisonné des médicaments nouveaux et des médicatio
nouvelles**, suivi de notions sur l'aérothérapie, l'hydrothérapie, l'électrothérapi
la kinésithérapie et l'hydrologie médicale, par le docteur O. REVEIL, pharmac
en chef de l'hôpital des Enfants, professeur agrégé à la Faculté de médecine et
l'Ecole de pharmacie. *Deuxième édition*, revue et corrigée. Paris, 1865, 1 vol
in-18 jésus, XII-696 p. avec 48 fig.   .   6 fr

REVEIL. Annuaire pharmaceutique. Voyez *Annuaire*, page 5.

REVEILLÉ-PARISE. Traité de la vieillesse, hygiénique, médical et philosophique, o
Recherches sur l'état physiologique, les facultés morales, les maladies de l'âge avancé
et sur les moyens les plus sûrs, les mieux expérimentés, de soutenir et de prolo
l'activité vitale à cette époque de l'existence ; par le docteur J.-H. REVEILLÉ-PARISE
membre de l'Académie de médecine, etc. Paris, 1853. 1 volume in-8 de 500 pag. 7 fr

« Peu de gens savent être vieux. » (LA ROCHEFOUCAULD.)

REVEILLÉ-PARISE. Étude de l'homme dans l'état de santé et de maladie, par l
docteur J.-H. REVEILLÉ-PARISE. *Deuxième édition*. Paris, 1845. 2 vol. in-8. 15 fr

REYBARD. Mémoires sur le traitement des anus contre nature, des plaies des in
testins et des plaies pénétrantes de poitrine. Paris, 1827, in-8 avec 3 pl.   1 fr

REYBARD. Procédé nouveau pour guérir par l'incision les **rétrécissements du**
de l'urèthre. Paris, 1833, in-8, fig.   50 cent

RIBES. Traité d'hygiène thérapeutique, ou Application des moyens de l'hygiène au traitement des maladies, par FR. RIBES, professeur d'hygiène à la Faculté de médecine de Montpellier. Paris, 1860. 1 vol. in-8 de 828 pages. 10 fr.

RICORD. Lettres sur la syphilis adressées à M. le rédacteur en chef de l'*Union médicale*, suivies des discours à l'Académie impériale de médecine sur la syphilisation et la transmission des accidents secondaires, par Ph. RICORD, chirurgien consultant du Dispensaire de salubrité publique, ex-chirurgien de l'hôpital du Midi, avec une Introduction par Amédée Latour. *Troisième édition, revue et corrigée.* Paris, 1863. 1 joli vol. in-18 jésus de VI-558 pages. 4 fr.

Ces *Lettres*, par le retentissement qu'elles ont obtenu, par les discussions qu'elles ont soulevées, marquent une époque dans l'histoire des doctrines syphilographiques.

RICORD. Traité complet des maladies vénériennes. Clinique iconographique de l'hôpital des Vénériens : recueil d'observations, suivies de considérations pratiques sur les maladies qui ont été traitées dans cet hôpital, par le docteur Philippe RICORD, ex-chirurgien de l'hôpital du Midi (hôpital des Vénériens de Paris). Paris, 1851, in-4. comprenant 66 planches coloriées, avec un portrait de l'auteur. 133 fr.
Demi-reliure, dos de maroquin, très-soignée. 6 fr.

ROBERT. Nouveau traité sur les maladies vénériennes, d'après les documents puisés dans la clinique de M. Ricord et dans les services hospitaliers de Marseille, suivi d'un Appendice sur la syphilisation et la prophylaxie syphilitique, et d'un formulaire spécial, par le docteur Melchior ROBERT, chirurgien des hôpitaux de Marseille, professeur à l'Ecole préparatoire de médecine de Marseille. Paris, 1861, in-8 de 788 pages. 9 fr.

ROBIN et LITTRÉ. DICTIONNAIRE DE MÉDECINE, *Douzième édition*, page 16.

ROBIN. Programme du cours d'Histologie, professé à l'Ecole de médecine pendant les années 1862-63, et 1863-64, par CH. ROBIN, professeur d'histologie à la Faculté de médecine de Paris, membre de l'Institut (Académie des sciences) et de l'Académie de médecine. Paris, 1864. 1 vol. in-8 de VII-280 pages. 5 fr.

En publiant les notes mêmes qui servent de cadre à chacune des leçons qu'il a professées à la Faculté de médecine et dans ses cours particuliers, M. Robin donne aux élèves, en même temps que le plan d'un traité complet, un résumé de son enseignement et des questions qui leur sont posées aux examens.

Pour un certain nombre de ces leçons, il ne s'est pas contenté d'une simple reproduction de ses notes : pour celles qui traitent des rapports de l'histologie avec les autres branches de l'anatomie, de la physiologie et de la médecine, qui tracent ses divisions principales, qui marquent son but et ses applications, ou qui touchent à quelque sujet difficile, il a ajouté quelques développements.

ROBIN. Histoire naturelle des végétaux parasites qui croissent sur l'homme et sur les animaux vivants, par le docteur CH. ROBIN. Paris, 1853. 1 vol. in-8 de 700 pages, accompagné d'un bel atlas de 15 planches, dessinées d'après nature, gravées, en partie coloriées. 16 fr.

ROBIN (Ch.). Mémoire sur les objets qui peuvent être conservés en préparations microscopiques transparentes et opaques, classées d'après les divisions naturelles des trois règnes de la nature. Paris, 1856, in-8, 64 pages avec fig. 2 fr.

ROBIN et VERDEIL. Traité de chimie anatomique et physiologique normale et pathologique, ou des Principes immédiats normaux et morbides qui constituent le corps de l'homme et des mammifères, par CH. ROBIN, docteur en médecine et docteur ès sciences, professeur à la Faculté de médecine de Paris, et F. VERDEIL, docteur en médecine, chef des travaux chimiques à l'Institut agricole, professeur de chimie. Paris, 1853. 3 forts volumes in-8, accompagnés d'un atlas de 45 planches dessinées d'après nature, gravées, en partie coloriées. 36 fr.

Le but de cet ouvrage est de mettre les anatomistes et les médecins à portée de connaître exactement la constitution intime ou moléculaire de la substance organisée en ses trois états fondamentaux, liquide demi-solide et solide. Son sujet est l'examen, fait au point de vue organique, de chacune des espèces de corps ou principes immédiats qui, par leur union molécule à molécule, constituent cette substance.

Le bel atlas qui accompagne le *Traité de chimie anatomique et physiologique* renferme les figures de 1200 formes cristallines environ, choisies parmi les plus ordinaires et les plus caractéristiques de toutes celles que les auteurs ont observées. Toutes ont été faites d'après nature, au fur et à mesure de leur préparation. M. Robin a choisi les exemples représentés parmi 1700 à 1800 figures que renferme son album ; car il a dû négliger celles de même espèce qui ne différaient que par un volume plus petit ou des différences de formes trop peu considérables.

ROBIN. Du microscope et des injections dans leurs applications à l'anatomie et à pathologie, suivi d'une Classification des sciences fondamentales, de celle de la biologie et de l'anatomie en particulier. Paris, 1849. 1 vol. in-8 de 450 pages, av 23 fig. et 4 planches gravées.   **7**

ROCHE, SANSON et LENOIR. Nouveaux éléments de pathologie médico-chirurgical ou Traité théorique et pratique de médecine et de chirurgie, par L.-CH. ROCH membre de l'Académie de médecine; J.-L. SANSON, chirurgien de l'Hôtel-Dieu Paris, professeur de clinique chirurgicale à la Faculté de médecine de Paris; A. L NOIR, chirurgien de l'hôpital Necker, professeur agrégé de la Faculté de médecin *Quatrième édition*, considérablement augmentée. Paris, 1844, 5 vol. in-8 de 7 pages chacun.   **36**

ROESCH. De l'abus des boissons spiritueuses, considéré sous le point de vue de police médicale et de la médecine légale. Paris, 1839, in-8.   **3 fr.**

ROQUETTE. Physiologie des vénériens, exposé des phénomènes caractéristiques q accompagnent et suivent les accidents vénériens, par Ch. ROQUETTE, élève du do teur Ricord, etc. Paris, 1865, in-18 jésus de 548 pages.   **5**

ROUBAUD. Traité de l'impuissance et de la stérilité chez l'homme et chez la femm comprenant l'exposition des moyens recommandés pour y remédier, par le docte FÉLIX ROUBAUD. Paris, 1855, 2 vol. in-8 de 450 pages.   **10**

ROUSSEL. Traité de la pellagre et des pseudo-pellagres, par le docteur Théophi ROUSSEL, ancien interne et lauréat des hôpitaux de Paris. Paris, 1866, in-8, xv 665 pages.   **10 f**
Ouvrage couronné par l'Institut de France (Académie des sciences).

SABATIER (R. C.) De la médecine opératoire. Nouvelle édition, publiée sous yeux de Dupuytren, par L. BEGIN et SANSON. *Deuxième édition*. Paris, 1832, 4 v in-8.   **5**

SAINT-VINCENT. Nouvelle médecine des familles à la ville et à la campagne l'usage des familles, des maisons d'éducation, des écoles communales, des cur des sœurs hospitalières, des dames de charité et de toutes les personnes bienf santes qui se dévouent au soulagement des malades: remèdes sous la mai premiers soins avant l'arrivée du médecin et du chirurgien, art de soigner l malades et les convalescents, par le docteur A. C. DE SAINT-VINCENT. Paris, 186 1 vol. in-18 jésus de 420 pages avec 134 figures, cartonné.   **3 fr.**

SAINTE-MARIE. Dissertation sur les médecins poètes. Paris, 1835, in-8.   **2**

SALVERTE. Des sciences occultes, ou essai sur la magie, les prodiges et les mirac par Eusèbe SALVERTE. *Troisième édition*, précédée d'une Introduction par Ém LITTRÉ, de l'Institut. Paris, 1856, 1 vol. gr. in-8 de 550 p., avec un portrait. 7 fr

SANSON. Des hémorrhagies traumatiques, par L.-J. SANSON, professeur de clin chirurgicale à la Faculté de médecine de Paris, chirurgien de l'hôpital de la Pi Paris, 1836, in-8, figures coloriées.   **1 fr.**

SANSON. De la réunion immédiate des plaies, de ses avantages et de ses inco nients, par L.-J. SANSON. Paris, 1834, in-8.   **75**

SAUREL. Traité de chirurgie navale, par le docteur L. SAUREL, ex-chirurgie deuxième classe de la marine, professeur agrégé à la Faculté de médecine Montpellier, suivi d'un Résumé de leçons sur le service chirurgical de la flotte, le docteur J. ROCHARD, premier chirurgien en chef de la marine, présiden conseil de santé de la marine au port de Lorient. Paris, 1861, in-8 de 600 avec 106 figures.   **8**

SAUREL (L.). Du microscope au point de vue de ses applications à la connaissance au traitement des maladies chirurgicales. Paris, 1857, in-8, 146 pages.   **2 fr.**

SCOUTETTEN. De l'électricité considérée comme cause principale de l'action eaux minérales sur l'organisme, par H. SCOUTETTEN, membre correspondant l'Académie impériale de médecine. Paris, 1864, 1 vol. in-8 de 420 pages.   **6**

SCOUTETTEN. Étude sur les Trichines et sur les maladies qu'elles déterminent l'homme. Paris, 1866, in-8, 108 pages avec 1 pl.   **2 fr.**

SÉDILLOT. Traité de médecine opératoire, bandages et appareils, par le docteur Ch. Sédillot, médecin inspecteur des armées, directeur de l'École impériale du service de santé militaire, professeur de clinique chirurgicale à la Faculté de médecine de Strasbourg, membre correspondant de l'Institut de France, etc. Troisième édition. Paris, 1865, 2 vol. gr. in-8 de 600 pages chacun avec figures intercalées dans le texte et en partie coloriées. 18 fr.

SÉDILLOT. De l'infection purulente, ou Pyoémie, Paris, 1849. 1 vol. in-8, avec 3 planches coloriées. 7 fr. 50

SEGOND. Histoire et systématisation générale de la biologie, principalement destinées à servir d'introduction aux études médicales, par le docteur L.-A. Segond, professeur agrégé de la Faculté de médecine de Paris, etc. Paris, 1851, in-12 de 200 pages. 2 fr. 50

SEGUIN. Traitement moral, hygiène et éducation des idiots et autres enfants arriérés ou retardés dans leur développement, agités de mouvements involontaires, débiles, muets non-sourds, bègues, etc., par Ed. Seguin, ex-instituteur des enfants idiots de l'hospice de Bicêtre, etc. Paris, 1846. 1 vol. in-12 de 750 pages. 6 fr.

SERRES. Recherches d'anatomie transcendante et pathologique; théorie des formations et des déformations organiques, appliquée à l'anatomie de la duplicité monstrueuse, par E. Serres, membre de l'Institut de France. Paris, 1832, in-4, accompagné d'un atlas de 20 planches in-folio. 20 fr.

SESTIER. De la foudre, de ses formes et de ses effets sur l'homme, les animaux, les végétaux et les corps bruts, des moyens de s'en préserver et des paratonnerres, par le docteur F. Sestier, professeur agrégé de la Faculté de médecine ; rédigé sur les documents laissés par M. Sestier et complété par le docteur C. Mehu, pharmacien en chef de l'hôpital Necker. Paris, 1866, 2 vol. in-8. 15 fr.

SEUX. Le choléra dans les hôpitaux civils de Marseille pendant l'épidémie de 1865. Paris, 1866, in-8, 142 pages. 3 fr.

SICHEL. Iconographie ophthalmologique, ou Description avec figures coloriées des maladies de l'organe de la vue, comprenant l'anatomie pathologique, la pathologie et la thérapeutique médico-chirurgicales, par le docteur J. Sichel, professeur d'ophthalmologie, médecin-oculiste des maisons d'éducation de la Légion d'honneur, etc. 1852-1859. Ouvrage complet, 2 vol. grand in-4 dont 1 volume de 840 pages de texte, et 1 volume de 80 planches dessinées d'après nature, gravées et coloriées avec le plus grand soin, accompagnées d'un texte descriptif. 172 fr. 50
Demi-reliure des deux volumes, dos de maroquin, tranche supérieure dorée. 15 fr.

Cet ouvrage est complet en 23 livraisons, dont 20 composées chacune de 28 pages de texte in-4 et de 4 planches dessinées d'après nature, gravées, imprimées en couleur, retouchées au pinceau, et 3 (17 bis, 18 bis et 20 bis) de texte complémentaire. Prix de chaque livraison. 7 fr. 50
On peut se procurer séparément les dernières livraisons.
Le texte se compose d'une exposition théorique et pratique de la science, dans laquelle viennent se grouper les observations cliniques, mises en concordance entre elles, et dont l'ensemble formera un Traité clinique des maladies de l'organe de la vue, commenté et complété par une nombreuse série de figures.
Les planches sont aussi parfaites qu'il est possible ; elles offrent une fidèle image de la nature; partout les formes, les dimensions, les teintes ont été consciencieusement observées; elles présentent la vérité pathologique dans ses nuances les plus fines, dans ses détails les plus minutieux; gravées par des artistes habiles, imprimées en couleur et souvent avec repère, c'est-à-dire avec une double planche, afin de mieux rendre les diverses variétés des injections vasculaires des membranes externes; toutes les planches sont retouchées au pinceau avec le plus grand soin.
L'auteur a voulu qu'avec cet ouvrage le médecin, comparant les figures et la description, puisse reconnaître et guérir la maladie représentée lorsqu'il la rencontrera dans la pratique.

SIMON (Jules). Des maladies puerpérales. Thèse présentée au concours pour l'agrégation par M. Jules Simon, médecin des Hôpitaux. Paris, 1866, in-8, 184 p. 3 fr.

SIMON (Léon). Leçons de médecine homœopathique, par le docteur Léon Simon. Paris, 1835, 1 fort vol. in-8. 8 fr.

SIMON (Léon). Des maladies vénériennes et de leur traitement homœopathique, par le docteur Léon Simon fils. Paris, 1860, 1 vol. in-18 jésus, XII-744 p., 6 fr.

SIMON (Max). Hygiène du corps et de l'âme, ou Conseils sur la direction physique et morale de la vie, adressés aux ouvriers des villes et des campagnes, par le docteur Max Simon. Paris, 1853, 1 vol. in-18 de 130 pages. 1 fr

SOEMMERRING (S. T.). Traité d'ostéologie et de syndesmologie, suivi d'un Tra de mécanique des organes de la locomotion, par G. et E. WEBER. Paris, 1843, in avec atlas in-4 de 17 planches. 6

SPERINO. La syphilisation étudiée comme méthode curative et comme moyen phylactique des maladies vénériennes, traduit de l'italien, par A. TRESAL. Tu 1853, in-8. 2

SWAN. La Névrologie, ou Description anatomique des nerfs du corps humain, duit de l'anglais, avec des additions par E. CHASSAIGNAC, D. M. Paris, 1838, in avec 25 belles planches, gravées à Londres, cart. 24

SYPHILIS VACCINALE (de la) Communications à l'Académie impériale de médeci par MM. DEPAUL, RICORD, BLOT, JULES GUÉRIN, TROUSSEAU, DEVERGIE, BRIQU GIBERT, BOUVIER, BOUSQUET, suivies de mémoires sur la transmission de la syph par la vaccination et la vaccination animale, par MM. A. VIENNOIS (de Lyon), P LIZARI (de Florence), PALASCIANO (de Naples), PHILLIPEAUX (de Lyon) et AUZIAS-RENNE. Paris, 1865, in-8 de 392 pages. 6

TARDIEU (A.). Dictionnaire d'hygiène publique et de salubrité, ou Répertoire de tou les Questions relatives à la santé publique, considérées dans leurs rapports avec Subsistances, les Épidémies, les Professions, les Établissements institutions d' giène et de Salubrité, complété par le texte des Lois, Décrets, Arrêtés, Ordonnan et Instructions qui s'y rattachent, par le docteur Ambroise TARDIEU, professe de médecine légale à la Faculté de médecine de Paris, médecin des hôpitaux, mem du Comité consultatif d'hygiène publique. *Deuxième édition considérable augmentée*. Paris, 1862. 4 forts vol. gr. in-8. 32

Ouvrage couronné par l'Institut de France.

TARDIEU (A). Étude médico-légale sur les attentats aux mœurs, par le Dr A. TA DIEU, professeur de médecine légale à la Faculté de médecine, etc. *Cinqui* édition. Paris, 1866. In-8 de 224 pages, avec 3 pl. gravées. 3 fr.

TARDIEU (A.). Étude médico-légale sur l'avortement, suivie d'observations et de r cherches pour servir à l'histoire des grossesses fausses et simulées, par A. TARDIE Paris, 1863, in-8, VIII-208 pages. 3 fr.

TARDIEU (A.). Étude médico-légale sur l'empoisonnement. Paris, 1866. In-8 600 pages avec figures et planches.

TARDIEU (A.). Relation médico-légale de l'affaire Couty de la Pommerais, e poisonnement par la digitaline, par MM. Ambroise TARDIEU et F. ZACHARIE ROU SIN, pharmacien major de première classe, professeur agrégé de chimie et de toxi logie à l'École impériale de médecine militaire. Paris, 1864, in-8 de 68 p. 1 fr.

TARDIEU (A.). Relation médico-légale de l'affaire Armand (de Montpellier) . Simulati de tentative homicide (commotion cérébrale et strangulation), par Ambroise TARDIE avec les adhésions de MM. les professeurs G. TOURDES (de Strasbourg), Ch. ROUG (de Montpellier), Émile GROMIER (de Lyon), SIRUS PIRONDI (de Marseille) et JAC QUEMET (de Montpellier). Paris, 1864, in-8 de 80 pages. 2 f

TARDIEU (A.). Étude hygiénique sur la profession de mouleur en cuivre, pour serv à l'histoire des professions exposées aux poussières inorganiques, par le docte Ambroise TARDIEU. Paris, 1855, in-12. 1 fr.

TARDIEU (A.). De la morve et du farcin chronique chez l'homme. Paris, 184 in-4. 5 f

TARNIER. De la fièvre puerpérale observée à l'hospice de la Maternité, par le docte STÉPHANE TARNIER. Paris, 1858, in-8 de 216 pages. 3 fr. 5

TAYLOR et TARDIEU. Étude médico-légale sur les assurances sur la vie, p M. TAYLOR, professeur de médecine légale à Guy's hospital, et Amb. TARDIEU, pr fesseur de médecine légale à la Faculté de médecine de Paris. Paris, 1866, in-de 125 p. 2 fr. 5

TERME et MONFALCON. Histoire statistique et morale des enfants trouvés, par TERME, président de l'administration des hôpitaux de Lyon, etc., et J.-B. MONFALCON, membre du conseil de salubrité, etc. Paris, 1838. 1 vol. in-8. 3 fr.

TESTE. Le magnétisme animal expliqué, ou Leçons analytiques sur la nature essentielle du magnétisme, sur ses effets, son histoire, ses applications, les diverses manières de le pratiquer, etc., par le docteur A. TESTE. Paris, 1845, in-8. 7 fr.

TESTE. Manuel pratique de magnétisme animal. Exposition méthodique des procédés employés pour produire les phénomènes magnétiques et leur application à l'étude et au traitement des maladies. 4° *édit. augm.* Paris, 1853, in-12. 4 fr.

TESTE. Traité homœopathique des maladies aiguës et chroniques des enfants, par le docteur A. TESTE. 2° *édit.*, revue et augm. Paris, 1856, in-18 de 420 p. 4 fr. 50

TESTE. Systématisation pratique de la matière médicale homœopathique, par le docteur A. TESTE, membre de la Société de médecine homœopathique. Paris, 1853. 1 vol. in-8 de 600 pages. 8 fr.

TESTE. Comment on devient homéopathe, par le docteur ALPHONSE TESTE, ancien président de la Société médicale homéopathique de France. Paris, 1865, in-18 jésus de 322 pages. 3 fr. 50

THOMSON. Traité médico-chirurgical de l'inflammation ; traduit de l'anglais avec des notes, par F. G. BOISSEAU et JOURDAN. Paris, 1827. 1 fort vol. in-8. 3 fr.

TIEDEMANN. Traité complet de physiologie de l'homme, traduit de l'allemand par A.-J.-L. JOURDAN. Paris, 1831. 2 vol. in-8. 3 fr. 50

TIEDEMANN et GMELIN. Recherches expérimentales, physiologiques et chimiques sur la digestion considérée dans les quatre classes d'animaux vertébrés; traduites de l'allemand. Paris, 1827, 2 vol. in-8, avec grand nombre de tableaux. 3 fr.

TOMMASINI. Précis de la nouvelle doctrine médicale italienne, ou introduction aux leçons de clinique de l'Université de Bologne. Paris, 1822, in-8. 2 fr. 50

TOPINARD. De l'ataxie locomotrice et en particulier de la maladie appelée ataxie locomotrice progressive, par le docteur PAUL TOPINARD, ancien interne des hôpitaux. *Ouvrage couronné par l'Académie impériale de médecine* (prix Civrieux, 1864). Paris, 1864, in-8 de 576 pages. 8 fr.

TORTI (F.). Therapeutice specialis ad febres periodicas perniciosas ; nova editio, curantibus TOMBEUR et O. BRIXHE. D. M. Leodii, 1821. 2 vol. in-8, fig. 8 fr.

TREBUCHET. Jurisprudence de la Médecine, de la Chirurgie et de la Pharmacie en France, comprenant la médecine légale, la police médicale, la responsabilité des médecins, chirurgiens, pharmaciens, etc., l'exposé et la discussion des lois, ordonnances, règlements et instructions concernant l'art de guérir, appuyée des jugements des cours et tribunaux, par A. TRÉBUCHET, avocat, ex-chef du bureau de la police médicale à la Préfecture de police. Paris, 1834. 1 fort vol. in-8. 3 fr.

TRÉLAT. Recherches historiques sur la folie, par U. TRÉLAT, médecin de l'hospice de la Salpêtrière. Paris, 1839, in-8. 3 fr.
Première partie. Etat physiologique du cours, muguet, entérite, ictère. — *Seconde partie.* Céphalématome.

TRIPIER. Manuel d'électrothérapie. Exposé pratique et critique des applications médicales et chirurgicales de l'électricité, par le docteur AUG. TRIPIER. Paris, 1861, 1 joli vol. in-18 jésus avec 100 figures intercalées dans le texte. 6 fr.

TRIQUET. Traité pratique des maladies de l'oreille, par le docteur E. H. TRIQUET, chirurg. et fondat. du Dispensaire pour les malad. de l'oreille, ancien interne lauréat des hôpit. de Paris, etc. Paris, 1857. 1 vol. in-8, avec 26 fig. 7 fr. 50

Cet ouvrage est la reproduction des leçons que M. Triquet professe chaque année à l'École pratique de médecine. Ces leçons reçoivent chaque jour leur sanction à la Clinique de son dispensaire, en présence des élèves et des jeunes médecins qui désirent se familiariser avec l'étude pratique des maladies de l'oreille.

TROUSSEAU. Clinique médicale de l'Hôtel-Dieu de Paris, par A. TROUSSEAU, professeur de clinique interne à la Faculté de médecine de Paris, médecin de l'Hôtel Dieu, membre de l'Académie de médecine. *Deuxième édition*, corrigée et augmentée. Paris, 1865. 3 vol. in-8 de chacun 800 pages. 30 fr

Cette seconde édition a reçu des augmentations considérables, les sujets principaux que j'ai ajoutés cette edition sont : les névralgies, la paralysie glosso-laryngée, l'aphasie, la rage, la cirrhose, l'ictère grave, le rhumatisme noueux, le rhumatisme cérébral, la chlorose, l'infection purulente, la phlébite utérine, la phlegmatia alba dolens, les phlegmons péri-hystériques, les phlegmons iliaque phlegmons périnéphriques, l'hématocèle rétro-utérine, l'osène, etc., etc. (Extrait de la préface de l'auteur.)

— Séparément, tome second de la 1re édition. Paris, 1862, in-8, 772 pages. 10 fr

TROUSSEAU et BELLOC. Traité pratique de la phthisie laryngée, de la laryngite chronique et des maladies de la voix, par A. TROUSSEAU, professeur à la Faculté médecine de Paris, et H. BELLOC, D. M. P. Paris, 1837. 1 vol. in-8, accompagné de 9 planches gravées, figures noires. 7
— Le même, figures coloriées. 10

Ouvrage couronné par l'Académie de médecine.

TURCK. Méthode pratique de laryngoscopie, par le docteur Ludwig TURCK, médecin en chef de l'hôpital général de Vienne. Edition française publiée avec le concours de l'auteur. Paris, 1861, in-8 de 80 pages, avec une planche lithographiée et 29 figures intercalées dans le texte. 3 fr.

TURCK. Recherches cliniques sur diverses maladies du larynx, de la trachée du pharynx, étudiées à l'aide du laryngoscope, par le docteur Ludwig TURCK, médecin en chef de l'hôpital général de Vienne (Autriche). Paris, 1862, in-8 de VII 100 pages. 2 fr.

VALENTIN (G.). Traité de névrologie. Paris, 1843, in-8, avec figures. 4 f

VALLEIX. Guide du médecin praticien, ou Résumé général de pathologie interne de thérapeutique appliquées, par le docteur F.-L.-I. VALLEIX, médecin de l'hôpi de la Pitié. *Cinquième édition*, entièrement refondue et contenant le résumé de travaux les plus récents, par P. LORAIN, médecin des hôpitaux de Paris, professeur agrégé de la Faculté de médecine de Paris, avec le concours de médecins civils, e de médecins appartenant à l'armée et à la marine. Paris, 1866. 5 beaux volume grand in-8, de chacun 800 pages avec figures. 45 fr

Table des matières. — Tome 1. Fièvres, maladies constitutionnelles, névroses; tome II, maladi des centres nerveux, maladies des voies respiratoires; tome III, maladies des voies circulatoir tome IV, maladies des voies digestives et de leurs annexes, maladies des voies génito-urinaires ; tome V maladies des femmes, maladies du tissu cellulaire, de l'appareil locomoteur et des organes des sens Intoxication.

VALLEIX. Clinique des maladies des enfants nouveau-nés, par F.-L.-L VALLEIX Paris, 1838. 1 vol. in-8 avec 2 planches gravées et coloriées représentant le céph lématome sous-péricrânien et son mode de formation. 8 fr.

VALLEIX. Traité des névralgies, ou affections douloureuses des nerfs, par F.-L.-I VALLEIX. Paris, 1841, in-8. 8 fr.

Ouvrage auquel l'Académie de médecine accorda le prix Itard de 3000 francs comme l'un des plus utiles à la pratique.

VELPEAU. Nouveaux éléments de médecine opératoire, accompagnés d'un atlas 22 planches in-4, gravées, représentant les principaux procédés opératoires et grand nombre d'instruments de chirurgie, par A.-A. VELPEAU, membre de l'Institut, chirurgien de l'hôpital de la Charité, professeur de clinique chirurgicale à la Faculté de médecine de Paris. *Deuxième édition entièrement refondue*, et augmen d'un traité de petite chirurgie, avec 191 planches intercalées dans le texte. Paris 1839. 4 forts vol. in-8 de chacun 800 pages et atlas in-4. 40
— Avec les planches de l'atlas coloriées. 60

VELPEAU. Recherches anatomiques, physiologiques et pathologiques sur les cavi closes naturelles ou accidentelles de l'économie animale. Paris, 1843, in-8 208 pages. 3 fr.

VELPEAU. Traité complet d'anatomie chirurgicale, générale et topographique du corps humain, ou Anatomie considérée dans ses rapports avec la pathologie chirurgicale et la médecine opératoire. *Troisième édition*, augmentée en particulier de tout ce qui concerne les travaux modernes sur les aponévroses, par A.-A. VELPEAU. Paris, 1837. 2 forts vol. in-8, avec atlas de 17 planches in-4 gravées.   20 fr.

VELPEAU. Manuel pratique des maladies des yeux, d'après les leçons cliniques de M. Velpeau, professeur de clinique chirurgicale à l'hôpital de la Charité, recueillies et publiées sous ses yeux, par M. le docteur G. JEANSELME. Paris, 1840. 1 fort vol. gr. in-18 de 700 pages.   2 fr. 50

VELPEAU. Expériences sur le traitement du cancer, instituées par le sieur Vries à l'hôpital de la Charité, sous la surveillance de MM. Manec et Velpeau. Compte rendu à l'Académie impériale de médecine. Paris, 1859, in-8.   1 fr.

VELPEAU. Exposition d'un cas remarquable de maladie cancéreuse avec oblitération de l'aorte. Paris, 1825, in-8.   2 fr. 50

VELPEAU. De l'opération du trépan dans les plaies de la tête. Paris, 1834, in-8. 2 fr.

VELPEAU. Embryologie ou Ovologie humaine, contenant l'histoire descriptive et iconographique de l'œuf humain, par A.-A. VELPEAU, Paris, 1833. 1 vol. in-fol. accompagné de 15 planches dessinées d'après nature et lithographiées avec soin. 6 fr.

VERNOIS. Traité pratique d'hygiène industrielle et administrative, comprenant l'étude des établissements insalubres, dangereux et incommodes, par le docteur Maxime VERNOIS, membre de l'Académie impériale de médecine, du Conseil d'hygiène publique et de salubrité de la Seine, médecin de l'Hôtel-Dieu. Paris, 1860. 2 forts vol. in-8 de chacun 700 pages.   16 fr.

VERNOIS. De la main des ouvriers et des artisans au point de vue de l'hygiène et de la médecine légale, par M. Max. VERNOIS. Paris, 1862, in-8, avec 4 planches chromo-lithographiées.   3 fr. 50

VERNOIS et BECQUEREL. Analyse du lait des principaux types de vaches, chèvres, brebis, bufflesses, présentés au concours agricole de 1855, par Max. VERNOIS et A. BECQUEREL, médecins des hôpitaux. Paris, 1857, in-8 de 35 p.   1 fr.

VERNOIS et GRASSI. Mémoires sur les appareils de **ventilation et de chauffage** établis à l'hôpital Nécker, d'après le système Van Hecke. Paris, 1859, in-8.   1 fr. 50

VIDAL. Traité de pathologie externe et de médecine opératoire, avec des Résumés d'anatomie des tissus et des régions, par A. VIDAL (de Cassis), chirurgien de l'hôpital du Midi, professeur agrégé à la Faculté de médecine de Paris, etc. *Cinquième édition*, revue, corrigée, avec des additions et des notes, par S. FANO, professeur agrégé de la Faculté de médecine de Paris. Paris, 1861. 5 vol. in-8 de chacun 850 pages avec 761 figures.   40 fr.

Le Traité de pathologie externe de M. Vidal (de Cassis), dès son apparition, a pris rang parmi les livres classiques ; il est devenu entre les mains des élèves un guide pour l'étude, et les maîtres le considèrent comme le *Compendium du chirurgien praticien*, parce qu'à un grand talent d'exposition dans la description des maladies, l'auteur joint une puissante force de logique dans la discussion et dans l'appréciation des méthodes et procédés opératoires. La *cinquième édition* a reçu des augmentations tellement importantes, qu'elle doit être considérée comme un ouvrage neuf; et ce qui ajoute à l'utilité pratique du *Traité de pathologie externe*, c'est le grand nombre de figures intercalées dans le texte. Ce livre est le seul ouvrage complet où soit représenté l'état actuel de la chirurgie.

VIDAL. Du cancer du rectum et des opérations qu'il peut réclamer; parallèle des méthodes de Littré et de Callisen pour l'anus artificiel. Paris, 1842, in-8.   75 c.

VIDAL (de Cassis). Essai sur un traitement méthodique de quelques maladies de l'utérus, injections intra-vaginales et intra-utérines. Paris, 1840, in-8.   75 c.

VIDAL. De la cure radicale du varicocèle par l'enroulement des veines du cordon spermatique. *Deuxième édition*, revue et augmentée. Paris, 1850, in-8.   75 c.

VIDAL. Des hernies ombilicales et épigastriques. Paris, 1848, in-8 de 133 p.   1 fr.

VIDAL. Des inoculations syphilitiques. Lettres médicales par le docteur VID
(de Cassis). Paris, 1849, in-8.   1 fr. 2

VIMONT. Traité de phrénologie humaine et comparée, par le docteur J. VIMON
membre des Sociétés phrénologiques de Paris et de Londres. Paris, 1835, 2 vo
in-4, accompagnés d'un magnifique atlas in-folio de 134 planches contenant plus
700 figures d'une parfaite exécution. Prix réduit, au lieu de 450 fr.   150

VIRCHOW. Pathologie cellulaire basée sur l'étude physiologique et pathologiq
des tissus, par R. VIRCHOW, professeur d'anatomie pathologique, de patholog
générale et de thérapeutique à la Faculté de Berlin, médecin de la Charité, memb
correspondant de l'Institut. Traduit de l'allemand sur la deuxième édition, par
docteur P. PICARD, édition revue et corrigée par l'auteur. *Deuxième tirage.* Pari
1866, 1 vol. in-8 de XXXII-416 pages, avec 144 figures intercalées dans le text
                                                                          8 f

VIREY. De la physiologie dans ses rapports avec la philosophie. Paris, 1844, in-8. 3 f

VOGEL (J.). Traité d'anatomie pathologique générale. Paris, 1847, in-8.   4

VOILLEMIER. Clinique chirurgicale, par L. VOILLEMIER, chirurgien de l'hôpi
Lariboisière, professeur agrégé à la Faculté de médecine. Paris, 1861, in-8
XII-472 pages, avec 2 planches lithographiées.   6

VOISIN. De l'hématocèle rétro-utérine et des épanchements sanguins non enkys
de la cavité péritonéale du petit bassin, considérés comme accidents de la menstru
tion, par le docteur Auguste VOISIN, médecin de l'hospice de Bicêtre, ancien chef
clinique de la Faculté de médecine de Paris. Paris, 1860, in-8 de 368 pages, av
une planche.   4 fr. 5

VOISIN. Analyse de l'entendement humain. Quelles sont ses facultés? quel en est
nom? quel en est le nombre? quel en doit être l'emploi? par le docteur F. VOISI
médecin honoraire des aliénés de l'hospice de Bicêtre. Paris, 1858, 1 volume gran
in-8.   7 fr. 5

VOISIN. Nouvelle loi morale et religieuse de l'humanité. Analyse des sentimen
moraux, par le docteur F. VOISIN. Paris, 1862, 1 vol. grand in-8.   7 fr.

VOISIN. Des causes morales et physiques des maladies mentales, et de quelques autre
affections nerveuses, telles que l'hystérie, la nymphomanie et le satyriasis; par
VOISIN. Paris, 1826, in-8.   7

WEBER. Codex des médicaments homœopathiques, ou Pharmacopée pratique
raisonnée à l'usage des médecins et des pharmaciens, par George-P.-F. WEBER
pharmacien homœopathe. Paris, 1854, un beau vol. in-12 de 440 pages.   6 fr

WEDDELL (H.-A.). Histoire naturelle des quinquinas. Paris, 1849. 1 vol. in-foli
accompagné d'une carte et de 32 planches gravées, dont 3 sont coloriées. 60 fr

WOILLEZ. Dictionnaire de diagnostic médical, comprenant le diagnostic raisonné d
chaque maladie, leurs signes, les méthodes d'exploration et l'étude du diagnosti
par organe et par région, par E.-J. WOILLEZ, médecin des hôpitaux de Paris. Paris
1861, in-8 de 932 pages.   .   11 fr

M. Woillez s'est attaché à fournir au jeune praticien un guide écrit à l'aide duquel, en présenc
d'un système prédominant ou de la constatation du siège principal des phénomènes locaux accusés
le malade, il puisse se servir de ces notions comme d'un fil conducteur pour arriver au diagnostu
cherché. C'est un livre rempli de faits, destiné à rendre de grands services non-seulement à ceux
débutant dans la carrière, ayant su, ont oublié, et aussi aux médecins qui savent, et qui, au momes
donné, pour la pratique un l'enseignement, ont besoin de trouver résumés dans une discussion suc
cincte les principaux caractères diagnostiques d'une maladie. (Herard, *Union médicale,* 24 oct. 1863.

WURTZ. Sur l'insalubrité des résidus provenant des distilleries, et sur les moyen
proposés pour y remédier. Rapport présenté aux comités d'hygiène publique et d
arts et manufactures. Paris, 1859, in-8.   1 fr. 2

Paris. — Imprimerie de E. MARTINET, rue Mignon, 2.